Zuschriften an:
Utta Reich-Schottky, Am Lehester Deich 108a, 28357 Bremen

Wichtiger Hinweis
Die Erkenntnisse zum Stillen unterliegen ständiger Entwicklung. Autorinnen und Redaktion haben große Sorgfalt darauf verwandt, dass alle Angaben in diesem Buch dem aktuellen Wissensstand bei Fertigstellung entsprechen. Insbesondere für Angaben zu Dosierungen und Applikationen von Medikamenten kann jedoch keine Gewähr übernommen werden. Jeder Benutzer ist angehalten, diese anhand der Beipackzettel und gegebenenfalls durch Konsultation von Spezialisten zu überprüfen.
Geschützte Warennamen (Warenzeichen®) werden *nicht immer* besonders kenntlich gemacht.

Bibliografische Information der Deutschen Bibliothek
Die Deutsche Bibliothek verzeichnet diese Publikation in der Deutschen Nationalbibliografie. Detaillierte bibliografische Angaben sind im Internet unter http://dnb.ddb.de abrufbar.

Layout & Satz: goldmarie grafik-und-text.de
Druck: Druck Center Meckenheim

ISBN-Nr. 978-3-9806867-6-1

Stillen & Stillprobleme

Mitarbeiterverzeichnis der ersten Auflage

Brigitte Benkert, Kinderkrankenschwester, Ochsenfurt
Sibylle Chattopadhyay, Ärztin, Stuttgart
Carla Ehlers, Ärztin, Still-und Laktationsberaterin IBCLC, Hildesheim
Erika Fischer, Dolmetscherin, Aalen
Christine Hartmann, Ärztin, Bornheim
Gabriele Kammerer, Leiterin einer Kinderkrankenpflegeschule, Karlsruhe
Gitta Klein, Apothekerin, Remshalden-Grunbach
Katharina Pachmann, Kinderärztin, Bayreuth
Utta Reich-Schottky, Studienrätin für Biologie und Chemie, Bremen
Ingrid Revers-Schmitz, Hebamme, Brühl
Elien Rouw, Ärztin, Bühl/Baden
Renate Rustemeyer, Öko-Trophologin, Gundelfingen
Ursula Sottong, Ärztin, Troisdorf-Spich
Margarete Stippig, Psychologin, München

Vierte Auflage bearbeitet von

Carla Ehlers, Ärztin, Still-und Laktationsberaterin IBCLC, Hildesheim
Márta Guóth-Gumberger, Still- und Laktationsberaterin IBCLC, Rosenheim
Utta Reich-Schottky, Studienrätin für Biologie und Chemie, AFS-Stillberaterin, Bremen
Elien Rouw, Ärztin, AFS-Stillberaterin, Bühl/Baden
Iris Schmeink, Lehrerin, AFS-Stillberaterin, Nettetal-Lobberich
Ursula Sottong, Ärztin, Troisdorf-Spich
Julia Streit-Lehmann, Diplomphysikerin, AFS-Stillberaterin, Detmold

Die ersten sechs bis acht Wochen nach der Geburt sind für die junge Familie oft, zumal beim ersten Kind, eine Zeit der Krise und der Umstellung auf den neuen Menschen, die neue Familienkonstellation und die neuen Aufgaben.

Auch das Stillen steht im Zeichen dieser Anfangsschwierigkeiten, und viele Frauen geben es deshalb in dieser Phase auf. Anschließend erleben sie, dass sie in die neue Situation hineinwachsen, und führen ihr besseres Zurechtkommen leicht auf das Abstillen zurück. Für sie bleibt das Stillen oft eine ambivalente bis negative Erfahrung, und sie werden das auch in dieser Weise an Freundinnen und Töchter weitergeben.

Stillende Frauen erleben jedoch genauso, dass die Umstellung allmählich gelingt, und viele fangen nach den ersten turbulenten Wochen erst richtig an, das Stillen zu genießen. Mütter, die von Anfang an gut unterstützt und richtig informiert werden, kommen mit den anfänglichen Schwierigkeiten besser zurecht und behalten das Stillen eher bei. Sie können dann die Stillzeit als Bereicherung erleben und das auch so weitergeben.

Viele Mütter, die stillen wollen, sind sehr enttäuscht, wenn es „nicht klappt". ÄrztInnen, Hebammen und Pflegepersonal sind für die Unterstützung und Beratung der Mütter von besonderer Bedeutung. Wir möchten Sie daher bitten, dazu beizutragen, dass das Stillen gelingen kann.

Möge dieser Band in der neuen Überarbeitung Ihnen dabei von Nutzen sein.

Utta Reich-Schottky
Elien Rouw

Stillen als biologisches und soziales Geschehen

Vorbereitung auf das Stillen

Praxis des Stillens

Besondere Stillsituationen

Weitere Fragen

1 | Einführung

Utta Reich-Schottky

Eigentlich ist Stillen ganz einfach. Jeder Seehund kann es, jeder Elefant, jede Maus. Seit 300 Millionen Jahren werden die Neugeborenen aller Säugetiere ausschließlich mit der Milch ihrer Mutter ernährt – ohne Tee, Glukose oder künstliche Säuglingsnahrung. In dieser langen Phase der Evolution wurde das Stillen rundum optimiert und an die Bedürfnisse der verschiedenen Säugerarten angepasst.

Dabei geht es nicht nur um die Milchbildung oder Laktation. Genau so wichtig sind die Anpassungen im Verhalten: Die Mutter muss bereit sein, ihr Kind saugen zu lassen und das Neugeborene muss in der Lage sein, seine Nahrungsquelle zu finden und zu saugen. Das Zusammenspiel zwischen Mutter und Kind ist in hormonellen Regelkreisen, Instinkten und Reflexen verankert.

In unserer industrialisierten Zivilisation greifen wir in viele natürliche Abläufe ein und wissen zum Teil gar nicht mehr, wie sie ungestört ablaufen würden. Instinkte und Reflexe werden ausgebremst. Auch die Selbstverständlichkeit des Stillens ist uns abhanden gekommen. Die wenigsten jungen Mütter konnten das Stillen aus der Beobachtung anderer Mütter lernen.

In Wissenschaft und Praxis wurden und werden viele Aspekte erforscht und Altes und Neues entdeckt. In der westlichen Welt war jahrzehntelang die künstliche Säuglingsernährung die alltägliche und normale Form der Säuglingsernährung und wurde im Denken der meisten Menschen zum Bezugsrahmen und Ausgangspunkt für Vergleiche. Dies beeinflusste auch die Fragestellungen rund um das Stillen: Das Stillen musste beweisen, dass es „besser als künstliche Ernährung" war, die künstliche Säuglingsernährung brauchte nichts zu beweisen (s. auch Kap. 4 Auswirkungen der künstlichen Säuglingsernährung). Stillen ist jedoch „die normale und optimale Art und Weise, Säuglinge und Kleinkinder zu ernähren und aufzuziehen und sollte in allem schriftlichen und allem Bildmaterial so benannt werden. Dabei sollte sechs Monate ausschließliches Stillen und Weiterstillen bis zum Alter von zwei Jahren und darüber hinaus als erreichbar und wünschenswert dargestellt werden." (1)

Neben dieser Haltung braucht es auch fundiertes Wissen über das Stillen und die Schaffung geeigneter Bedingungen, damit das Stillen tatsächlich für Mütter und Kinder erreichbar wird.

Literatur
1. Europäische Kommission, Direktorium für öffentliche Gesundheit und Risikobewertung: EU Projekt zur Förderung des Stillens in Europa. Schutz, Förderung und Unterstützung des Stillens in Europa: Ein Aktionsplan. Überarbeitete Fassung, Luxemburg 2008

2 | Bindung und Stillen

Elien Rouw, Margarete Stippig

2.1 Psychophysiologie

In der Schwangerschaft entwickelt sich eine physiologische und psychologische Verbindung zwischen Mutter und Kind. Die physiologischen Abläufe bei einer natürlichen Geburt und beim Stillen tragen dazu bei, dass die psychologische Verbindung (auch Bindung oder Bonding genannt) zwischen Mutter und Kind verstärkt wird. Psychologische und physiologische Prozesse sind dabei auf einander bezogen und bilden gemeinsam die Grundlage der lebenslangen Beziehung zwischen Mutter und Kind. Folgende Elemente spielen hier eine Rolle:

Oxytocin

Während der natürlichen Geburt werden β-Endorphine ausgeschüttet. Dies sind körpereigene schmerzstillende Botenstoffe im Gehirn, die sowohl die Ausschüttung von Prolaktin fördern und damit die Milchbildung verstärken, als auch die Ausschüttung von Oxytocin erhöhen (8). Oxytocin ist das zentrale Bindungshormon. Während der Geburt ist es in hoher Konzentration vorhanden. Seine physiologische Funktion zu diesem Zeitpunkt ist die des „Wehenhormons", es bewirkt die für die Geburt erforderlichen Uteruskontraktionen.

Auch während des Stillens wird es pulsatil (schubweise) in großen Mengen ausgeschüttet und ist damit für den Milchspendereflex verantwortlich. Allerdings ist dieses Hormon nicht nur in der Blutbahn vorhanden, sondern auch im Gehirn der Mutter; dort wird es durch Oxytocin produzierende Zellen als zentral wirksamer Botenstoff abgegeben. Auch Hautkontakt, Berührung und Wärme lösen eine Ausschüttung dieses Hormons im Gehirn aus. Oxytocin hat vielfältige Wirkungen: Es stellt sich ein Gefühl von Ruhe und Entspannung ein, der Muskeltonus nimmt ab und die Hauttemperatur wird höher. Längerfristig bewirkt es auch eine Abnahme der Angst, mehr soziale

Kontakte und eine verstärkte Neugierde, alles Eigenschaften, die die Bindung zwischen Mutter und Kind fördern. Bei einer Kaiserschnittentbindung und bei Linderung des Geburtsschmerzes durch epidurale Anästhesie wird erheblich weniger Oxytocin von der Mutter ausgeschüttet. (16)

Affektsynchronizität

Das Baby kann gleich nach der Geburt Eindrücke wahrnehmen und verarbeiten. Hier spielt vor allem die rechte Gehirnhälfte des Neugeborenen, die bei der Geburt weiter entwickelt ist als die linke Gehirnhälfte, eine wichtige Rolle. Das Gehirn ist ein psychosoziales Organ. Das Baby wird einer Vielzahl von Reizen ausgesetzt, die vor allem in der rechten Gehirnhälfte intuitiv verarbeitet werden. Bei starken Reizen wie Hunger, Durst, aber auch Einsamkeit oder mangelndem Hautkontakt strebt das Baby nach einem Gleichgewicht, wobei der Stressor entweder abgeschaltet oder neutralisiert wird. Der Ursprung dieser Reaktionen liegt sowohl in der genetischen Veranlagung und der Reifung des Gehirns als auch in der Interaktion mit der wichtigsten Person im Leben eines Neugeborenen: der Mutter.

In der Schwangerschaft und in der frühen postnatalen Phase verändern sich bei der Mutter Strukturen im Gehirn, damit sie besser auf das Kind reagieren kann. Die Mutter nimmt die Signale des Kindes wahr und reagiert darauf intuitiv, um dem Baby zu helfen, seinerseits die Reize und Signale, die von der Mutter ausgehen, zu verarbeiten. ihr Gesichtsausdruck, Stimme, Haltung und das Tempo der Änderungen: Das alles spiegelt sich im Verhalten des Kindes. Es entsteht eine „Affektsynchronizität", wobei das reifere Verhalten der Mutter hilft, die unreiferen überschießenden Reaktionen des Kindes zu regulieren. So wird beim Säugling der Stress abgebaut. Das Kind adaptiert sich in der Regel schnell und gut, und es wird eine gesunde mentale Ent-wicklung angebahnt. Bemerkenswert ist, dass die meisten Mütter (unabhängig davon, ob sie Links- oder Rechtshänderinnen sind), ihre Kinder links tragen und wiegen. Die Signale des Kindes gelangen dann vor allem in das linke Ohr/ linke Auge und direkt in die rechte Gehirnhälfte, in der die

Emotionen der Mutter angesprochen werden (14). Untersuchungen haben ergeben, dass Ereignisse, die früh im Leben stattfinden, das individuelle Muster prägen, wie diese Person später im Leben auf Stress reagiert (7).

Stillen und Bindung

Die oben genannten Elemente werden alle durch das Stillen gefördert. Der Hautkontakt und das Saugen an der Brust bewirken sowohl bei der Mutter als auch beim Kind die Ausschüttung von Oxytocin. Da beim Stillen durch die körperliche auch eine große seelische Nähe entsteht, kann die Mutter rechtzeitig und optimal auf die Signale des Kindes reagieren. Diese Nähe legt den Grundstein zu einer dauerhaften, festen Mutter-Kind-Bindung (3). So wie alle Säugetiere braucht auch das gesunde, reife Neugeborene dabei keine Stillanleitung, es findet von Anfang an selbst den Weg zur Brust (12, 15). Wenn das Baby gleich nach der Geburt auf den Bauch der Mutter gelegt wird, fängt es nach einiger Zeit (meistens innerhalb der ersten Stunde) an, aktiv die Brust zu suchen. Dabei orientiert es sich am Geruch der Brustwarze (17). In einer ruhigen Umgebung, behutsam unterstützt von der Mutter, kann das Baby auch seine motorischen Fähigkeiten optimal einsetzen und sich selbstständig anlegen. Diese Fähigkeiten sind gleich nach der Geburt vorhanden und bleiben in den ersten Lebenswochen erhalten (6, 19) (siehe auch Kap. 9.3 Babygeleitetes und muttergeleitetes Anlegen). Diese ersten positiven Erfahrungen des Kindes unterstützen das Lernen des Babys, das sich durch Wiederholung immer stärker festigt.

Das gelingt optimal, wenn eine Synchronizität zwischen Mutter und Kind vorhanden ist. Die Aufgabe der Mutter ist es, das Baby zu beruhigen. Wenn das Baby unruhig ist oder gar weint, ist es, vor allem am Anfang der Beziehung, sehr viel schwieriger für das Kind, sich auf das Stillen einzulassen. Ist das Baby dagegen ruhig, fängt es von alleine an zu suchen und sich selbst „anzulegen". Durch Geruch und taktile Stimulation, vor allem des Unterkiefers, findet es den Weg zur Brust und weiß dort, was es machen soll. Das Baby gibt das Tempo vor, die Mutter folgt, und ihre Aufgabe besteht darin, es dem Baby (und sich selbst) so bequem wie möglich zu machen.

Das Stillen geht über die bloße Nahrungszufuhr weit hinaus. Es ist ein sich selbst verstärkender psychophysischer Vorgang, bei dem Mutter und Kind sich immer mehr an einander binden – ein automatisches „Bonding".

Nach der Geburt sollten Mutter und Kind nicht getrennt werden, sondern rund um die Uhr zusammen bleiben. Die Mutter braucht Zeit für sich und für ihr Kind. Sie braucht Zeit zum Stillen, Schmusen, Ruhen und Entspannen, damit sie die Kraft hat, ihr Kind kennen zu lernen. Zu viel Besuch kann diese erste Phase empfindlich stören. Die Abläufe in der Klinik müssen so geregelt werden, dass es möglichst wenig zu Störungen zwischen Eltern und Kind kommt. Im Kreißsaal kann mit dem Messen und Wiegen des Babys gewartet werden, bis es bei der Mutter getrunken hat. Auf der Station hilft eine gute Einteilung der Arbeiten, damit das Zimmer der Mutter nicht regelrecht „gestürmt" wird. Auch das Erlernen des nächtlichen Stillens fällt in diese Zeit. Der Mutter muss gezeigt werden, wie sie es sich hier so bequem wie möglich machen kann, mit einer sicheren Schlafumgebung und ohne unnötige Störungen wie z. B. Wickeln.

2.2 Gemeinsames Schlafen

Natürliche Schlafumgebung

Für das Neugeborene bedeutet Alleinsein instinktiv Gefahr, und das gilt besonders in der Nacht. Es braucht die konstante mütterliche Nähe, um sich sicher zu fühlen. Deshalb ist seine natürliche Schlafumgebung in der Nähe der Mutter.

Beim gemeinsamen Schlafen gleichen sich die Schlafmuster von Mutter und Kind aneinander an (10). Wenn das Kind sich zum Stillen meldet, ist meistens auch die Mutter in einer Leichtschlafphase, oft ist sie sogar kurz vor dem Kind wach. Durch die Hormone Oxytocin und Prolaktin findet die Mutter nach dem Stillen schneller wieder in den Tiefschlaf, ganz besonders dann, wenn sie nicht noch einmal aufstehen muss, um das Kind wieder in sein eigenes Bett zu legen.

Wenn Mutter und Kind gemeinsam schlafen, wird häufiger gestillt und die Milchbildung dadurch stärker angeregt. Somit begünstigt das gemeinsame Schlafen von Mutter und Kind sowohl das Stillen als auch die allgemeine psychologische Entwicklung des Kindes.

Plötzlicher Kindstod

Nicht gestillte Kinder haben ein deutlich erhöhtes Risiko, am plötzlichen Kindstod zu sterben (18). Die Rolle des gemeinsamen Schlafens im Zusammenhang mit dem plötzlichen Kindstod wird immer wieder diskutiert (9).

Gerade die Kombination von Stillen und gemeinsamem Schlafen hat sich als günstig erwiesen. Dabei spielen verschiedene Faktoren eine Rolle, die eines gemeinsam haben: Sie verhindern, dass das Kind zu tief schläft und schwer zu wecken ist. In den ersten Monaten sollten Säuglinge nicht durchschlafen! Auch deshalb ist die Diskussion „Schläft Dein Kind schon durch?" so absurd.

- *Stillen:* Künstliche Nahrung liegt schwerer im Magen als Muttermilch und die Verdauung braucht länger. Gerade in den ersten Lebensmonaten meldet sich das gestillte Kind nachts häufiger.
- *Geräusche:* Wenn das Kind in der Nähe der Eltern schläft, hört es immer wieder kleine Geräusche, die es aus seinem Tiefschlaf holen.
- *Bewegungen:* Wenn Eltern und Kind zusammen im Bett schlafen (Co-sleeping), entsteht ein synchrones Bewegungsmuster: Wenn ein Elternteil sich bewegt, bewegt sich das Kind automatisch mit (und umgekehrt).

Beim Schlafen im eigenen Kinderzimmer fehlen die Geräuschkulisse und die Bewegungen der Eltern, die ein all zu tiefes Schlafen verhindern. Möglicherweise spielt das „Verlassensein" des Kindes eine

Rolle dabei, dass es „abschaltet". Das Stillen wird behindert, weil die Mutter die kleinen Signale zum Stillen nicht mitbekommt und erst reagieren kann, wenn das Kind laut weint. Wegen der fehlenden Synchronisierung der Schlafmuster wird sie häufiger aus dem Tiefschlaf geholt und muss zusätzlich noch aufstehen um ihr Kind stillen zu können. Oft können dann beide, Mutter und Kind, schlechter wieder einschlafen.

Es hat sich herausgestellt, dass das Risiko für den plötzlichen Kindstod deutlich erhöht ist, wenn Mutter und Kind in getrennten Zimmern schlafen. Deshalb wird empfohlen, das Kind nicht im Kinderzimmer schlafen zu legen.

Beim Schlafen im gleichen Schlafzimmer, aber in getrennten Betten, sind die akustischen Signale der Eltern für das Kind wahrnehmbar, die Bewegungen der Eltern aber nicht. Die Geborgenheit durch die Eltern und deren Nähe und Wärme fehlen. Auch hier muss die Mutter zum Stillen aufstehen, ein Stillen im Halbschlaf ist nicht möglich. Auch bleiben Signale des Kindes zum Stillen leichter unbemerkt.

Umstritten ist die Rolle des Schnullers (5). Bei Kindern, die nur künstliche Säuglingsnahrung bekommen, kann ein Schnuller während der Nacht einen günstigeren Schlafrhythmus mit leichterer Weckbarkeit bewirken. Bei gestillten Kindern haben Schnuller allerdings erhebliche Nachteile: Die Säuglinge werden dadurch weniger gestillt, was die Milchbildung nachteilig beeinflussen kann, und es besteht die Gefahr einer Saugverwirrung. Es ist auch fraglich, ob Schnuller bei diesen Kindern das Risiko des plötzlichen Kindstods überhaupt verringern, da gestillte Säuglinge ohnehin schon leichter schlafen.

Die Wahl der direkten Schlafumgebung (im Bett der Eltern oder im Bett neben den Eltern) hängt von möglichen Risikofaktoren ab. Im Prinzip ist das Kind bei den Eltern im Bett am besten aufgehoben. Folgende Bedingungen müssen dann aber erfüllt sein (2):
• Das Elternbett erfüllt die Bedingungen eines sicheren Kinderbettes: Harter flacher Untergrund, nicht zu warm. Es wird empfohlen, das Kind in einem Schlafsack schlafen zu legen.

- Die Familie schläft nicht im Wasserbett.
- Das Baby liegt in Rückenlage.
- **Kein** Elternteil raucht.
- **Kein** Elternteil nimmt Medikamente, die das Reaktionsvermögen beeinflussen.
- **Kein** Elternteil hat Alkohol getrunken.

Wenn diese Bedingungen nicht erfüllt werden können, sollte das Kind im eigenen Bett neben dem der Eltern (aber im gleichen Raum) schlafen. Eine Alternative ist ein Kinderbett, das am Elternbett befestigt wird, so dass ein offener Zugang zum Kind bleibt („Babybalkon"). Hier hat das Kind seinen eigenen Schlafbereich, ist aber trotzdem in ständigem Kontakt mit den Eltern, und Stillen ist uneingeschränkt möglich. Erst ab einem Lebensalter von zwei Jahren wird auch das Schlafen im Kinderzimmer empfohlen. (S. auch [13])

2.3 Rolle des Vaters

Manche Väter haben die Vorstellung, das Stillen beträfe nur Mutter und Kind und sie hätten damit nichts zu tun. Diese Vorstellung ist falsch. Die Bedeutung des Partners wird in zahlreichen Veröffentlichungen über das Stillen belegt (z. B. [4]). Eine Partnerschaft, in der sich die Frau unterstützt und begleitet fühlt, ist eine wichtige Voraussetzung für erfolgreiches Stillen und liebevolles Annehmen des Kindes. Das kommt besonders dann zum Tragen, wenn unvorhergesehene Schwierigkeiten und Stillhindernisse auftauchen. Ebenso wie die Partnerschaft sich fördernd oder hemmend auf die Stillfähigkeit der Frau auswirkt, werden auch der Partner und die Partnerschaft insgesamt durch das Stillen beeinflusst.

Probleme in der Partnerschaft spiegeln sich manchmal in Stillproblemen wider. Wie Mann und Frau ihre Rolle beim Stillen erfahren, hängt auch davon ab, wie weit beide ihre Rolle als Eltern eines Neugeborenen schon während der Schwangerschaft vorbereitet und begriffen haben. Wenn über die Dinge, auch über das Stillen, nie gesprochen wurde, wenn im blinden Vertrauen, alles werde „irgendwie gut gehen", keinerlei vorwegnehmende Auseinandersetzung stattfand – und wenn schließlich auch keinerlei Anschauung davon da ist, wie eine junge Familie ihren Alltag bewältigt, sind Schwierigkeiten mit dem Stillen und zwischen den Partnern fast mit Sicherheit vorherzusehen.

So kann beim Vater angesichts der innigen Verbundenheit zwischen Mutter und Kind beim Stillen Eifersucht aufkommen, auch dann, wenn er theoretisch über die körperliche und seelische Bedeutung des Stillens informiert ist. Väter berichten über Neid auf die Stillfähigkeit der Frau, oder sie fühlen sich durch das Kind als Konkurrenten zurückgesetzt und verdrängt. Auch werden bei vollem Stillen sexuelle Kontakte eher seltener (1).

Mancher Vater fühlt sich vom Kind abgelehnt, wenn es sich nur durch die Mutter beruhigen lässt. Da er nicht stillen kann, glaubt er, er könne gar nichts tun, und übersieht dabei, wie wichtig seine Hilfe für Mutter und Kind ist. Die Unterstützung durch den Vater ist ein wesentlicher Beitrag zum Gelingen des Stillens (11).

Der Vater hat eine ganze Reihe von Möglichkeiten, eine eigene Beziehung zum Kind aufzubauen, z. B. durch Tragen, Sprechen, Baden oder Spielen. Ob die Veränderungen nach der Geburt zum Konflikt führen oder ob ihnen als vorübergehender Phase wenig Bedeutung beigemessen wird, hängt von der emotionalen Sicherheit der Partner ab. Diese Sicherheit drückt sich auch darin aus, mit welcher Offenheit über solche Dinge gesprochen werden kann, und sie wird umgekehrt durch den Dialog gefördert. Hier vor allem kann ein Austausch mit anderen Paaren – z. B. in der Stillgruppe – entlastend und hilfreich sein.

Literatur
1. Avery MD, Duckett L, Roth Frantzich C. The experience of sexuality during breastfeeding among primiparous women. J. Midwifery & Women's Health 2000;45:227-237

2. Blair PS, Sidebotham P, Evason-Coombe C, Edmonds M, Heckstall-Smith EMA, Fleming P. Hazardous cosleeping environments and risk factors amenable to change: case-control study of SIDS in south west England. BMJ 2009;229:B3666-3676

3. Bystrova K, Ivanova V, Edhborg M, Matthiesen AS, et al. Early contact versus separation: Effects on Mother-Infant Interaction One Year Later. Birth 2009;36:110-114

4. Ekström A, Widström AM, Nissen E. Breastfeeding support from partners and grandmothers: Perceptions of Swedish mothers. Birth 2003;30:261-266.

5. Jorch G, Fischer D, Beyer U. Prävention des plötzlichen Säuglingstodes. Monatsschr. Kinderhheilkd. 2003;151(5):514-519

6. Klaus M. Mother and Infant: Early Emotional Ties. Pediatrics 1998;102:1244–1246

7. Ladd CO, Huot CL, Thrivikraman KV, Nemeroff CB, Meaney MJ, Plotsky PM. Longterm behavioural and neuroendocrine adaptations to adverse early experience. Progress in Brain Research 2000;122:81-103

8. Lothian J, Amis D, Chiaverini D, et al. Position Paper: Promoting, supporting and protecting normal birth. J. of Perinat. Ed. 2007;16:11-15

9. McKenna JJ, McDade T. Why babies should never sleep alone. A review of the co-sleeping controversy in relation to SIDS, bedsharing and breast feeding. Pediatric Respiratory Review 2005;6:134-152

10. McKenna JJ, Thoman EB, Anders TF, Sadeh A, Schechtman VL, Glotzbach SF. Infant-parent co-sleeping in an evolutionary perspective: implications for understanding infant sleep development and the sudden infant death syndrome. Sleep 1993;16:263-282

11. Pisacane A, Continisio GI, Aldinucci M, D'Amora S, Continisio P. A controlled trial of the Father's Role in Breastfeeding Promotion. Pediatrics 2005;116: e494-e498

12. Righard L, Alade MO. Effect of delivery room routines on success of first breastfeed. Lancet 1990;336:1105-1107

13. Rouw E. Sicheres Schlafen und Stillen. Faltblatt AFS 2004

14. Schore A. The Effects of a Secure Attachment Relationship on Right Brain Development, Affect Regulation & Infant Mental Health. Infant Mental Health Journal 2001;22:7-66

15. Smillie C. Baby-Led Breastfeeding. DVD, Geddes Production 2007, zu beziehen bei der AFS-Geschäftsstelle

16. Uvnäs-Moberg, K. The Oxytocin Factor. Da Capo Press 2003

17. Varendi, H, Porter, RH, Winberg J. Does the newborn baby find the nipple by smell? Lancet 1994;344(8928):989-990

18. Vennemann, MM, Bajanowski T, Brinkmann B, Jorch G, et. al. Does Breast-feeding Reduce the Risk of Sudden Infant Death Syndrome? Pediatrics 2009;123: e406-e410

19. Watson Genna C. Supporting sucking skills in breastfeeding infants. Jones and Bartlett Publishers 2008

3 | Stillen schützen, fördern und unterstützen

Utta Reich-Schottky

Stillen steht im Schnittpunkt von Biologie, Kultur, Gesellschaft und Wirtschaft. In diesem Kapitel heben wir drei Aspekte hervor:

- Zum *Schutz* des Stillens gegenüber wirtschaftlichen Interessen dient der „Internationale Kodex zur Vermarktung von Muttermilchersatzprodukten" einschließlich der nachfolgenden WHA-Resolutionen (Kap. 3.1).
- *Förderung* des Stillens durch die Schaffung geeigneter gesellschaftlicher Rahmenbedingungen wird in den „Empfehlungen für die Europäische Union" dargestellt (Kap. 3.2).
- *Unterstützt* wird das Stillen durch Stillwissen und durch gute Praxis im Gesundheitswesen wie die Umsetzung der „Zehn Schritte zum erfolgreichen Stillen" der „Initiative Babyfreundliches Krankenhaus" (Kap. 3.3).

3.1 Vermarktung von Muttermilchersatzprodukten

Internationaler Kodex zur Vermarktung von Muttermilchersatzprodukten

Um das Stillen gegen subtile Marketing-Einflüsse zu schützen, hat die Weltgesundheitsversammlung (WHA, World Health Assembly) 1981 den „Internationalen Kodex zur Vermarktung von Muttermilchersatzprodukten" verabschiedet (12) und seither regelmäßig mit weiteren Resolutionen präzisiert und bekräftigt. Diese bilden zusammen mit dem Internationalen Kodex selbst ein Gesamtpaket, kurz „Kodex" genannt. Der Kodex gilt weltweit, ist in Deutschland allerdings nicht strafbewehrt. Das „International Baby Food Action Network" (IBFAN, Internationales Aktionsnetzwerk zur Säuglingsernährung) setzt sich weltweit für die Umsetzung und Überwachung der Kodexbestimmungen ein (5).

Der Kodex

- *regelt die Vermarktung* aller Produkte, die Muttermilch ersetzen und das Stillen beeinträchtigen. Dazu gehören die Anfangs- und Folgenahrungen, Babygetränke, Saugflaschen und Sauger.
- Er *verbietet Werbung in der Öffentlichkeit,* das heißt: Keine Werbung in den allgemeinen Medien, keine Verteilung von Gratisproben und kein direkter Kontakt von FirmenmitarbeiterInnen zu den Müttern (Firmen-Mütterberatung, Hotlines, Filmvorführungen). Die künstliche Ernährung darf weder in Worten noch in Bildern idealisiert werden.
- Er *verbietet Einflussnahme über das Gesundheitssystem,* das heißt: Keine Geschenke an Gesundheitspersonal (von der gesponserten Fortbildung bis zum Kalender), keine verbilligten Lieferungen an Kliniken und keine Verteilung von Gratismustern und Proben über das Gesundheitspersonal an die Mütter.
  Informationen für das Gesundheitspersonal dürfen nur wissenschaftlich und faktisch sein.
- Er *fordert, dass Ersatznahrung,* die für nicht gestillte Kinder angeboten wird, für Säuglinge geeignet ist und international gültige Qualitätsstandards einhält.

Erlaubt der Kodex Herstellung und Verkauf künstlicher Säuglingsnahrung?

Ja, das erlaubt er. Der Kodex regelt weder die Herstellung noch den Verkauf als solchen, sondern ausschließlich die Vermarktung.

UNICEF erklärt: „Die beste Nahrung für ein Kind, das nicht gestillt werden kann, ist abgepumpte oder von Hand entleerte Milch der eigenen Mutter. Ist das nicht möglich, dann ist die Milch einer gesunden anderen Frau die beste Wahl. Wenn gar keine Frauenmilch zur Verfügung steht, soll eine Ersatznahrung von angemessener Ernährungsqualität gegeben werden." (9)

In Artikel 1 des Kodex heißt es: „Ziel dieses Kodex ist es, zu einer sicheren und angemessenen Ernährung für Säuglinge und Kleinkinder beizutragen, und zwar durch Schutz und Förderung des Stillens und durch Sicherstellung einer sachgemäßen Verwendung von Muttermilchersatznahrung, wo solche gebraucht wird. Dies soll auf der Grundlage entsprechender Aufklärung und durch eine angemessene Vermarktung und Verteilung erfolgen." (12)

Das heißt: Künstliche Säuglingsnahrung kann und soll hergestellt und verkauft werden, für die Kinder, die sie benötigen. Das Stillen aber darf durch die Verkaufsmaßnahmen nicht beeinträchtigt werden.

Ziel- und Interessenkonflikte

Das grundsätzliche Ziel der Firmen, mehr zu verkaufen, ist unvereinbar mit dem Ziel, das Stillen zu unterstützen. Eine Steigerung des Verkaufs dieser Produkte kann nur durch Untergraben des Stillens erreicht werden.

Die Firmen unternehmen große Anstrengungen zur Verkaufsförderung. Sie machen Werbung, sie verteilen Geschenke, sie finanzieren Fortbildungen. Dabei kontrollieren sie, ob sich die einzelnen Maßnahmen für sie lohnen: „Firmen räumen ein, dass sie die Marktwirkungen ihrer Ausgaben sorgfältig evaluieren und nur diejenigen beibehalten, die eine verstärkte Nutzung ihrer Produkte zeigen." (1)

Da die Mütter in der entscheidenden Phase um die Geburt von Gesundheitspersonal betreut werden, ist dieses eine zentrale Zielgruppe verkaufsfördernder Maßnahmen.

Für die MitarbeiterInnen im Gesundheitswesen heißt das: Geschenke und Vergünstigungen von den Firmen bekommen sie nur deswegen, weil sich gezeigt hat, dass damit der Verkauf von Muttermilchersatzprodukten zum Schaden des Stillens gesteigert wird. Das soziale Zusammenleben baut darauf auf, dass Geschenke beim Empfänger positive Gefühle auslösen und den Wunsch wecken, etwas zurück zu geben. Diese „Reziprozitätsregel" ist so tief verankert, dass es kaum möglich ist, sich dagegen zu wehren (6). Wer ein Geschenk einer Babynahrungsfirma annimmt, auch wenn es nur ein kleines Geschenk ist, gerät unweigerlich in den Konflikt zwischen dem beruflichen Interesse, für die Gesundheit von Mutter und Kind zu handeln, und dem Interesse der Firma, künstliche Säuglingsnahrung zu verkaufen (1, 4, 6).

Der wirksamste Schutz dagegen besteht darin, überhaupt keine Geschenke und kein Sponsoring z. B. von Fortbildungen anzunehmen. (S. auch [7].)

Der Kodex schützt die MitarbeiterInnen im Gesundheitswesen vor Interessenkonflikten, indem er Geschenke und Sponsoring von Firmen, deren Produkte unter den Kodex fallen, verbietet. (S. insbesondere WHA-Resolutionen Nummer 49.15 von 1996 und Nummer 58.32 von 2005 bei [12].)

Der Kodex im Kontext der Initiative Babyfreundliches Krankenhaus (BFHI)

Für WHO und UNICEF ist die Einhaltung des Kodex unverzichtbare Voraussetzung für wirksame Stillförderung. „Es ist einer der zentralen Grundsätze des Kodex, dass Einrichtungen des Gesundheitswesens nicht dafür benutzt werden dürfen, den Absatz von Muttermilchersatzprodukten, Flaschen oder Saugern zu fördern." (11).
Als Grundlage für die Zertifizierung als Babyfreundliches Krankenhaus muss die Klinik bestätigen, dass sie
- Säuglingsnahrung ganz normal einkauft und keine kostenlosen oder verbilligten Lieferungen erhält (abgesehen von den handelsüblichen Rabatten);
- keine sonstigen Geschenke, nichtwissenschaftliche Literatur, Materialien oder Ausstattungsgegenstände, Geld oder Unterstützung für interne Fortbildungen oder für Veranstaltungen von Herstellern oder Distributoren von Muttermilchersatzprodukten, Flaschen, Saugern oder Schnullern erhält;
- keine Gruppenunterweisungen zu künstlicher Säuglingsernährung durchführt, sondern jede Mutter, die dazu Informationen benötigt, individuell berät. (11)

3.2 Empfehlungen für die EU: Ernährung von Säuglingen und Kleinkindern

Im Anschluss an den „Europäischen Aktionsplan zum Schutz, zur Förderung und Unterstützung des Stillens" (2) wurden im Rahmen des ebenfalls von der Europäischen Kommission geförderten Projekts EUNUTNET (European Network for Public Health Nutrition, Europäisches Netzwerk „Ernährung und Gesundheit") detaillierte „Empfehlungen für die Europäische Union: Ernährung von Säuglingen und Kleinkindern" erarbeitet (3).

Wir zitieren daraus den Anhang 1:

Grundsätze zur Stillförderung (3)

„Diese Grundsätze enthalten eine Zusammenstellung von Maßnahmen, die von Entscheidungsträgern auf nationaler oder regionaler Ebene umgesetzt werden sollten. Ziel solcher Grundsätze ist es, ein im öffentlichen Interesse stehendes Thema zu verfolgen, wie in diesem Falle die optimale Ernährung von Säuglingen und Kleinkindern. Folgende Aussagen sollten in Grundsätze zur Stillförderung aufgenommen werden:

- Stillen ist ein Recht, das von allen respektiert und geschützt wird und bei dessen Umsetzung Familien von allen unterstützt werden. Gleichzeitig wird keine Frau zum Stillen genötigt. Ein Druck in diese Richtung ist ebenso wenig zu akzeptieren, wie Frauen unter Druck zu setzen, sich für eine Flaschenernährung zu entscheiden.
- Alle werdenden Eltern erhalten evidenzbasierte und objektive – also von kommerziellen Interessen freie – Informationen zur Ernährung von Säuglingen und Kleinkindern, um ihnen auf diese Weise eine informierte Entscheidung zu ermöglichen.
- Alle Frauen, die stillen möchten, werden nach Kräften unterstützt, um ihnen einen erfolgreichen Stillbeginn und ein ausschließliches Stillen in den ersten sechs Lebensmonaten zu ermöglichen. Ebenso erhalten sie Hilfestellungen für ein Weiterstillen ihres Kindes bis zum Alter von zwei Jahren – bei gleichzeitiger Einführung

geeigneter Beikost – und darüber hinaus beziehungsweise so lange, wie die Frau und ihr Kind es wünschen.

- Frauen in besonderen Situationen oder in Gemeinschaften und Regionen, in denen die Stillraten niedrig sind und die Ernährung von Säuglingen und Kleinkindern nicht optimal ist, erhalten besondere Unterstützung.
- Es gibt keine wissenschaftlichen Belege dafür, dass Flaschenernährung dem Stillen überlegen oder ebenbürtig ist Fachkräfte werden daher eine ausschließliche Flaschenernährung oder die Zufütterung von Muttermilchersatznahrung als Alternative zum ausschließlichen Stillen nur dann empfehlen, wenn eine eindeutige medizinische Indikation vorliegt.
- Alle Schwangeren und Wöchnerinnen werden in Kursen beziehungsweise in der Klinik oder im persönlichen Gespräch zur optimalen Ernährung von Säuglingen und Kleinkindern beraten.
- Es werden alle Anstrengungen unternommen, um erwerbstätigen Müttern das ausschließliche Stillen ihres Kindes bis zum Alter von sechs Monaten sowie das Weiterstillen, solange Mutter und Kind wollen, bei gleichzeitiger Gabe geeigneter Beikost ab dem vollendeten sechsten Lebensmonat zu ermöglichen.
- Eltern erhalten bis spätestens zum sechsten Lebensmonat ihres Kindes Informationen, wann und wie sie Beikost einführen und welche Lebensmittel in welchem Alter angeboten werden können.
- Nach dem sechsten Lebensmonat werden alle Eltern beraten, wie sie allmählich die Häufigkeit der Beikostmahlzeiten steigern und den gesunden Speiseplan zunehmend variantenreicher gestalten und dem der Familie anpassen können. Sie werden darüber aufgeklärt, wie sie die Zubereitung der Nahrung den jeweiligen Bedürfnissen und Fähigkeiten ihres Kindes anpassen können, sowie darüber, dass sie auf zuckerhaltige Getränke sowie auf solche mit geringem Nährstoffgehalt verzichten sollten.
- Alle Kliniken und sonstigen Einrichtungen, die mit der Betreuung von Schwangeren, Müttern und Kindern betraut sind, setzen effektive Strategien zur Förderung, zum Schutz und zur Unterstützung des Stillens ein, so wie sie zum Beispiel in den Regelungen für Babyfreundliche Krankenhäuser vorgesehen sind.

- Alle mit der Betreuung von Schwangeren, Müttern und Kindern betrauten Fachkräfte erhalten die Aus- und Weiterbildung, die zur Umsetzung dieser Grundsätze erforderlich ist.
- Alle mit der Betreuung von Schwangeren, Müttern und Kindern betrauten Fachkräfte halten sich an die Vorgaben des Internationalen Kodex.
- Eine enge Zusammenarbeit von Gesundheitsfachkräften, Laktationsberaterinnen und anderen mit der Betreuung von Schwangeren, Müttern und Kindern betrauten Fachkräften und Selbsthilfegruppen vor Ort wird gefördert und unterstützt.
- Die Medien werden aufgefordert, Stillen und die spätere Einführung einer ausgewogenen und abwechslungsreichen Beikost als die normale, natürliche und optimale Ernährungsform für Säuglinge und Kleinkinder darzustellen.
- Für Planungs-, Evaluations- und Forschungszwecke werden umfassende, aktuelle und korrekte Daten über Stillfähigkeit und -praktiken auf der Basis einheitlicher Definitionen und mit Hilfe einheitlicher und anerkannter Methoden erhoben.

Nach Verabschiedung der Grundsätze werden diese allen mit der Betreuung von Schwangeren, Müttern und Kindern betrauten Fachkräften vorgestellt. Diese Grundsätze werden alle drei bis fünf Jahre überarbeitet oder auch früher, falls neue wissenschaftliche Erkenntnisse dies erforderlich machen. Auf der Basis dieser Grundsätze werden Praxisrichtlinien, wie sie in dieser Richtlinie dargestellt wurden, sowie ein Aktionsplan – beispielsweise basierend auf dem Dokument Protection, Promotion and Support of Breastfeeding in Europe: a Blueprint for Action (EU Project on Promotion of Breastfeeding in Europe 2004) – erarbeitet."

3.3 Initiative Babyfreundliches Krankenhaus (BFHI)

WHO und UNICEF haben diese weltweite Initiative 1991 ins Leben gerufen. Sie streben damit an, in den Entbindungseinrichtungen Bedingungen zu schaffen, die allen Müttern und Kindern beim Zusammenwachsen helfen und das Stillen unterstützen. Eine Reihe guter Praktiken werden durch die Initiative „Babyfreundliches Krankenhaus" nicht beurteilt, jedoch sind die in den „Zehn Schritten" und dem Kodex beschriebenen Praktiken das weltweit vorausgesetzte Minimum. Ihre Wirksamkeit wurde in Studien belegt (8).

Entbindungseinrichtungen und Kinderkliniken, die alle „Zehn Schritte" und den Kodex einhalten, können als „Babyfreundlich" ausgezeichnet werden. In Deutschland ist dafür der Verein zur Unterstützung der WHO/UNICEF-Initiative „Babyfreundliches Krankenhaus" zuständig (10).

Zehn Schritte zum erfolgreichen Stillen (nach [10])

Stand: September 2009

Eine Geburtseinrichtung, die als „Babyfreundlich" zertifiziert werden will, muss:
1. Schriftliche Stillrichtlinien haben, die mit allen MitarbeiterInnen regelmäßig besprochen werden.
2. Alle MitarbeiterInnen so schulen, dass sie über die notwendigen Kenntnisse und Fähigkeiten für die Umsetzung der Stillrichtlinien verfügen.
3. Alle schwangeren Frauen über die Bedeutung und die Praxis des Stillens informieren.
4. Den Müttern ermöglichen, unmittelbar ab Geburt ununterbrochenen Hautkontakt mit ihrem Baby zu haben, mindestens eine Stunde lang oder bis das Baby das erste Mal gestillt wurde.
5. Den Müttern korrektes Anlegen zeigen und ihnen erklären, wie sie ihre Milchproduktion aufrechterhalten können, auch im Falle einer Trennung von ihrem Kind.

6. Neugeborenen weder Flüssigkeiten noch sonstige Nahrung zusätzlich zur Muttermilch geben, außer bei medizinischer Indikation*.
7. 24-Stunden-Rooming-in praktizieren – Mutter und Kind bleiben Tag und Nacht zusammen.
8. Zum Stillen nach Bedarf ermuntern.
9. Gestillten Kindern keine künstlichen Sauger geben.
10. Die Mütter auf Stillgruppen hinweisen und die Entstehung von Stillgruppen fördern.

„Babyfreundliche Krankenhäuser" halten darüber hinaus die Bestimmungen des „Internationalen Kodex zur Vermarktung von Muttermilchersatzprodukten" und der sich darauf beziehenden WHA-Folgeresolutionen ein (11). (S. oben Kap. 3.1)

Zufütterung aus medizinischer Indikation

Die WHO hat eine Liste von Situationen vorgelegt, in denen eine Zufütterung notwendig sein kann (s. [10]):
• Babys, die operiert werden müssen,
• Mangelgeborene (SGA, „small for gestational age"),
• Frühgeborene vor der 32. SSW und unter 1500 g Geburtsgewicht,
• Säuglinge mit unterentwickelten Organfunktionen, die einem Risiko schwerer Hypoglykämie ausgesetzt sind, oder solche, die wegen Hypoglykämie behandelt werden müssen und deren Zustand sich auch bei vermehrtem Stillen oder sonstiger Muttermilchzufuhr nicht bessert,
• Säuglinge, deren Bilirubin-Wert im Blut schon am ersten Tag nach der Geburt steil angestiegen ist,
• Säuglinge mit angeborenen Stoffwechselerkrankungen (z. B. Galaktosämie, Phenylketonurie, Ahornsiruperkrankung),
• Säuglinge, deren Mütter ernsthaft erkrankt sind (z. B. Psychose, Eklampsie, Schock),
• Säuglinge, deren Mütter Medikamente einnehmen müssen, die während der Stillzeit kontraindiziert sind (z. B. zytotoxische Medikamente oder Radiopharmazeutika),
• Säuglinge mit starkem Flüssigkeits- bzw. Gewichtsverlust >10 %, falls es nicht möglich ist, eine ausreichende Flüssigkeits- bzw. Nahrungs-

versorgung durch häufigeres Anlegen/Abpumpen von Muttermilch und deren Zufütterung mit Alternativ-Methoden zu gewährleisten.

Literatur

1. Brennan TA, Rothman DJ, Blank L, et al. Health industry practices that create conflicts of interest: a policy proposal for academic medical centers. JAMA 2006;295(4):429-433

2. European Commission, Directorate Public Health and Risk Assessment, Luxemburg. EU Project on Promotion of Breastfeeding in Europe. Protection, promotion and support of breastfeeding in Europe: a blueprint for action (revised) 2008

3. European Network for Public Health Nutrition (Eunutnet). Empfehlungen für die Europäische Union: Ernährung von Säuglingen und Kleinkindern 2006. Deutsche Hebammenzeitschrift Sonderdruck (2008), Zitat der Übersetzung mit freundlicher Genehmigung

4. Grande D, Frosch D, Perkins A, Kahrn B. Effect of Exposure to Small Pharmaceutical Promotional Items on Treatment Preferences. Arch Intern Med 2009;169(9):887-893

5. International Baby Food Action Network (IBFAN). www.ibfan.org

6. Klemperer D. Interessenkonflikte: Gefahr für das ärztliche Urteilsvermögen. Dtsch Arztebl 2008;105(40):A-2098 / B-1797 / C-1757

7. "Mein-Essen-Zahl-Ich-Selbst", Initiative unbestechlicher Ärztinnen und Ärzte, www.mezis.de

8. Saadeh R, Akré J. Ten Steps to successful breastfeeding: A summary of the rationale and scientific evidence. Birth 1996;23:154-160

9. UNICEF. Facts For Life, New York 2002

10. WHO/UNICEF-Initiative „Babyfreundliches Krankenhaus". Jan-Wellem Straße 6, 51429 Bergisch-Gladbach, www.babyfreundlich.org. Informationen für Geburtskliniken und besondere Informationen für Kinderkliniken

11. WHO/UNICEF. Baby-friendly Hospital Initiative: revised, updated and extended for integrated care. World Health Organization, Genf 2009 http://www.who. Int/nutrition/topics/bfhi/en/Index.html

12. WHO. Internationaler Kodex zur Vermarktung von Muttermilchersatzprodukten. Genf 1981 und folgende Jahre, http://www.ibfan.org/issue-international_code-full.html (deutsch www.afs-stillen.de)

4 | Auswirkungen der künstlichen Säuglingsernährung

Utta Reich-Schottky

Was ist „normal"?

Im 20. Jahrhundert war die künstliche Säuglingsernährung in den industrialisierten Ländern zur Norm geworden. Sie galt als einfach, sicher und unschädlich. Auch wissenschaftliche Studien entstanden in diesem Bezugsrahmen. Sie gingen von der künstlichen Säuglingsernährung als „normal" aus, verglichen das Stillen damit und stellten fest: Das Stillen hat gegenüber dieser Norm „Vorteile". Gegen Ende des Jahrhunderts begann ein Umdenkprozess. Stillen ist die physiologische und biologisch „normale" Säuglingsernährung (3), über Jahrmillionen spezifisch an die Bedürfnisse des menschlichen Säuglings angepasst, so wie Kuhmilch an die Bedürfnisse des Kalbes angepasst ist und Katzenmilch an die des Kätzchens.

Die künstliche Säuglingsernährung ist daher am Stillen zu messen, nicht umgekehrt.

Zwei Beispiele:

- Die Rückbildung der Gebärmutter erfolgt seit Beginn der Säugetiere unter dem Einfluss des beim Stillen ausgeschütteten Oxytocins, das beim Nichtstillen fehlt. Gilt Nichtstillen als normal, haben stillende Frauen in diesem Bezugsrahmen eine *beschleunigte* Rückbildung. Geht man davon aus, dass das Stillen die normale Säuglingsernährung ist, zeigt sich: Nichtstillen verzögert die Rückbildung.
- Infektionen gehören zu den unvermeidbaren Lebensrisiken. Beobachten wir z. B., dass von zehn gestillten Kindern im Durch-

schnitt zwei an Mittelohrentzündung erkranken, von zehn nicht gestillten Kindern hingegen vier erkranken, dann hängt es wieder vom Bezugsrahmen ab, ob wir sagen: Nichtstillen ist normal, demgegenüber haben gestillte Kinder den Vorteil, seltener zu erkranken, oder: Stillen ist normal, demgegenüber haben nicht gestillte Kinder ein erhöhtes Erkrankungsrisiko.

Auch in der Wissenschaft setzt dieses Umdenken ein. Bisher wurden bei der statistischen Auswertung von Studienergebnissen die Erkrankungsrisiken bei künstlicher Ernährung als Norm gesetzt, d. h., das Risiko=1, also „normal". Beim Stillen war dann bei vielen Erkrankungen das Risiko <1, also geringer als das „normale" Risiko – das Stillen hatte „Vorteile". In einer neuen Auswertung (19) wurde die Betrachtungsweise geändert und das ausschließliche Stillen als Norm gesetzt, d. h. die damit verbundene Erkrankungshäufigkeit als Risiko=1, somit „normal". Diese Auswertung zeigt, dass bei künstlicher Ernährung das Risiko >1, also erhöht ist.

Diese unterschiedlichen Betrachtungsweisen machen psychologisch einen deutlichen Unterschied. In einer großen Befragung in den USA sagten weit über die Hälfte der Befragten, dass gestillte Kinder gesünder seien als nicht gestillte Kinder. Gleichzeitig stimmten nur sehr wenige derselben Leute dem Satz zu, dass nicht gestillte Kinder ein größeres Risiko hätten, krank zu werden (12). Die Risikoerhöhung durch Nichtstillen wird nicht wahrgenommen, solange mit der künstlichen Säuglingsnahrung das „normale" Risiko verbunden wird.

Was wurde gefunden?

In der folgenden Tabelle sind einige Auswirkungen der künstlichen Säuglingsernährung stichwortartig dargestellt. Sie beziehen sich auf industrialisierte Länder, in Ländern der Dritten Welt sind sie erheblich krasser. UNICEF schätzt, dass jedes Jahr weltweit 1,5 Millionen Kinder sterben, weil sie nicht gestillt werden (26). Für die USA wurden rund 720 jährliche Todesfälle bei Säuglingen infolge Nichtstillens errechnet (7). Eine internationale Studiengruppe kommt zu dem Ergebnis, dass 13 % der Todesfälle bei Kindern unter fünf Jahren auf Nichtstillen zurückzuführen sind (14). Stillen ist somit die wirksamste und kostengünstigste Maßnahme zur Senkung der Kindersterblichkeit (14).

Literatur

1. Agency for Healthcare Research and Quality, U.S. Department of Health and Human Services. Breastfeeding and Maternal and Infant Health Outcomes in Developed Countries. USA 2007
2. Baker J, Gamborg M, Heitmann B, Lissner L, Sørensen T, Rasmussen K. Breastfeeding reduces postpartum weight retention. A J Clin Nutr 2008;88:1543–51
3. Berry NJ, Gribble KD. Breast is no longer best. Promoting normal infant feeding. Maternal and Child Nutrition 2008;4:74–79
4. Bundesgesundheitsamt Berlin: Presseerklärung vom 24.4.1990
5. Carletti C, Cattaneo A. Home preparation of powdered infant formula: is it safe? Acta Pædiatrica 2008;97:1131-1132
6. Cattaneo A. Infant Feeding and Cost of Healthcare: A Cohort Study. Acta Pædiatrica 2006;95:540-546
7. Chen A, Rogan W. Breastfeeding and the Risk of Postneonatal Death in the United States. Pediatrics 2004;113:e435–e439
8. Collaborative Group on Hormonal Factors in Breast Cancer. Breast cancer and breastfeeding: collaborative reanalysis of individual data from 47 epidemiological studies in 30 countries, including 50 302 women with breast cancer and 96 973 women without the disease. Lancet 2002;360:187-195
9. Food and Agriculture Organization of the United Nations and the World Health Organization (FAO). Enterobacter sakazakii and Salmonella in powdered infant formula. Sitzungsbericht, Rom 2006
10. Frankfurter Allgemeine Zeitung (FAZ). Sojamilch zurückgezogen. Vorkehrung nach Todesfällen von drei Säuglingen in Israel. 11.11.2003
11. Freundlich M, et al. Infant formula as a cause of aluminium toxicity in neonatal uraemia. Lancet (1985ii) 527-529
12. Hannan A. Regional Variation in Public Opinion about Breastfeeding in the United States. J. Hum. Lact. 2005; 21:284-288
13. Horta B, Bahl R, Martines J, Victora C. Evidence on the longterm effects of breastfeeding. WHO, Genf 2007
14. Jones G, Steketee R, Black R, Bhutta Z, Morris S, and the Bellagio Child Survival Study Group. Child Survival II: How many child deaths can we prevent this year? Lancet 2003,362: 65–71

15. Labbok MH. Effects of Breastfeeding on the mother. Ped. Clin North Am 2001;48:143-158

16. Lawrence RA, Lawrence RM. Breastfeeding: A guide for the medical profession. 6th Ed., C.V. Mosby Company, USA, 2005

17. León-Cava, N. et al. Quantifying the Benefits of Breastfeeding: A Summary of the Evidence. Linkages Project 2002

18. Lucas A, Cole TJ. Breast milk and neonatal necrotising enterocolitis. Lancet 1990;336:1519-1523

19. McNiel M, Labbok MH, Abrahams SW. What are the Risks Associated with Formula Feeding? A Re-Analysis and Review. Birth 2010;37:50-58

20. Palmer B. The Influence of Breastfeeding on the Development of the Oral Cavity: A Commentary. J Hum Lact 1998;14:93-98

21. Perl FM. Kurz- und mittelfristige Effekte des Stillens auf die Gesundheit der Mutter. In: Scherbaum V, Perl F, Kretschmer U. (Hrsg.) Stillen. Frühkindliche Ernährung und reproduktive Gesundheit. Deutscher Ärzteverlag 2003

22. Radford A. Die ökologischen Auswirkungen der Flaschenernährung. Beilage zum AFS-Rundbrief 9/97, Würzburg 1997

23. Stuebe A, Rich-Edwards J, Willett W, et al. Duration of Lactation and Incidence of Type 2 Diabetes. JAMA 2005;294(20):2601-2610

24. Stuebe A, Michels K, Willett W, et al. Duration of lactation and incidence of myocardial infarction in middle to late adulthood. Am J Obstet Gynecol 2009; 138.e1-138.e8

25. Talayero J, Lizán-Garcia M, Puime A, Muncharaz M, Soto B, Sánchez-Palomares M, Serrano L, Rivera L. Full Breastfeeding and Hospitalization as a Result of Infections in the First Year of Life. Pediatrics 2006;118;92-99

26. Unicef. Facts for Life 2002. http://www.unicef.org/ffl/04/

27. Uvnäs-Moberg K. The Oxytocin Factor. Da Capo Press 2003

28. Vennemann MM, Bajanowski T, Brinkmann B, Jorch G et al. Does breast feeding reduce the risk of sudden infant death syndrome? Pediatrics 2009;123: e406-e410

29. Weimer J. The Economic Benefits of Breastfeeding: A Review and Analysis. U.S. Department of Agriculture. Food Assistance and Nutrition Research Report No. 13, 2001

Aspekte	Stillen	künstliche Säuglingsernährung	Auswirkungen der künstlichen Säuglingsernährung
1. Mutter-Kind-Bindung			
Oxytocinausschüttung bei Mutter und Kind	hoch	minimal	Hormonelle Unterstützung für den Aufbau von Vertrauen, Bindung und Zufriedenheit (27) und Unterstützung für die mütterliche Rolle (28) fehlen
Hautkontakt	ca. 600 Stunden in den ersten 6 Monaten		?
soziale Teilnahme des Kindes	Kind kann ohne großen Aufwand mitgenommen werden	Kind wird eher zu Hause gelassen/an andere abgegeben	?
2. Entwicklung			
sensomotorische Stimulierung	gut	gering	zusätzlicher Förderaufwand nötig
Kiefer und Zähne	optimale Saugbeanspruchung	eingeschränkte Saugbeanspruchung	Kiefer, und Zahnentwicklung beeinträchtigt, zusätzlicher Förderaufwand (Logopädie) nötig (20)
3. Ernährung (15)			
Eiweiß:			
Molkeneiweiß	viel	wenig	schwer verdaulich, schlechter resorbierbar, mehr Verdauungsstörungen Stoffwechsel- und Nierenbelastung
Casein	feinflockig	grobflockig	
Aminosäuren	optimal	ungünstig	
Fett:			
Fettsäuren	optimal	z. T. ungünstig	Gehirn- und Augenentwicklung weniger gut ; Fett ist schwerer verdaulich und wird schlechter ausgenutzt
Lipase	vorhanden	fehlt	
Fettemulsion	feinflockig	grobflockig	
Mineralien	richtig	zu viel	Nierenbelastung
Spurenelemente: Bioverfügbarkeit	sehr gut	z. T. gering	Gefahr des Mangels selbst bei reichlicher Zufuhr
Zusammensetzung und Geschmack der Nahrung	variabel	festgelegt	kann nicht auf augenblicklichen Bedarf eingestellt werden; die geschmackliche Vorbereitung auf die Familienkost fehlt
4. Schutz des Magen-Darm-Traktes (15)			
IgA	vorhanden	fehlt	mehr nekrotisierende Enterocolitis bei Frühgeborenen (18).
Laktoferrin	vorhanden	fehlt	mehr Durchfälle
Lysozym	vorhanden	fehlt	und andere Magen-Darm-Erkrankungen
Bifidus-Faktor	vorhanden	fehlt	ungünstige Darmflora (Stuhl stinkt)
5. Erkrankungen (1, 12, 15, 16)			
häusliche Keime	spezifische Antikörper	keine Antikörper	häufigere und schwerere Erkrankungen
Atemwegserkrankungen			mehr Krankenhausaufenthalte (25)
Mittelohrentzündung			mehrfach höhere Erkrankungsrate

kardiovaskuläre Erkrankungen			erhöhtes Erkrankungsrisiko
juveniler Diabetes			mehr jugendliche Zuckerkrankheit
Krebserkrankungen			höheres Erkrankungsrisiko
Übergewicht, Adipositas			verdoppeltes Risiko
plötzlicher Kindstod			verdoppeltes Risiko (28)
6. chemische Schadstoffe und pathogene Bakterien			
fettlösliche Schadstoffe	vorhanden	kaum vorhanden	keine Auswirkungen festgestellt
wasserlösliche Schadstoffe	kaum	z. T. Nitrat, Aluminium (11), Blei, Kupfer (4)	Krankheiten und Todesfälle
pathogene Bakterien	keine	im Pulver vorhanden	Erkrankungen und Todesfälle (9)
7. Herstellung und Zubereitung			
Herstellungsfehler	keine	falsche oder fehlende Zutaten (z. B. Vit B)	Erkrankungen und Todesfälle (10)
Zubereitungsfehler	keine	häufig	Risiko mangelnder Hygiene (5), Risiko der Fehlernährung
8. Gesundheit der Mutter			
Rückbildung der Gebärmutter	hormonell unterstützt	keine Unterstützung	Rückbildung verzögert (21)
Brustkrebs	jedes Jahr Stillzeit senkt das Risiko um ca. 5 % (8)		Risiko erhöht (15)
Eierstockkrebs			Risiko erhöht (1)
kardiovaskuläre Erkrankungen	langes Stillen verringert das Risiko (22)		Risiko erhöht
Diabetes Typ 2			Risiko erhöht (23)
Gewicht	in der Schwangerschaft angelegte Depots werden aufgebraucht	die Depots werden nicht aufgebraucht	erhöhtes Risiko, dass zusätzliche Pfunde bleiben (2)
9. Ökologie und Ökonomie			
Herstellung	effizient, nach Bedarf dezentral	aufwändig	zusätzliche Viehhaltung, Fabriken, Maschinen, Energieverbrauch, Transport, Verpackung
Umweltbelastung	keine	hoch	Müll, Abgase, Ressourcenverbrauch (22)
Kosten	gering für zusätzliche Nahrung der Mutter	hoch	Familie: Babynahrung, Zubehör, Strom. Krankenkassen: Behandlungskosten (Italien: s. [6]; USA:mind. 3,6 Milliarden USD pro Jahr [29]). Wirtschaft: mehr Fehlzeiten wegen Betreuung kranker Kinder

Tabelle 4.1 Auswirkungen der künstlichen Säuglingsernährung

5 | Die weibliche Brust: Aufbau, Entwicklung und Milchbildung

Elien Rouw

Aufbau der weiblichen Brust

Ultraschalluntersuchungen der Brust haben in den letzten Jahren neue Erkenntnisse über den Aufbau der Brust erbracht (8, Abb. 5.1).

In die Brustwarze münden ca. 9 Milchgänge (4 bis 18). Sie verzweigen und kreuzen sich kurz hinter der Brustwarze und liegen zum Teil dicht unter der Haut. Nach innen teilen sie sich immer kleiner auf, oft unregelmäßig, und enden in feinen, etwas keulenförmig verdickten Gewebesträngen, den Milchgangsendstrukturen. Hieraus entstehen während der Schwangerschaft die Milchbläschen, auch Alveolen genannt. Ihr Inneres ist mit den Milch bildenden Drüsenzellen, den Alveolarzellen, ausgekleidet. Die Milchbläschen sind korbartig von Muskelzellen umhüllt, die die Fähigkeit zur aktiven Kontraktion besitzen. Dadurch wird die Milch über die Milchgänge nach außen befördert. Der Milchfluss kommt also nicht nur durch die Saugkraft des Säuglings zustande (6). Beim Einsetzen des Milchflusses erweitern sich die Milchgänge und kehren dann wieder in ihre Ruhestellung zurück. Etwa zwei Drittel des gesamten Drüsengewebes befinden sich in einem Radius von 3 cm von der Basis der Brustwarze.

Insgesamt besteht die Brust bei einer stillenden Frau im Durchschnitt zu etwa 2/3 aus Drüsengewebe und etwa 1/3 aus Fettgewebe, bei großer Variabilität. Hinzu kommen Bindegewebe, Blut- und Lymphgefäße sowie Nervenbahnen. Das Fettgewebe befindet sich vor allem in der Nähe des Brustkorbes und zwischen dem Drüsengewebe; das Unterhautfettgewebe ist im Bereich um die Brustwarze minimal. (8)

Die Brustwarze wird vom Warzenhof umgeben. Hier liegen zirkuläre Muskeln. Berührung, Kälte oder Erregung des sympathischen Nervensystems führen über einen neuro-muskulären Reflex zur Aufrichtung der Brustwarze. Im Warzenhof liegen auch zahlreiche sensible Nervenendigungen, die beim Milchspendereflex eine Rolle spielen (s. u.).

Im Warzenhof befinden sich normale Talgdrüsen und die sogenannten Montgomeryschen Drüsen. Diese besonderen Talgdrüsen produzieren fettartige Substanzen, die die Brustwarze während der Stillperiode schützen (6). Zugleich kann der Säugling an dem spezifischen Duft dieser Drüsen seine Mutter erkennen (13). Übermäßige Reinigung, insbesondere mit Seife oder alkoholischen Desinfektionsmitteln, stört die Talg- und Duftproduktion, trocknet die Haut aus und verstärkt die Empfindlichkeit der Brustwarze.

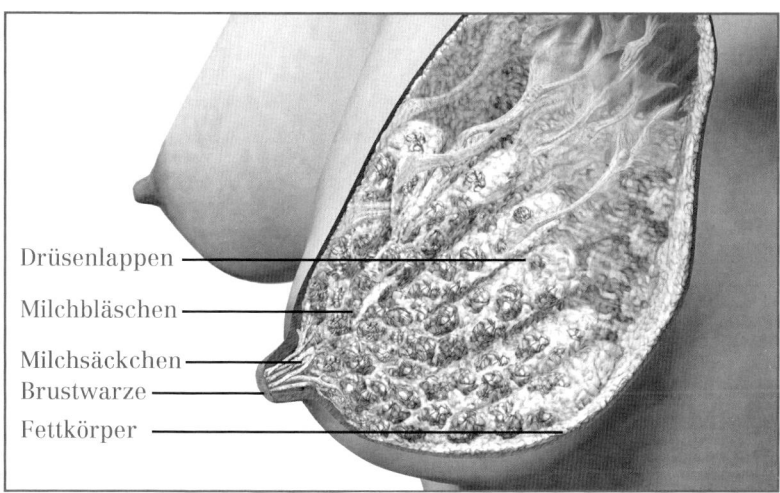

Drüsenlappen
Milchbläschen
Milchsäckchen
Brustwarze
Fettkörper

Abb. 5.1 Aufbau der weiblichen Brust. *Medela AG, Schweiz 2006*

Entwicklung der Brustdrüse

Die Entwicklung der Brustdrüse beginnt beim Embryo beiderlei Geschlechts im Alter von 6 Wochen mit der Anlage einer „Milchleiste", die auf beiden Seiten des Köpers von der Achselhöhle bis zur Leiste reicht und entwicklungsfähiges Brustgewebe enthält. Ab der 17. SSW findet eine Weiterentwicklung nur noch im Brustkorbbereich als sog. Milchhügel statt, die einzelne rudimentäre Milchgänge enthalten. Das übrige Brustdrüsengewebe bildet sich zurück. Manchmal geschieht dies allerdings nur unvollständig, sodass im Bereich der Milchleiste entwicklungsbedingte Abnormitäten vorkommen können: überzählige Brustwarzen ohne Drüsengewebe (Polythelie), oft im Bereich der Areola oder der Submammarfalte gelegen, oder zusätzliches Brustdrüsengewebe (aberrierendes Drüsengewebe), oft in der Achselhöhle. Eine oder mehrere zusätzliche, voll funktionsfähige Brüste (Polymastie) sind extrem selten. Auch eine Unterentwicklung der Brust (Brusthypoplasie) ist sehr selten; sie kann einseitig oder auch beidseitig auftreten und zu einer geringeren Milchbildung führen (3).

Das weitere Wachstum der Brüste beginnt bei den meisten Mädchen im Alter von 10-12 Jahren mit der Pubertät. Diese Veränderungen werden hormonell gesteuert: Unter dem Einfluss verschiedener Hormone der Hirnanhangdruse werden im Eierstock Östrogene und ein weiteres Hormon, das Gelbkörperhormon oder Progesteron, gebildet. Die Östrogene bewirken, dass die Milchgänge zu sprossen beginnen, sich verzweigen und für die spätere Entwicklung der Milchbläschen drüsige Endknospen ausbilden (6). Die Brustdrüsen wachsen. Das äußerlich sichtbare Wachstum der Brüste beruht jedoch hauptsächlich auf der Bildung von Fett- und Stützgewebe.

Mit dem Einsetzen der ersten Regelblutung wirkt sich jeder Menstruationszyklus auf die weitere Entwicklung der Brustdrüse aus: In der ersten Zyklusphase werden vom Eierstock Östrogene abgegeben, die das Wachstum der Milchgangsendstrukturen fördern. Der Höhepunkt ist zur Zeit des Eisprungs. Nach dem Eisprung werden zusätzlich zu den Östrogenen auch größere Mengen an Progesteron gebildet. Die gleichzeitige Stimulierung durch Östrogene und Progesteron bewirkt die Entwicklung der Drüsenläppchen. Auch die Differenzierung der Milchgangsendstrukturen und der Drüsenzellen wird gefördert als Vorbereitung auf ihre spätere

Aufgabe, die Milchproduktion. In dieser zweiten Zyklushälfte nimmt die Durchblutung der Brustdrüse zu. Es kommt zu vermehrter Wasserretention im Bindegewebe. Manche Frauen empfinden 3-4 Tage vor der Menstruation eine erhöhte Spannung und Fülle, ein Gefühl der Schwere und manchmal sogar Schmerzen in der Brust.

Dieser Ablauf wiederholt sich, und bis zum Alter von etwa 30 Jahren ist von Zyklus zu Zyklus eine Weiterentwicklung der Brustdrüse zu erkennen (6).

Entwicklung der Brust in der Schwangerschaft

Äußerlich werden die Brustdrüsen bereits in den ersten drei Schwangerschaftsmonaten größer und voller, die Brustwarzen empfindlicher und der Warzenhof stärker pigmentiert. Auch das Venengeflecht unter der Haut verstärkt sich sichtbar. Der Drüsenapparat wird von einem dichten Gefäßnetz umspannt (10). Das Wachstum und die Differenzierung des Brustdrüsengewebes in der Schwangerschaft stehen vor allem unter dem hormonellen Einfluss der Plazenta. Durch sie wird ein hoher Östrogen- und Progesteronspiegel aufgebaut und aufrechterhalten.

Die Entwicklung der Drüsenstrukturen ist gegen Ende der ersten Schwangerschaftshälfte weitgehend abgeschlossen.

Beginn der Milchbildung und Milchsekretion während der Schwangerschaft (Laktogenese 1)

Die Drüsenzellen in den Milchbläschen differenzieren sich mit fortschreitender Schwangerschaft zu Alveolarzellen, die eine zunehmende sekretorische Aktivität zeigen. Dies geschieht unter dem Einfluss verschiedener Hormone, unter anderem Prolaktin von der Hirnanhangdrüse und möglicherweise plazentarem Laktogen (einem wachstumshormonähnlichem Stoff aus der Plazenta), Kortisol aus der Nebenniere und auch dem Stoffwechselhormon Insulin. Diese Differenzierung bedeutet das Entstehen von Zellen mit Zellstrukturen, die für die Synthese der einzelnen Milchbestandteile notwendig sind.

Das Prolaktin regt die Alveolarzellen zur Milchbildung an. Ab der Mitte der Schwangerschaft werden in diesen Zellen Milchfett und Milcheiweiß produziert, wovon aber nur wenig ins Drüseninnere abgegeben wird. Von diesem Zeitpunkt an können manche Frauen schon etwas Kolostrum aus den Brustwarzen abdrücken.

Der Prolaktinspiegel erhöht sich mit fortschreitender Schwangerschaft, aber die stimulierende Wirkung des Prolaktins auf die Alveolarzellen wird durch die anderen Hormone, die in der Plazenta und den Eierstöcken gebildet werden, gehemmt (6). Vor allem das Progesteron trägt wesentlich dazu bei, dass die reichliche Milchbildung erst nach der Geburt erfolgt. Seine Konzentration im Plasma ist bis kurz vor Beginn der Wehentätigkeit hoch. Das Progesteron blockiert z. B. die durch Prolaktin angeregte Bildung von α-Laktalbumin, einem Teil des Enzymkomplexes, der den Milchzucker (Laktose) synthetisiert (5) (Abb. 5.2).

Einsetzen einer reichen Milchbildung und Sekretion in den Alveolen nach der Geburt (Laktogenese 2)

Reichliche Milchbildung und Milchsekretion setzen erst nach der Geburt ein. Nachdem die Konzentrationen der plazentaren Hormone abgefallen sind, vor allem die des Progesterons, können Prolaktin und Kortisol ihre Wirkung an den Alveolarzellen voll entfalten (Abb. 5.3).

Am 2. bis 10. Tag nach der Geburt schwellen die Brüste erheblich an; „die Milch schießt ein". Die vergrößerten Brustdrüsen sind fester und sehr gefäßreich. Wird das Kind nicht von Geburt an häufig angelegt, können die Brüste auch stark schmerzen (5).

Die Milch wird in die Alveolarlumina sezerniert. Sie gelangt nur zu einem sehr geringen Teil von selbst in die ausführenden Milchgänge. Der während des Saugvorgangs in der Mundhöhle des Kindes erzeugte Unterdruck reicht wohl aus, die Milch aus den großen Ausführungsgängen herauszuziehen, nicht jedoch, die Milch aus dem vielfach verzweigten Drüseninneren herauszuholen. Eine entscheidende Rolle bei der Milchentleerung der Brustdrüse spielen die bereits erwähnten speziellen Muskelzellen, die Myoepithelzellen. Sie umspannen korbgeflechtartig die Alveolen und sind in Längsrichtung auch an den kleinen Milchgängen angeordnet. Wenn sich die Muskelfasern auf Hormonreiz hin zusammenziehen, werden die Alveolen zusammengepresst, die kleinen Milchgänge hingegen werden verkürzt und erweitert. Erst dadurch gelangt die Milch in die großen Ausführungsgänge und wird dem Kind zugänglich.

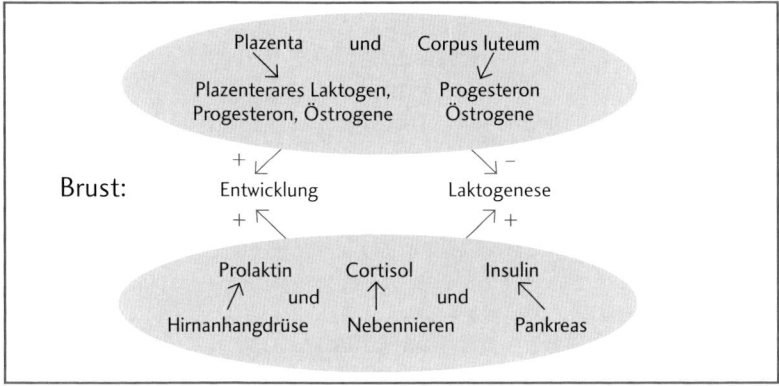

Abb. 5.2 Hormonelle Steuerung der Entwicklung der Brustdrüse und der beginnenden Milchbildung bei einer Schwangeren. *Elien Rouw*

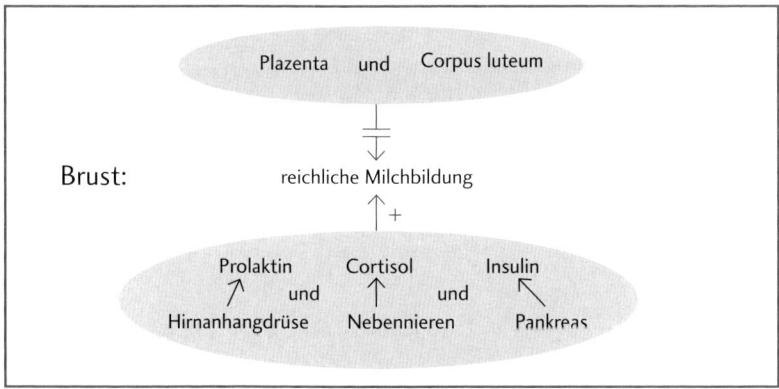

Abb. 5.3 Hormonelle Steuerung der reichlichen Milchbildung nach der Geburt. *Elien Rouw*

Oxytocinreflex oder Milchspendereflex (12)

Die Milchfreigabe wird über einen Reflex gesteuert. Das Saugen des Kindes löst einen Hautreiz an der Brustwarze aus, der über Nervenbahnen an das Zwischenhirn weitergeleitet wird. Von dort wird der Hinterlappen der Hirnanhangdrüse stimuliert. Es kommt zur Ausschüttung des Hormons Oxytocin in die Blutbahn. Oxytocin führt dann zur Kontraktion der die Alveolen umgebenden Myoepithelzellen (s. Abb. 5.4). Dieser Reflex wird Oxytocin- oder Milchspendereflex genannt.

Die Menge Oxytocin, die während eines zehnminütigen Stillens ausgeschüttet wird, entspricht ungefähr der Menge, die medikamentös im gleichen Zeitraum zur Geburtseinleitung eingesetzt wird (5). So ist leicht zu verstehen, dass sich auch während des Stillens die Gebärmutter zusammenzieht. Jede Stilltätigkeit fördert somit auch die Rückbildung der Gebärmutter und den Wochenfluss. Indirekt fördert Oxytocin auch die Milchbildung, indem es die Durchblutung und damit die Versorgung der Brust mit Nährstoffen verstärkt. Außerdem wirkt Oxytocin beruhigend, stimuliert die Entwicklung mütterlicher Gefühle und trägt zur Bindung von Mutter und Kind (dem so genannten „Bonding") bei (11); s. auch Kap. 2.1 Psychophysiologie.

Der Milchspendereflex muss in den ersten Tagen erst gebahnt werden. Er ist in hohem Maße durch psychische Faktoren beeinflussbar. Die Freisetzung von Oxytocin erfolgt nicht nur auf den Saugreiz hin, sondern auch dadurch, dass die Frau etwas hört, sieht oder riecht, was für sie in Zusammenhang mit dem Stillen und ihrem Kind steht (konditionierbarer Reflex). Bei manchen Müttern setzt bereits beim Anblick ihres Kindes oder dem Hören eines kindlichen Geräusches der Milchfluss aus der Brust ein, bevor sie ihr Kind überhaupt anlegt. Sogar der Gedanke an das Kind kann ihre Milch zum Fließen bringen.

Der Milchspendereflex kann aber auch durch psychischen Stress blockiert werden. Am häufigsten wird er durch Beunruhigung und Aufregung der Mutter beeinträchtigt. Dabei wird zum einen die Ausschüttung des Oxytocins direkt im Zentralnervensystem blockiert

(12). Zum anderen wird auch der Sympathikus aktiviert, was die Wirkung des Oxytocins auf das Myoepithel vermindert (12).

Stressfaktoren, die den Stillvorgang blockieren können, sind z. B. Schmerzen der Mutter (Dammnaht, Kaiserschnittnarbe, Brustwarzen), Trennung von Mutter und Kind nach der Geburt (4), rigide Fütterungsregeln sowie fehlende Unterstützung, Ärger, Hektik und Unruhe. Hilfe und Schonung für die Mutter tragen dazu bei, dass die Milch fließen kann. Insbesondere direkt im Anschluss an die Geburt und im Frühwochenbett kommt der Wahrung der Intimsphäre von Mutter und Kind besondere Bedeutung zu (7). Eine als sicher und angenehm empfundene Umgebung ohne äußere Störungen unterstützt einen problemlosen Stillstart.

Es ist wichtig, dass dieser Reflex von Anfang an funktioniert, damit die gebildete Milch aus der Brust freigesetzt werden kann, weil sonst Komplikationen durch zurückgehaltene, aufgestaute Milch auftreten können. Ein erhöhter Druck auf die Brustdrüse, sei es von außen durch mechanischen Druck (BH) oder von innen durch Ansammlung großer Milchmengen zwischen den Stillmahlzeiten, bewirkt eine Drosselung der Milchproduktion. Deshalb sollte das Kind ohne Zeitvorgabe bei jeder Stillmahlzeit so lange angelegt werden, dass der Milchspendereflex ausgelöst wird (6) und die Brüste gut geleert werden. In der ersten Zeit kann dies durchaus länger als 20 Minuten an jeder Brust dauern (s. auch Kap. 9.5 Stillen nach Bedarf).

Hormonelle Steuerung der Laktationserhaltung (6)

Durch das Saugen an der Brust wird außer dem Milchspendereflex noch ein anderer wichtiger Stillreflex ausgelöst, der sogenannte Prolaktinreflex. Er dient der Erhaltung der Milchbildung und Milchsekretion (Abb. 5.5).
Nach der Geburt ist der Prolaktinspiegel sehr hoch; dies führt zum Milcheinschuss, auch dann, wenn das Neugeborene nicht angelegt wird. Zusätzliche episodische Prolaktin-Sekretionsspitzen erhalten die Laktation aufrecht. Diese Prolaktinspitzen sind entscheidend für eine gute Laktation. (1)

Die Prolaktinabgabe aus dem Vorderlappen der Hirnanhangdrüse setzt ein, sobald das Kind anfängt zu saugen. Sie steigt im Laufe einer halben Stunde an und erreicht dann ihren Höhepunkt bei maximal der achtfachen Ausgangskonzentration (6). Innerhalb von 2-3 Stunden werden die Ausgangsspiegel wieder erreicht. Die Höhe des Anstiegs ist direkt abhängig von der Dauer des Saugreizes.

Wenn der Saugreiz nicht oder nicht ausreichend stattfindet, vor allem, wenn Mutter und Kind in den ersten Tagen nach der Geburt getrennt werden, wird weniger Prolaktin ausgeschüttet, und die Laktation setzt verspätet ein. Wenn der Mutter-Kind-Kontakt weitgehend fehlt, ist es auch später schwieriger, eine gute Laktation aufrechtzuerhalten. Es kommt vermehrt zu verfrühtem Abstillen, wobei die zu geringe Milchproduktion die häufigste Ursache ist (4). Bei Übergewicht der Mutter ist der Anstieg des Prolaktins nach Saugen des Kindes weniger ausgeprägt und das Risiko für eine verringerte Milchbildung erhöht (9).

Trotz steigender Milchproduktion kommt es in den ersten Wochen nach der Geburt zum langsamen Abfall des Prolaktinserumspiegels. Allerdings bleibt die relative Zunahme der Prolaktinsekretion beim Saugen nahezu unverändert. Neben den hormonellen Einflüssen ist auch die Entleerung der Brust erforderlich, um die Milchbildung aufrecht zu erhalten. Wird die eine Brust weniger entleert als die andere, bildet sie durch lokale Regulationsmechanismen weniger Milch nach, trotz gleich hohen Prolaktinspiegels. Auf diese Weise kann sogar eine Brust ganz abgestillt und mit der anderen voll weitergestillt werden (2).

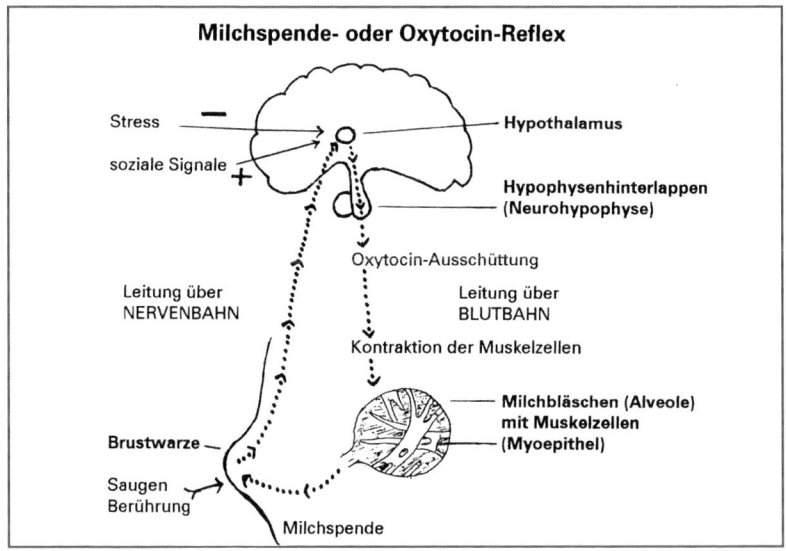

Abb. 5.4 Oxytocinreflex oder Milchspendereflex. *Utta Reich-Schottky*

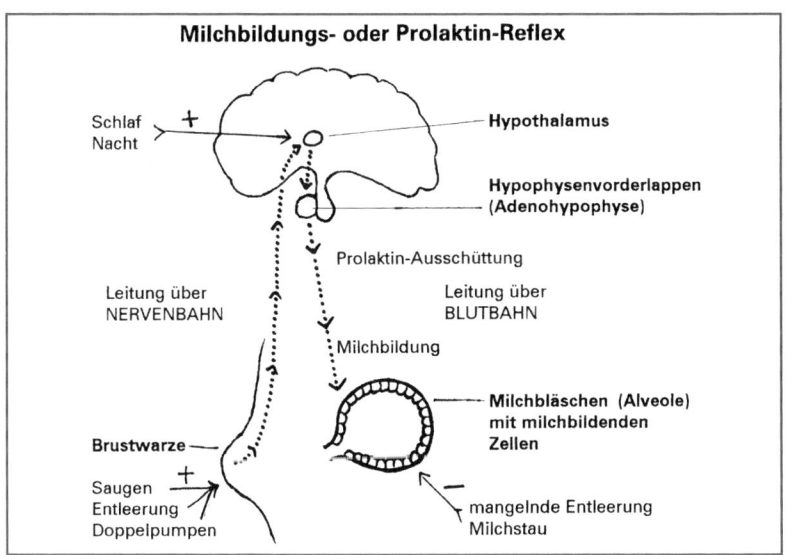

Abb. 5.5 Prolaktinreflex oder Milchbildungsreflex. *Utta Reich-Schottky*

Literatur

1. Cregan MD, Mitoulas LR, Hartmann PE. Milk prolactin, feed volume and duration between feeds in women breastfeeding their full-term infants over a 24 h period. Experimental Physiology 2002; 87:207-214

2. Daly SE, Hartmann PE. Infant demand and milk supply. Part 2: The short-term control of milk synthesis in lactating women. J. Hum. Lact. 1995;11:27-37

3. Dixon J, Mansel R. ABC of breast diseases: Congenital Problems and Aberrations of Normal Breast Development and Involution. BMJ 1994; 309:797-800

4. Elander G, Lindberg T. Short mother-infant separation during first week of life influences the duration of breastfeeding. Acta paediat. scand. 1984;73:237-240

5. Glasier A, McNeilly AS. Physiology of lactation. Baillieres clin. Endocrinol. Metab. 1990;4:379-395

6. Lawrence RA, Lawrence RM. Breastfeeding: A guide for the medical profession. 6th Ed., C.V. Mosby Company, USA, 2005

7. Odent M. Geburt und Stillen. Verlag C.H. Beck, München 1992

8. Ramsay DT, Kent JC, Hartmann RA, Hartmann PE. Anatomy of the lactating human breast redefined with ultrasound imaging J. Anat. 2005;206:525–534

9. Rasmussen KM, Kjolhede CL. Prepregnant Overweight and Obesity Diminish the Prolactin Response to Suckling in the First Week Postpartum. Pediatrics 2004; 113: e465-e471.

10. Uvnäs-Moberg K, Widström A-M, Werner S, Matthiesen A-S, Winberg J. Oxytocin and Prolactin levels in breast-feeding women. Correlation with milk yield and duration of breastfeeding. Acta Obstet. Gynaecol. Scand. 1990;69:301-306

11. Uvnäs-Moberg K, Eriksson M. Breastfeeding: physiological, endocrine and behavioural adaptions caused by Oxytocin and local neurogenic activity in the nipple and mammary gland. Acta paediat. 1996;85:525-530

12. Uvnäs-Moberg I. The Oxytocin Factor. Da Capo Press, 2003

13. Varendi H, Porter RH, Winberg J. Does the newborn baby find the nipple by smell? Lancet 1994;344:989-990

6 | Zusammensetzung der Muttermilch

Elien Rouw

Die Muttermilch ist genau auf den Bedarf des Säuglings abgestimmt. Die Zusammensetzung ändert sich ständig. Sie ist abhängig vom Lebensalter des Säuglings und der Tageszeit der jeweiligen Stillmahlzeit, und sie ändert sich sogar während einer Stillmahlzeit. Vor allem der Fettgehalt schwankt. Das Kolostrum, die Milch in den ersten Lebenstagen des Säuglings, unterscheidet sich deutlich von der reifen Muttermilch. Die Milch von Müttern, die zu früh entbunden haben, hat eine besondere Zusammensetzung (s. Kap. 10.5 Frühgeborene).

Das Kolostrum – die Neugeborenenmilch

Das Kolostrum ist eine gelbe, dickflüssige Milch, die gleich nach der Geburt abgegeben wird. Im Vergleich zur reifen Milch enthält es mehr Proteine und Mineralien, weniger Fett, aber mehr fettlösliche Vitamine, und vor allem viele immunkompetente Zellen und Immunglobuline, insbesondere sekretorisches IgA (12). IgA kleidet die hochdurchlässige Darmwand aus und schützt so, zusammen mit den anderen Immunfaktoren, das Neugeborene vor Infektionen. Das Kolostrum fördert die schnelle Passage des Mekoniums und ist sehr leicht verdaulich.

Nach einigen Tagen wird die Übergangsmilch gebildet, und zwar umso schneller, je häufiger das Kind in den ersten Tagen angelegt wird. Der allmähliche Übergang zur reifen Muttermilch dauert bis etwa zwei Wochen nach der Geburt.

Wird Kolostrum mit „Vormilch" übersetzt, löst das bei der Mutter die Empfindung aus, dass es sich hierbei um irgendeine Flüssigkeit handelt, aber nicht um „richtige" Milch. Dadurch wird die Tendenz verstärkt, dem Kind etwas anderes geben zu wollen, „bis die Milch kommt". Eine dem Wert und der Bedeutung des Kolostrums angemessene Übersetzung ist „Neugeborenenmilch".

Die reife Muttermilch

Tabelle 6.1 gibt einen Überblick über die wichtigsten Bestandteile der reifen Muttermilch. Die Zahlen sind Durchschnittswerte, die stark schwanken können.

Wasser	87,1 ml		Vitamin D	2,2 I.E.
Energie	75 kcal		Vitamin E	180 µg
Eiweiß	0,9 g		Vitamin K	1,5 µg
40% Kasein			**Mineralien**	
60% Laktalbumin			Kalzium (Ca)	35 mg
Lipide	3,8 g		Phosphor (P)	15 mg
davon 47% ungesättigte Fettsäuren			Natrium (Na)	15 mg
Laktose	7,0 g		Kalium (K)	57 mg
Vitamine			Chlor (Cl)	40 mg
Vitamin A	180 I.E.		Magnesium (Mg)	4 mg
Riboflavin	36 µg		Schwefel (S)	14 mg
Niacin	147 µg		Mangan (Mn)	0,01 µg
Thiamin (Vit. B1)	16 µg		Kupfer (Cu)	40 µg
Pyridoxin (Vit. B6)	10 µg		Zink (Zn)	400 µg
Panthothensäure	180 µg		Jod (I)	3 µg
Folsäure	0,14 µg		Selen (Se)	25 µg
Cobalamin	0,03 µg		Eisen (Fe)	100 µg
Vitamin C	4,3 mg			

Tabelle 6.1 Zusammensetzung der Muttermilch pro 100 ml
(aus: Lawrence RA, Lawrence RM. Breastfeeding: A guide for the medical profession. 6th Ed., C.V. Mosby Company, USA, 2005, sowie: Worthington, B.S., Vermeersch, J., Williams, S.R.: Nutrition and lactation. Kap. 3 u. 7. Mosby, St. Louis 1977)

Nährwert

Der Nährwert der Muttermilch reicht normalerweise für die ersten 6 Lebensmonate aus (3). Danach wird empfohlen, zuzufüttern, da dann einige Mineralien und Vitamine knapp werden können (21).
Dabei gibt es erhebliche Unterschiede von Kind zu Kind, je nach Größe, Körperbau und Erbanlage. Es gibt durchaus Kinder, die länger voll gestillt werden können, ohne dass sie mangelernährt sind oder gar im Wachstum zurückbleiben. Andererseits reicht die Milch für einige Kinder schon früher nicht aus. Dann kann die Mutter häufiger anlegen, um ihre Milchmenge zu steigern, oder eventuell ab dem 5. Monat mit dem Zufüttern von Beikost anfangen (s. auch Kap. 10.1 Gedeihstörungen). Das Überfüttern vollgestillter Säuglinge ist, im Gegensatz zu künstlich ernährten Kindern, kaum möglich. Säuglinge können die Milchmengen, die sie trinken, selbst regulieren und damit auch die eigenen Bedürfnisse befriedigen (22).

Wasser

Wasser ist der Hauptbestandteil der Muttermilch. Alle übrigen Bestandteile sind darin gelöst oder emulgiert. Durch den hohen Wassergehalt wirkt Muttermilch durstlöschend. Am Anfang einer Stillmahlzeit ist die Milch wässriger, am Ende hat sie einen höheren Fettgehalt. Um den Hunger zu stillen, muss das Kind also so lange an einer Brust trinken, bis es genügend Kalorien aufgenommen hat (s. Kap 9.5 Stillen nach Bedarf). Wenn es kurz trinkt, wird nur der Durst gelöscht. Bei großer Hitze kann das Kind einfach häufiger angelegt werden, um ausreichend Flüssigkeit zu bekommen.
Selbst in den Tropen ist das Zufüttern von Tee oder anderen Getränken nicht notwendig und sogar schädlich, da dies die Milchaufnahme an der Brust verringert und die Magen-Darm-Flora des Säuglings negativ beeinflusst (18).

Proteine

Muttermilch hat eine sehr spezifische Eiweißzusammensetzung, die sich deutlich von der der Kuhmilch unterscheidet (13).

1. Nahrungseiweiße sind das Laktalbumin, das Laktoglobulin und das Kasein. Diese Proteine sind leicht verdaulich und ihre Konzentration ist nicht zu hoch, sodass die noch unreifen Nieren des Säuglings nicht überlastet werden.

   Das Verhältnis Kasein : Laktalbumin ist spezifisch für Muttermilch: 0,7:1 (Kuhmilch: 3:1). Durch den hohen Anteil an Kasein in künstlicher Säuglingsnahrung kommt es bei so ernährten Säuglingen viel häufiger zu Verdauungsstörungen wie Verstopfung. Da das Laktalbumin sehr schnell resorbiert wird, ist es normal, dass Stillkinder, vor allem am Anfang, schneller wieder hungrig sind als Flaschenkinder (6).

2. Enzyme: Lysozym zerstört die Zellwand von pathogenen Bakterien, sodass diese sich auflösen (Lysis) (11). Eine Lipase verbessert die Fettaufnahme.

3. Immunglobuline, vor allem das IgA, schützen das Neugeborene gegen Bakterien und Viren wie E.coli, Shigella, Rotavirus und Poliovirus.

4. Auch andere Proteine schützen den Organismus und wirken gleichzeitig mit beim Aufbau der Organe. Laktoferrin z. B. sorgt für eine effektive Eisenaufnahme und es hemmt das Wachstum von pathogenen Bakterien (12). Die Funktion vieler Proteine ist nicht oder nur teilweise geklärt.

5. Muttermilch enthält in hoher Konzentration freie Aminosäuren, u. a. das Taurin. Taurin ist für Säuglinge essentiell für den Aufbau des Gehirns, der Leber und der Netzhaut des Auges (13).

Fette

Der Fettgehalt der Muttermilch ändert sich im Verlauf jeder einzelnen Stillmahlzeit, gegen Ende der Mahlzeit nimmt er stets zu. Auch im Tagesverlauf ändert er sich.

Fast die Hälfte der Kalorien der Muttermilch wird vom Fett geliefert. Es enthält eine hohe Konzentration an ungesättigten Fettsäuren. Muttermilchfett wird sehr leicht aufgenommen. Die ebenfalls in der Muttermilch enthaltene Lipase verbessert die Resorption des Fettes zusätzlich. Auch die Resorption von Kalzium und fettlöslichen

Vitaminen wird durch sie gefördert (20). Arachidonsäure ist für die Entwicklung des Gehirns und des Sehvermögens essentiell. Diese und andere polyungesättigte Fettsäuren fördern die neurologische Entwicklung, vor allem auf der Ebene der synaptischen Übertragung (5, 8). Nach einer Hypothese wirkt sie vorbeugend gegen Multiple Sklerose (16). Der hohe Choleringehalt der Muttermilch bewirkt keine Arteriosklerose. Cholesterin ist ein wichtiger Bestandteil von Zellmembranen und dient deren Aufbau. Der niedrige Cholesteringehalt künstlicher Nahrung ist möglicherweise sogar nachteilig (12).

Kohlenhydrate

Die Laktose ist das Haupt-Kohlenhydrat in der Muttermilch. Im Gegensatz zum Fett bleibt der Laktosegehalt weitgehend konstant. Laktose ist wichtig für das Wachstum des Kindes, besonders für die Entwicklung des Gehirns. Es gibt Kinder, die unter relativer Laktoseintoleranz leiden; diese kann durch eine Änderung im Stillablauf behoben werden (s. Kap. 10.2 Koliken).

Daneben enthält Muttermilch eine Reihe anderer Zucker, auch stickstoffhaltige Oligosaccharide. Eines dieser Kohlenhydrate, der sogenannte Bifidus-Faktor, fördert ebenso wie die Laktose das Wachstum von Lactobacillus bifidus. Dieses Bakterium ist beim Säugling notwendig für eine gesunde Darmflora, in der pathogene Keime zurückgedrängt werden (12).

Mineralien und Spurenelemente (15)

Der **Mineralgehalt** der Muttermilch entspricht recht genau dem Bedarf des Kindes. Die Frage, wie viel Mineralien das Kind verträgt, wird erst durch die künstliche Nahrung zu einem praktischen Problem – die Muttermilch ist auf die begrenzte Ausscheidungskapazität der kindlichen Nieren eingestellt. Vor allem junge Säuglinge sind sehr empfindlich gegenüber einem zu hohen Natrium-, sprich Kochsalz-angebot. Muttermilch enthält nur geringe Mengen an Kochsalz.

Kalzium und Phosphat: Kalzium wird aus der Muttermilch fast vollständig resorbiert, so dass der auf den ersten Blick niedrige Gehalt ausreicht. Kuhmilch enthält mehr Kalzium, dieses wird jedoch viel schlechter resorbiert.

Eisen: Muttermilch enthält relativ wenig Eisen. Das vorhandene Eisen wird jedoch optimal resorbiert; die Resorption wird durch Laktoferrin (20) und durch Vitamin C gefördert. Die Eisenzufuhr durch die Muttermilch reicht bei gesunden, reifgeborenen Säuglingen in den ersten 6 Monaten voll aus (17). (Frühgeborene Babys kommen mit geringen Eisenspeichern zur Welt und müssen schon vorher supplementiert werden.) Danach braucht in der Regel auch ein gesunder vollgestillter Säugling zusätzliche Eisenversorgung aus (eisenhaltiger) Beikost. Der relativ niedrige Eisengehalt der Muttermilch hat den Vorteil, dass pathogene Bakterien, die für ihr Wachstum Eisen benötigen, sich nicht entwickeln können.

Da **Spurenelemente** oft Bestandteil oder Co-Faktor von Enzymen sind, sind diese Enzyme ohne sie nicht funktionsfähig.

Kupfer, Zink: Wie Eisen sind sie nur in kleinen Mengen in der Muttermilch vorhanden, werden aber sehr gut resorbiert. Bei Frühgeborenen kann jedoch ein Mangel auftreten (15).

Jod, Mangan und Selen: Sie werden so gut aufgenommen, dass die geringen Mengen ausreichen (12). Zu Jod siehe (2) und Kap. 15.3 Ernährung der Mutter.

Fluorid: Der Fluoridgehalt der Muttermilch ist ausreichend hoch (12).

Vitamine (20)

Vitamin A: Meistens reicht die Menge an Vitamin A in der Muttermilch für den Bedarf des Säuglings völlig aus. Wenn die Mutter selbst einen Vitamin-A-Mangel hat, wird für sie eine Supplementierung empfohlen. Ein manifester Vitamin-A-Mangel ist bei vollgestillten Säuglingen noch nie gefunden worden. (1)

Vitamin B1 (Thiamin): Nur wenn die Mutter selbst einen Vitamin-B1-Mangel hat, kann man bei vollgestillten Säuglingen Vitamin-B1-Mangelerscheinungen finden. Die meisten Fälle findet man in den Tropen. Zwischen dem zweiten und vierten Lebensmonat können u. a. Herzversagen und akute zerebrale Symptome auftreten. Zur Therapie erhält das Kind (und die Mutter) zusätzliches Thiamin (20).

Vitamin B12 (Cobalamin): Hier können Probleme auftreten, wenn die Mutter sich über längere Zeit veganisch (das heißt: ohne Fleisch, Fisch, Eier und Milch/Milchprodukte) ernährt hat, ohne zusätzlich Vitamin B12 zu sich zu nehmen. Dann wird die Vitamin-B12-Konzentration in der Milch zu gering und unzureichend für den Säugling. Vitamin-B12-Mangelerscheinungen sind u. a. Megaloblasten-Anämie und Aminoacidurie.

Es ist also wichtig, dass Frauen mit veganer Ernährungsweise während Schwangerschaft und Stillzeit ausreichend mit Vitamin B12 versorgt werden (14).

Vitamin C: Bei vollgestillten Säuglingen findet man keine Mangelerscheinungen.

Vitamin D wird natürlicherweise nicht mit der Nahrung aufgenommen, sondern unter Einwirkung des Sonnenlichtes in der Haut gebildet. Das gilt auch für den Säugling. Muttermilch enthält deshalb wenig Vitamin D; allerdings schwankt der Gehalt mit dem Vitamin D-Status der Mutter. In unseren Breitengraden sollte zusätzlich Vitamin D gegeben werden. (19)

Vitamin K ist für die Blutgerinnung erforderlich. Muttermilch enthält im Vergleich zu Kuhmilch wenig Vitamin K (4). Im letzten Jahrzehnt sind bei gesunden vollgestillten Neugeborenen zunehmend Blutungen festgestellt worden. Gefürchtet sind zerebrale Spätblutungen, die noch nach einigen Wochen auftreten können. Zur Prophylaxe wird seit einigen Jahren allen Neugeborenen gleich nach der Geburt Vitamin K verabreicht. Die Ernährungskommission der Deutschen Gesellschaft für Kinderheilkunde empfiehlt eine insgesamt dreimalige orale Gabe

von Vitamin K, am ersten Lebenstag und bei der zweiten und dritten Vorsorgeuntersuchung (7). Nimmt eine Mutter zusätzliches Vitamin K, steigt die Konzentration in der Muttermilch (9).
In jeden Fall muss man bei vollgestillten Säuglingen vermehrt auf Zeichen von Blutungen achten (Nabel, Nase, Haut).

Entwicklungsfördernde und immunologisch wirksame Inhaltsstoffe

Neben den schon genannten Stoffen enthält Muttermilch zahlreiche Hormone, Wachstumsfaktoren, Enzyme und weitere, zum Teil noch nicht identifizierte Substanzen, die die Zellreifung und die neurologische Entwicklung fördern.

Dem Schutz vor Bakterien, Viren und Einzellern dienen Immunglobuline, Lysozym und andere Enzyme, Oligosaccharide und freie Fettsäuren. Außerdem enthält Muttermilch lebende Zellen, vor allem Lymphozyten und Makrophagen. Bereits während der Schwangerschaft wandern solche Zellen aus dem mütterlichen Darm und dem mütterlichen Bronchialsystem in die Brustdrüse ein. Sie haben z. B. gelernt, Immunglobuline gegen Krankheiten zu bilden, die die Mutter durchgemacht hat. Diese Zellen gehen auch in die Muttermilch über. Sie stimulieren das Immunsystem des Säuglings und sind ein weiterer Schutz gegen Infektionen (10) (s. Kap. 13.1 Allergien).

Literatur

1. Benoist B de, Martines J, Goodman T. Vitamin A supplementation and the control of vitamin A deficiency: Conclusions. Food and Nutrition Bulletin 2001; 22: 335-340

2. Böhles H, Aschenbrenner M, Roth M, Loewenich V, Ball F, Usadel KH. Development of thyroid gland volume during the first 3 months of life in breast-fed versus iodine-supplemented and iodine-free formula-fed infants. Clin Investig 1993;71:13-20

3. Butte N, Lopez-Alarcon M, Garza C. Nutrient Adequacy of exclusive breast feeding for the term infant during the first six months of life. WHO, Genf 2002

4. Canfield LM, Hopkinson JM, Lima AF, et al. Vitamin K in colostrum and mature human milk over the lactation period a cross-sectional study. Amer. J. clin. Nutr. 1991;53:730-735

5. Decsi T, Thiel I, Koletzko B. Essential fatty acids in full term infants fed breast milk or formula. Arch. Dis. Child. 1995;72:F23-F28

6. Dewey KG, Lönnerdal B. Infant self-regulation of breast milk intake. Acta paediat. scand. 1986; 75:893-898

7. Ernährungskommission der Deutschen Gesellschaft für Kinderheilkunde: Vitamin-K-Prophylaxe bei Neugeborenen. Dt. Ärztebl. 1993;90:B 53

8. Farquharson J, Cockburn F, Patrick WA, Jamieson BC, Logan RW. Infant cerebral cortex phospholipid fatty-acid composition and diet. Lancet 1992;340:810-813

9. Greer FR, Marshall SP, Foley AL, Suttie JW. Improving the Vitamin K Status of Breastfeeding Infants With Maternal Vitamin K Supplements. Pediatrics 1997; 99: 88-92

10. Hanson LA. Immunobiology of Human Milk: How Breastfeeding Protects Babies. Pharmasoft Publishing, 2004

11. Hennart FF, Brasseur DJ, Delogne-Desnoeck JB, et al. Lysozyme, lactoferrin and secretory immunoglobulin A content in breast milk: influence of duration of lactation, nutrition status, prolactin status and parity of mother. Amer. J. clin. Nutr. 1991;53:32-39

12. Lawrence RA, Lawrence RM. Breastfeeding: A guide for the medical profession. 6th Ed., C.V. Mosby Company, USA, 2005

13. Lönnerdal B. Biochemistry and physiological functions of human milk proteins. Amer. J. clin. Nutr. 1985;42:1299-1317

14. Michaud JL, Lemieux B, Ogier H, et al. Nutritional vitamin B12 deficiency: Two cases detected by routine newborn urinary screening. Eur. J. Pediatr. 1992; 151: 218-220

15. Picciano MF. Nutrient Composition of Human Milk. Ped Clin N America 2001; 48: 53-69

16. Pisacane A, Impagliazzo N, Russo M. Breast feeding and multiple sclerosis. Brit. Med. Jour. 1994;308:1411-1412

17. Pisacane A, De Vizia B, Valiante A, et al. Iron status in breast-fed infants. J. Pediat. 1995;127:429-431

18. Sachdev HPS, Krishna J, Puri RK, et al. Water supplementation in exclusively breastfed infants during summer in the tropics. Lancet 1991;337:929-933

19. Wagner C, Taylor S, Hollis B. Does Vitamin D make the world go "round"? Review. Breastf Med 2008;3(4):239-250
20. WHO. Die physiologischen Grundlagen der Säuglingsernährung. Red.: J. Akre. Hrsg.: Arbeitsgemeinschaft Freier Stillgruppen 1994
21. WHO. Infant and young child feeding. Model Chapter for textbooks for medical students and allied health professionals. Savage King F, Da Cunha A, Lang S. WHO, Genf 2009
22. Woolridge MW, Ingram JC, Baum JD. Do changes in pattern of breast usage alter the baby's nutrient intake? Lancet 1990;336:395-397
23. Worthington BS, Vermeersch J, Williams SR. Nutrition in pregnancy and lactation. Kap. 3 u. 7. Mosby, St. Louis 1977

7 | Vorbereitung auf das Stillen

Elien Rouw, Utta Reich-Schottky

Die Einstellungen sowohl der Mutter als auch des Vaters beeinflussen den Stillerfolg erheblich (s. Kap. 2.3 Rolle des Vaters und [4, 2, 7]). Meistens ist die Entscheidung für oder gegen das Stillen schon vor Beginn der Schwangerschaft gefallen (6). Deshalb gehört es zum allgemeinen Bildungsauftrag, schon Jugendliche mit der Bedeutung des Stillens vertraut zu machen, und zwar aus ernährungswissenschaftlicher, immunologischer, psychologischer und ökologischer Sicht. Eltern brauchen umfassende und korrekte Informationen, die frei von kommerziellen Interessen sind, um eine fundierte Entscheidung treffen und diese dann auch selbstbewusst vertreten zu können – sowohl wenn sie sich für, als auch wenn sie sich gegen das Stillen entscheiden.

Um eine Entscheidung für das Stillen auch tatsächlich umsetzen zu können, brauchen beide Eltern grundlegende Kenntnisse über den Umgang mit dem Stillen – gerade in den kritischen ersten Tagen – und über Hilfsmöglichkeiten bei auftretenden Schwierigkeiten; und sie brauchen eine Umgebung, in der das Stillen unterstützt wird. (S. Kap 3.3 Initiative Babyfreundliches Krankenhaus (BFHI).)

Kommunikation

Vor dem Gespräch mit der Schwangeren steht die Frage an das Pflegepersonal: Was ist meine Haltung und Überzeugung? Was will ich vermitteln? Wie kann ich das tun?

• Das Stillen soll unterstützt werden, es soll aber keiner Mutter übergestülpt werden. Die Frage „Wollen Sie stillen?" stellt das Stillen als solches „in Frage", vermittelt, dass die Mutter genau so gut stillen wie nicht stillen kann. Mit einer Frage in der Art „Welche Gedanken haben Sie sich schon zum Stillen gemacht?"

wird gezeigt, dass das Stillen selbstverständlich ist, aber auch negative Gedanken akzeptiert werden.

- Was ist die „normale" Säuglingsernährung? Wenn von der künstlichen Säuglingsnahrung als Regel-Ernährung ausgegangen wird, hat das Stillen „Vorteile", ist „das Beste" und „schützt gegen Infektionen". Jedoch kann dieser Bezugsrahmen dazu führen, dass eine Mutter sich beklagt: „Ich stille, aber mein Kind hat trotzdem eine Mittelohrentzündung bekommen! Das Stillen schützt ja gar nicht dagegen." Ist Stillen die normale Säuglingsernährung, verbunden mit den normalen Lebensrisiken, dann ist es auch normal, dass ein gestilltes Kind einmal krank wird. Dann hat das nicht gestillte Kind gegenüber dem auch beim Stillen vorhandenen normalen Risiko ein *erhöhtes* Erkrankungsrisiko.

- Was wird im Gespräch mit der Schwangeren vermittelt – schwerpunktmäßig oder auch beiläufig? Wird das Stillen als anstrengend und aufwändig vermittelt, mit vielen Regeln und Einschränkungen verbunden, als eine Ernährungsart, über die man ganz viel lernen muss, der gegenüber das Flaschegeben entspannt und einfach ist? Oder als existentielle, lohnende Erfahrung und als etwas, das (mit entsprechender Unterstützung) ganz einfach sein kann. Oder als...? – Es ist wichtig, einige grundlegende Dinge über das Stillen zu wissen, hauptsächlich deshalb, weil wir den unmittelbaren Zugang dazu verloren haben und weil unsere Gesellschaft z. B. in der Arbeitswelt das Stillen erschwert. An vielen Stellen wird das Stillen jedoch durch störende „Regeln" unnötig schwer gemacht (Essensvorschriften, feste Zeiten ...).

- Wie ist das Verhältnis zur Babynahrungsindustrie? Werden kostenlose Proben gerne angenommen, um an Mütter weitergegeben zu werden? Werden kleine Geschenke für Pflegepersonal oder die Abteilung und preisgünstige Fortbildungen der Industrie genutzt? Oder wird der damit verbundene Interessenkonflikt als solcher wahrgenommen? Es ist illusorisch zu glauben, solche „kleinen Geschenke" hätten keinen Einfluss auf die Objektivität.

Es hat sich bewährt, über solche Fragen in Fortbildungen oder Supervisionen gemeinsam nachzudenken.

Erste Schwangerschaftsuntersuchung

Aspekte der Entscheidungsfindung

Schon bei der ersten Schwangerschaftsuntersuchung kann die Mutter nach ihren Überlegungen zum Stillen gefragt werden. Wenn sie sich schon für Flaschennahrung entschieden hat, kann man ohne Wertung nach dem Grund fragen und gegebenenfalls Vorurteile ausräumen, z. B.

- „Meine Mutter (und Großmutter) hatten auch immer zu wenig Milch. Ich bin bestimmt nicht fähig zu stillen." Solche Ammenmärchen können berichtigt werden.
- „Meine Brüste sind zu klein zum Stillen." Viele wissen nicht, dass die Größe der Brust vor allem durch Fettgewebe und nicht durch Drüsengewebe bestimmt wird und deshalb nichts aussagt über die spätere Stillfähigkeit. Die Erläuterung kann die Frauen beruhigen, und vielleicht möchten sie dann später doch noch stillen.

Denjenigen Frauen, die sich schon für das Stillen entschieden haben, kann man Informationsmaterial zur Verfügung stellen (1) oder Bücher nennen, die über das Stillen informieren.

Körperliche Aspekte

Es ist üblich, die Brüste auf Tumore zu untersuchen. Zugleich sollte man aber auch den Brustwarzen Aufmerksamkeit schenken, vor allem ihrer Form: Es gibt protraktile Warzen, Hohlwarzen und Flachwarzen (s. Abb. 11.1). Sowohl Hohl- als auch Flachwarzen können – müssen aber nicht – beim Stillen Probleme machen; deshalb ist es wichtig, diese Befunde nicht überzubewerten. Jedoch können bei zu erwartenden Anfangsschwierigkeiten rechtzeitig Informationen über die Hand-habung des Stillens weiter gegeben werden (9). Es besteht die Möglichkeit, schon während der Schwangerschaft Brustwarzenformer zu tragen (s. Kap. 8 Stillhilfen); dadurch treten die Brustwarzen besser hervor, sodass das Kind sie leichter ansaugen kann. Allerdings spielen diese und andere Vorbereitungen eine eher untergeordnete Rolle für den Stillerfolg (5).

Zur Vorbereitung auf das Stillen kann die werdende Mutter sich mit ihrer Brust vertraut machen, indem sie eine sanfte Brustmassage durchführt. Auch kann sie den BH hin und wieder weglassen, oder (wenn ein BH erwünscht ist) in einen alten BH rund um die Brustwarze ein Loch schneiden. Früher wurde empfohlen, die Brustwarzen zur Abhärtung herauszuziehen und zu drehen. Das sollte so nicht praktiziert werden, weil dadurch vorzeitige Wehen ausgelöst werden können. Das richtige Anlegen ist viel wichtiger zur Verhütung wunder Brustwarzen als jede Vorbereitung (s. Kap. 9.3 Anlegen).

Wenn die werdende Mutter eine Brustoperation hinter sich hat, lässt sich vor der Geburt oft nicht mit Bestimmtheit sagen, ob Stillen möglich ist. Nach einer vergrößernden Operation ist das meistens der Fall. Bei einer Brustverkleinerung hängt es davon ab, ob bzw. wie viele Milchgänge durchtrennt sind. Wenn es nur wenige sind, ist Stillen in der Regel möglich. In den Teilen der Brust, die vom Warzenhof getrennt sind, kann jedoch ein Milchstau auftreten (zur Behandlung s. Kap. 11.3 Milchstau und Mastitis). Diese Frauen bedürfen besonderer Betreuung. Gegebenenfalls können sie auch mit einer Brust ihr Kind ausreichend ernähren.

Nach einem halben Jahr Schwangerschaft

Zu diesem Zeitpunkt kann man das Stillen nochmals ansprechen. In vielen Orten bestehen Stillgruppen, wo Schwangere herzlich willkommen sind. Hier können sie sich nicht nur über das Stillen informieren, sondern auch über alle wichtigen Veränderungen, die ein Baby im Leben seiner Eltern hervorruft. Sie können beobachten, wie ein Baby angelegt wird, können sehen und hören, wie stillende Mütter mit ihrer Situation umgehen und welche Schwierigkeiten sie haben oder überwunden haben. Dadurch haben diese Frauen erfahrungsgemäß weniger Anfangsschwierigkeiten beim Stillen, und bei Bedarf holen sie sich schneller Hilfe. Außerdem knüpfen sie so manchmal schon Kontakte, die in der ersten Zeit nach der Entbindung recht hilfreich sein können. Daher sollte den werdenden Müttern empfohlen werden, schon während der Schwangerschaft an wenigstens einem Stillgruppentreffen teilzunehmen (8).

Um die werdenden Väter zu erreichen, kann ein separater Termin sinnvoll sein, an dem nur Männer teilnehmen (11). Hier können, von Mann zu Mann, die besonderen Fragen und Sorgen besprochen werden, die Bedeutung des Stillens für Gesundheit und Wohlbefinden, welchen Beitrag der Vater leisten kann und welche Bedeutung dies für die Partnerin und das Stillen hat. Solche Treffen können von einem Arzt geleitet werden oder von anderen Männern, z. B. sind die erfahrenen und informierten Partner von Stillberaterinnen dafür gut geeignet.

Gegen Ende der Schwangerschaft

Jetzt sind Hinweise für die erste Zeit nach der Geburt hilfreich (8). Die werdende Mutter soll wissen, was für das Stillen in den ersten Stunden und Tagen nach der Geburt wichtig ist:

1. Wenn möglich sollten Mutter und Kind in den ersten Stunden nach der Geburt nicht getrennt werden. Routinekontrollen können erst später stattfinden.
2. Der Saugreflex des Kindes ist in den ersten Stunden nach der Geburt besonders ausgeprägt. Daher ist es günstig, das Kind innerhalb dieser Zeit anzulegen.
3. Das Stillen in den ersten Stunden und Tagen trägt bei zum „Bonding", dem wichtigen Band zwischen Mutter und Kind (3).
4. Das frühe Anlegen ist günstig für eine gute Kontraktion der Gebärmutter nach der Geburt.
5. Das Kolostrum ist für das Baby ein wichtiger Infektionsschutz.
6. In den ersten Tagen nach der Geburt hat der Säugling noch eine eigene Energiereserve, sodass normalerweise schon wenig Kolostrum als Nahrung ausreicht. Die physiologische Magenkapazität des Säuglings beträgt am ersten Tag ca. 5-7 ml und nimmt erst in den folgenden Tagen zu – parallel dazu steigt auch die Milchmenge an.
7. Je häufiger das Baby angelegt wird, desto schneller kommt die Milchbildung in Gang.
8. Stillen nach Bedarf, Hautkontakt und Rooming-in (möglichst 24 Stunden) fördern ebenso die Milchbildung.
9. Muttermilch sieht zwar „wässriger" aus als Kuhmilch, ist aber genau das Richtige für den Säugling.

10. Häufiges Anlegen, mindestens 8 - 12 mal in 24 Stunden, verringert die Neugeborenengelbsucht und die Gefahr einer Hypoglykämie. Und: Auch dann, wenn die Geburt nicht optimal verläuft (Kaiserschnitt, zu früh geborenes oder krankes Kind), ist das Stillen in aller Regel möglich. Gerade in diesen Situationen kann das Stillen zur seelischen und körperlichen Gesundheit von Mutter und Kind beitragen.

Manche besonderen Situationen sind schon vor der Geburt bekannt, z. B. eine chronische Krankheit der Mutter oder eine bevorstehende Zwillingsgeburt. Dann braucht die Mutter gezielte Informationen, wie in dieser Situation Stillen möglich ist oder wie im Falle einer Trennung vom Kind die Milchbildung angeregt und aufrecht erhalten werden kann.

Mütter, die Medikamente nehmen müssen, sollten sich informieren, ob diese Medikamente mit dem Stillen zu vereinbaren sind bzw. ob auf andere Medikamente ausgewichen werden kann. Die Medikamente, die in der Schwangerschaft verwendet werden dürfen, können meistens auch beim Stillen ohne Probleme gegeben werden (s. Kap. 14.1 Medikamente).

Überflüssig zu sagen, dass Probepäckchen mit künstlicher Nahrung und Coupons in der Schwangerschaft und auf der Entbindungsstation fehl am Platz sind und einen Verstoß gegen heilberufliche Ethik und den WHO-Kodex darstellen (10) (s. Kap. 3.1 Vermarktung von Muttermilchersatzprodukten).

Literatur

1. Arbeitsgemeinschaft Freier Stillgruppen (AFS). Diverse Faltblätter und Broschüren. Bezug: AFS-Geschäftsstelle, Bornheimer Str. 100, 53119 Bonn, Tel. 0228-3503871, www.afs-stillen.de
2. Freed GL, Fraley JK, Schanier KJ. Attitudes of expectant fathers regarding breast-feeding. Pediatrics 1992; 90, 224-227
3. Klaus M. Mother and Infant: early emotional ties. Pediatrics 1998; 102: 1244-1246
4. Lawson K, Tulloch MI. Breastfeeding duration: prenatal intentions and postnatal practices. J. Advanced Nurs. 1995; 22: 841-849

5. MAIN Trial Collaborative Group. Preparing for breast feeding: treatment of inverted and non-protractile nipples in pregnancy. Midwifery 1994; 10: 200-214

6. Oxby H. When do women decide? Health Visitor 1994; 67:161

7. Pisacane A, Continisio GI, Aldinucci M, D'Amora S, Continisio P. A controlled trial of the Father's Role in Breastfeeding Promotion. Pediatrics 2005;116: e494-e498

8. Pugin E, Valdes V, Labbok MH, Perez A, Aravena R. Does prenatal breast-feeding skills group education increase the effectiveness of a comprehensive breastfeeding promotion program? J. Hum. Lact. 1996;12:15-19

9. Vazinirejad R, Darakhshan S, Esmaeili A, Hadadian S. The effect of maternal breast variations on neonatal weight gain in the first seven days of life. Int. Breastf. J. 2009; 4: 13

10. WHO. Internationaler Kodex zur Vermarktung von Muttermilchersatz-produkten mit nachfolgenden Resolutionen. Genf 1981 und folgende Jahre, http://www.ibfan.org/issue-international_code-full.html

11. Wöckel A, Abou-Dakn M. Väter im Kreißsaal – hilfreich oder überflüssig? Hebammenforum 8/2009:623-627

8 | Sinn und Unsinn von Stillhilfen

Gitta Klein, Utta Reich-Schottky, Márta Guóth-Gumberger

Stillhilfsmittel werden in großer Zahl angeboten. In Einzelfällen können sie sinnvoll sein, manchmal sogar äußerst hilfreich, um weiter stillen zu können. Wenn sie jedoch nicht wirklich nötig sind und/oder falsch angewandt werden, können sie mehr schaden als nützen. Meistens sind sie entbehrlich – bei einer gesunden Frau mit einem gesunden Baby reichen kleine Tricks, um Mutter und Kind auf die Sprünge zu helfen.

Brusthütchen (Abb. 8.1)

Brusthütchen gehören zu den künstlichen Saugern und bergen die damit verbundenen Risiken in sich (s. Kap. 9.2 Saugen und Saugverwirrung). Hat das Kind durch das Hütchen eine falsche Trinktechnik gelernt, wirkt sich das auch auf die Zeit nach dem Absetzen des Hütchens aus.

Die meisten Brusthütchen bestehen aus Silikon. Vor der Anwendung feuchtet man entweder die Brust oder den Rand des Brusthütchens zum besseren Haften an. Dann klappt man den Rand etwas nach außen und drückt den „Nippel" nach innen, setzt das Brusthütchen auf die Brust und zieht vorsichtig den Nippel wieder heraus. Dadurch ist sofort viel Brustwarzengewebe im Hütchen. Das Kind muss, wie auch sonst beim Anlegen, den Mund weit öffnen, um nicht nur die Spitze des Hütchens, sondern auch einen Teil des Warzenhofes zum korrekten Saugen erfassen zu können. Die Hütchen müssen richtig auf die Brustwarze passen, größere Brustwarzen brauchen eventuell größere Hütchen. Unsachgemäße Anwendung begünstigt die Besiedelung der Brust mit Bakterien und Pilzen.
Brusthütchen verhindern den direkten Hautkontakt und können gegebenenfalls den Milchspendereflex und die Prolaktinausschüttung beeinträchtigen.

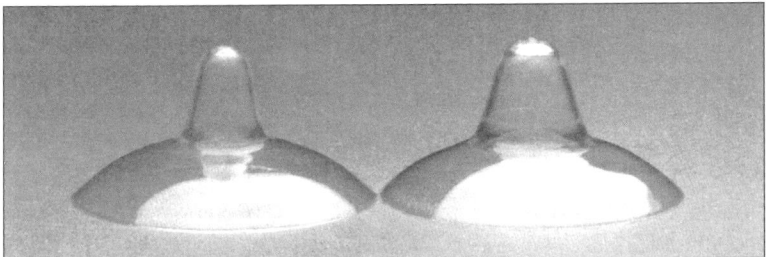

Abb. 8.1 Brusthütchen in zwei Größen. Brompton GmbH.

Einsatz

Brusthütchen sollten nur in begründeten Ausnahmefällen und möglichst kurzzeitig eingesetzt werden.

- Grundsätzlich ist es am besten, wenn das Baby direkt an der Brust saugt. Wenn das (momentan) nicht möglich ist, ist es jedoch besser, wenn das Baby mit Brusthütchen an der Brust trinkt, als wenn die Mutter die Milch von Hand entleeren bzw. abpumpen und anderweitig füttern muss oder das Stillen ganz aufgibt (3).
- Brusthütchen werden manchmal benutzt, um Schwierigkeiten beim Anlegen zu überwinden, wenn folgende Alternativen nicht ausreichen: Eine flache Warze kann man durch Auflegen eines kalten Waschlappens hervortreten lassen. Prallen Brüsten beim Milcheinschuss kann durch frühes und uneingeschränktes Stillen vorgebeugt werden; im Bedarfsfall kann von Hand so viel Milch entleert werden, dass das Kind die Brust auch ohne Hütchen erfassen kann.
- Bei wunden Brustwarzen werden sie manchmal zum Schutz der Brustwarzen eingesetzt. Hier ist zuerst nach der Ursache für die wunden Brustwarzen zu suchen (s. Kap. 11.2 Wunde Brustwarzen) und diese zu beheben. Bei sehr wunden Brustwarzen können sie zur Vermeidung einer Stillpause angebracht sein.
- Besteht beim Kind eine Saugverwirrung infolge der Benutzung einer Flasche oder eines Schnullers, erleichtert ein Brusthütchen unter Umständen den Übergang zur Brust.

- Frühgeborene und behinderte Kinder profitieren manchmal von der Verwendung eines Brusthütchens (s. Kap. 10.5 Frühgeborene, Kap. 10.6 Behinderte Kinder).

Abgewöhnen

Bei manchen Kindern ist es kein Problem, das Hütchen einfach wieder wegzulassen, zumal, wenn es nur sehr kurz angewandt wurde. Andere Kinder weigern sich beharrlich, ohne Hütchen an die Brust zu gehen. Die Mutter sollte immer mal wieder probieren, ohne Hütchen zu stillen, z. B. an der zweiten Brust oder wenn das Kind im Halbschlaf ist oder zum Trostsaugen. Manche Kinder akzeptieren es, wenn sie mit Hütchen anfangen zu trinken und die Mutter es nach kurzer Zeit wegzieht. Viel direkter Hautkontakt auch ohne Stillen kann dazu führen, dass das Kind von selbst die Brust „entdeckt". Schließlich kann die Mutter noch mit einer Nagelschere oder einer scharfen Klinge nach und nach etwas vom Brusthütchen abschneiden, und zwar entweder von außen oder von der Spitze her.

Führt das alles nicht zum Ziel, kann die Mutter weiter mit Hütchen stillen (3). Wegen einer eventuellen Verringerung der Milchbildung sollte die Gewichtsentwicklung des Kindes beobachtet werden.

Brustwarzenformer (Abb. 8.2)

Brustwarzenformer werden gelegentlich zur Behandlung von Hohl- oder Flachwarzen eingesetzt, auch wenn ihre Wirksamkeit nicht belegt ist. Manche Frauen erleben sie als hilfreich, andere wiederum werden eher abgeschreckt. Die Brustwarzenformer werden in einen fest sitzenden BH gelegt und ab dem 4.-7. Schwangerschaftsmonat zunächst täglich 10 Minuten getragen, langsam steigernd bis auf acht Stunden täglich. Dabei entsteht kein Vakuum, die Former wirken nur durch den Druck auf das Gewebe rund um die Brustwarze. Sie werden mit heißer Seifenlauge gereinigt und brauchen nicht ausgekocht zu werden. Gute Brustwarzenformer haben in der oberen Schale mehrere kleine Löcher, sodass die Luft zirkulieren kann und einem Wärme- und Feuchtigkeitsstau vorgebeugt wird.

Das Heraustreten der Brustwarze kann auch durch einen eng sitzenden BH, der vorne ein kleines Loch hat, angeregt werden.

Brustwarzenformer können auch erst nach der Geburt angewandt werden. Sie werden dann etwa 20 Minuten vor der nächsten Stillmahlzeit getragen. Ein Taschentuch, in den unteren Rand der Schale gelegt, saugt auslaufende Milch auf – ausgelaufene Milch ist nicht keimfrei.

Durch das Saugen des Kindes werden die Brustwarzen nach einiger Zeit so herausgezogen, dass das Tragen der Brustwarzenformer überflüssig wird. Nach beendeter Stillzeit bilden sich die Brustwarzen meistens allmählich wieder zurück.

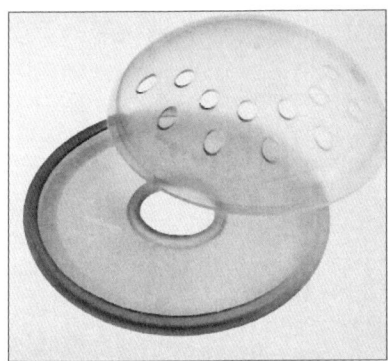
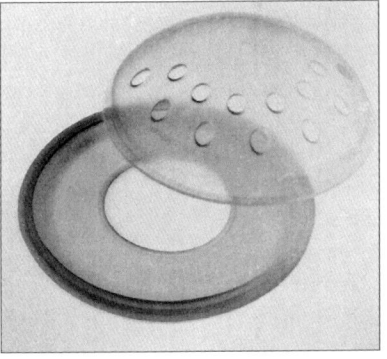

Abb. 8.2 Brustwarzenformer.   Abb. 8.3 Brustwarzenschutz.
Medela Medizintechnik   Medela Medizintechnik

Brustwarzenschutz (Abb. 8.3)

Bei wunden Brustwarzen ist ein gutes Erfassen der Brust die wichtigste Maßnahme. Bei freien Brüsten oder in einem T-Shirt ohne BH werden die Brustwarzen nicht zusammengedrückt, die Durchblutung wird dadurch verbessert und die Heilung unterstützt. Ein Brustwarzenschutz kann zwischendurch für kurze Zeit schmerzhafte Berührung vermeiden und hält die Brustwarze trocken und luftig. Er sieht aus wie ein Brustwarzenformer, hat aber ein größeres Loch in der inneren Schale, sodass der Druck auf den Warzenhof vermindert ist. Ein sehr straff sitzender BH kann allerdings den Druck vergrößern, sodass es zu einer ödematösen Stauung im Bereich der Areola kommen kann, die dann das Anlegen erschwert.

Milchauffangschalen

Sie sollen bei leicht fließenden Brüsten die Milch auffangen. Doch durch dauernden Druck, den sie auf den Warzenhof ausüben, verstärken sie möglicherweise das Ausfließen der Milch. Manche Frauen mit sehr reichlicher Milchbildung erleben sie als hilfreich. Meist erledigt sich dieses Problem nach einigen Wochen von selbst. Läuft die Brust nur nach dem unwillkürlichen Auslösen des Milchspendereflexes, kann ein leichter Druck mit dem Daumenballen den Milchfluss stoppen.
Falls die aufgefangene Milch an das Kind verfüttert werden soll, sollte dies sofort geschehen. Die Brüste sollten täglich sorgfältig gewaschen werden und die Schalen täglich ausgekocht werden.

Milchpumpen s. Kap. 12 Muttermilch gewinnen

Stilleinlagen

Stilleinlagen können ebenfalls auslaufende Milch auffangen. Am einfachsten und billigsten sind Stoffwindeln oder Stofftaschentücher, nachts ein Handtuch auf dem Bettlaken. Papiertaschentücher fusseln zu sehr. Einmalstilleinlagen bestehen aus mehreren Schichten; man muss darauf achten, dass sie atmungsaktiv sind, damit sich die Feuchtigkeit nicht staut. Unter dem Aspekt der Müllvermeidung sind sie als Einmalmaterialien nicht empfehlenswert. Es gibt auch waschbare Stilleinlagen aus Baumwolle.
Eine gute Lösung sind Stilleinlagen aus Wolle und Seide. Diese tierischen Fasern haben andere physikalische Eigenschaften als Baumwolle und Zellstoff: Sie ziehen die Feuchtigkeit in die Faser ein und halten sie nicht nur an der Oberfläche fest. Die ausgleichende Wärmeregulierung der Wollfasern kann sich auf den Milchspendereflex günstig auswirken. Bei offenen Brustwarzen sollten jedoch Einmalstilleinlagen oder jedes Mal eine frische, heiß

gewaschene Stilleinlage verwendet werden, Wolle und Seide sind dann ungeeignet.

Silikonstilleinlagen nehmen keine Feuchtigkeit auf. Sie liegen eng an der Haut an und sollen verhindern, dass Milch austritt; dies scheint jedoch nur bei nicht zu starkem Milchfluss zu funktionieren.

Bei wunden Brustwarzen können Hydrogel-Stilleinlagen als lokale Maßnahme hilfreich sein (s. Kap. 11.2 Wunde Brustwarzen). Sie absorbieren Flüssigkeit und bilden eine Schutzschicht für feuchte Wundheilung.

Zufüttermethoden

Da die Verwendung von Flaschensaugern gerade in der ersten Zeit zu Stillproblemen führen kann (s. Kap. 9.2 Saugen und Saugverwirrung), sollten im Bedarfsfall Methoden wie die hier beschriebenen zum Zufüttern benutzt werden.

Zufüttern an der Brust

Die erste Wahl ist, während des Stillens direkt an der Brust zuzufüttern, z. B. im Mundwinkel mit einer Spritze mit oder ohne weichen Aufsatz oder mit einer Spritze mit einem Sondenschlauch. Dies ist besonders in der ersten Zeit und für kleine Mengen geeignet.

Brusternährungsset (1, Abb. 8.4)

Das Brusternährungsset dient ebenfalls dem Zufüttern an der Brust, wobei das Saugen des Babys den Fluss der Milch bestimmt. Das Baby erhält gleichzeitig Milch aus der Brust und aus dem Behälter, die Milchbildung wird dabei angeregt und die Prägung auf die Brust verstärkt. Es kann z. B. bei Babys eingesetzt werden, die nicht gut oder ausdauernd saugen, bei zu wenig Milch oder zu geringer Gewichtszunahme, bei frühgeborenen oder kranken Babys oder bei Adoptivbabys. Manchmal ermöglicht das Brusternährungsset überhaupt das Stillen, das Erhalten des Stillens bzw. eine lange Stillbeziehung. Die Mutter muss vom Nutzen überzeugt sein und braucht gute Beratung und Unterstützung.

Die Funktionsweise des Sets:
- Der Behälter mit abgepumpter Milch oder künstlicher Nahrung hängt um den Hals der Mutter. Dünne Silikonschläuche führen vom Behälter zur Brustwarze der Mutter.
- Das Klebeband wird längs des Schlauches auf Brust und Warzenhof geklebt bis zur Basis der Brustwarze. Der Schlauch reicht bis zur Spitze der Brustwarze. Er soll beim Stillen in der Mitte der Oberlippe des Babys sein, evtl. in der Mitte der Unterlippe.
- Am schnellsten fließt die Milch aus dem Behälter, wenn beide Schläuche offen sind (durch den zweiten Schlauch dringt Luft in den Behälter), der dickste Schlauch verwendet wird und der Behälter hoch hängt. Langsamer fließt sie, wenn der zweite Schlauch geschlossen ist, ein dünnerer Schlauch verwendet wird oder der Behälter tief hängt.
- Bei den ersten Versuchen soll die Milch so leicht wie möglich fließen: dickster Schlauch, Behälter so hoch wie möglich, beide Schläuche offen.
- Später passt man die Zufütterung an eine normale Stillmahlzeit an (zuerst ein Schlauch geschlossen, dann beide Schläuche offen) und achtet auf gutes Erfassen der Brust.

Becherfüttern (Abb. 8.5)

Das Füttern mit einem Becher hat, wie jede Zufüttermethode, seine Einsatzbereiche und seine Grenzen. Durch Kleckern kann wertvolle Muttermilch verloren gehen. Da das Saugbedürfnis dabei nicht befriedigt wird und auch eine Gewöhnung eintreten kann, sollte es nur übergangsweise eingesetzt werden, z. B. bei kurzfristiger Abwesenheit der Mutter oder bei einem Stillstreik. Es ist auch für Frühgeborene und Kinder mit Lippen-Kiefer-Gaumenspalten geeignet. Das Becherfüttern ist leicht zu lernen und einfach zu handhaben.
- Das Kind wird in gestützter, aufrechter Haltung auf den Schoß genommen. Bei Bedarf werden die Ärmchen mit einem Tuch festgehalten.
- Der Becher wird halb mit Nahrung gefüllt und in die Mundwinkel des Kindes gesetzt, wobei die Unterlippe sanft berührt wird.
- Der Becher wird leicht geneigt, bis die Flüssigkeit den Mund berührt. Das Kind schlürft die Milch heraus oder leckt sie mit

der Zunge auf. Wichtig: **Keine Milch in den Mund schütten!** Das
Kind nimmt sich selbst so viel, wie es braucht!

* Der Becher wird erst weggenommen, wenn das Kind fertig ist, nicht
während der Pausen.
* Der Becher sollte eine schmale Öffnung haben (z. B. ein Schnaps-
glas), damit nicht so viel Milch verschüttet wird.

Fingerfüttern

Fingerfüttern (das Baby saugt am Finger und erhält gleichzeitig
Nahrung mit einer Spritze mit Aufsatz) ist eine therapeutische
Methode, die sorgfältig erlernt werden muss. Sie soll hier nur am
Rande erwähnt werden. Falsch oder leichtfertig angewandt, kann sie
auch schaden. Zum Beispiel besteht die Gefahr, dass das Kind zu
passiv wird, wenn es ohne Aktivität Nahrung erhält.

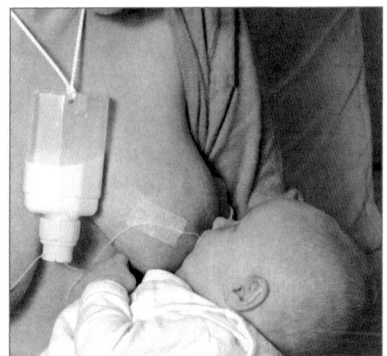 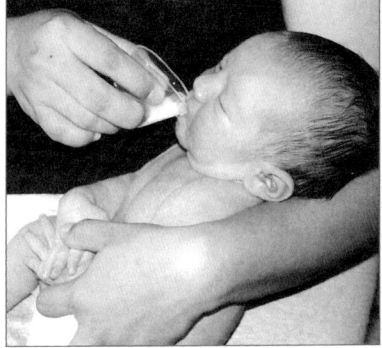

Abb. 8.4 Brusternährungsset.   Abb. 8.5 Becherfüttern.
Medela Medizintechnik   *Tobias und Abby Wehr*

Literatur

1. Guóth-Gumberger M. Eltern-Info: Stillen mit dem Brusternährungsset. Deutsche
Hebammenzeitschrift 2006, erhältlich über www.stillunterstuetzung.de
2. Guóth-Gumberger M. Beim Brusternährungsset beraten. Deutsche Hebammenzeitschrift 2006, erhältlich über www.stillunterstuetzung.de
3. Powers D, Tapia VB. Women's Experiences Using a Nipple Shield. J Hum
Lact 2004;20(3):327-334

9 | Praxis des Stillens

9.1 Das erste Stillen im Kreißsaal
Carla Ehlers

Wenn das Kind geboren ist und die Anstrengungen der Geburt vorbei sind, dann schließen die meisten Mütter ihr Kind überglücklich in die Arme. Mutter und Kind sind sehr sensibel für einander und nehmen sich mit allen Sinnen wahr. Auch das Stillen ist in diesen Prozess der Kontaktaufnahme einbezogen und unterstützt ihn zugleich (7). Die Kreißsaalroutine kann ihn behutsam fördern oder massiv stören (5).

Bindungs- und stillfördernde Gestaltung der Kreißsaal-routine

1. *Mutter und Kind kommen gleich nach der Geburt in Hautkontakt.* Nach der Geburt wird das Kind gleich nackt auf den Körper der Mutter gelegt (es sei denn, dass dies aus medizinischen oder kulturellen Gründen nicht möglich ist), und bei Bedarf von außen warm zugedeckt. Auch nach einer Kaiserschnittentbindung mit rückenmarksnaher Leitungsanästhesie kann das Neugeborene schon im OP der Mutter auf die nackte Brust gelegt werden (s. Kap. 11.1 Kaiserschnitt).
Im Hautkontakt stabilisieren sich die Kinder am schnellsten. Nasen- und Rachenraum des Kindes werden durch den direkten Kontakt mit Keimen der mütterlichen Haut besiedelt, so dass Krankenhauskeime weniger Chancen haben (1).
2. *Das Kind bleibt im ungestörten Hautkontakt bis nach dem ersten Stillen.* Wenn das Kind nach einer kurzen Verweildauer bei der Mutter, aber noch vor dem ersten Trinken, von ihr weggenommen, gemessen, gewogen, vielleicht gebadet und angezogen wird, dann klappt anschließend das Stillen bei vielen Kindern nicht mehr so problemlos wie beim ungestörten Verlauf (5): Die Mutter legt das Kind nicht mehr so entspannt an, häufig versucht sie, ihm die Brustwarze in den Mund zu schieben, bevor es diesen weit genug geöffnet hat, so dass es nur vorn an der Warze

herumnuckelt. Das Kind nimmt die Brust nicht mehr so gut an und lässt sich oft nur schwer beruhigen. Die Mutter beginnt, an ihrer Fähigkeit zum Stillen zu zweifeln.

Diese Routinemaßnahmen sollten deshalb erst nach dem ersten Stillen durchgeführt werden. Auch die U1 kann auf dem Bauch der Mutter stattfinden.

3. *Das Kind erhält die Chance, selbst die Brust zu finden.*

    Wie alle neugeborenen Säuger ist auch das menschliche Neugeborene fähig, selbstständig die Brust zu finden und zu saugen, wenn man es lässt. In der Regel dauert es ca. 20 Minuten, bis das Kind anfängt, die Brust zu suchen. Dabei bewegt es den Kopf hin und her und macht oft auch kriechende Bewegungen in Richtung Brust. Hat es die Brustwarze gefunden, schmust und leckt es häufig erst eine Weile, ehe es die Warze richtig in den Mund nimmt und anfängt zu saugen.

    Innerhalb der ersten zwei Stunden post partum haben die meisten Kinder das erste Mal an der Brust gesaugt. Unter der Geburt gegebene Schmerzmittel verringern die Saugbereitschaft und die Saugfähigkeit des Neugeborenen (2, 4).

    Hilfe durch das Personal sollte bei diesem ersten Kontakt zwischen Mutter und Kind nur bei Bedarf gegeben werden, z. B. um der Mutter eine bequeme Körperhaltung zu ermöglichen.

4. *Intellektuelle Ansprache und Erläuterungen vermeiden.*

    Mutter und Kind befinden sich nach der Geburt in einem hormonellen und psychischen Ausnahmezustand. Sachinformationen und Erklärungen reißen die Mutter aus der instinktiven Kontaktaufnahme mit ihrem Neugeborenen heraus (6).

    Die Hauptaufgabe der betreuenden Personen besteht darin, beide möglichst wenig zu stören, sie gegen äußere Störungen abzuschirmen und nur soviel Hilfestellung zu leisten, wie erforderlich ist.

Physiologische Folgen des frühen Stillens

Gleich beim ersten Stillen werden bei der Mutter Oxytocin und Prolaktin ausgeschüttet. Durch die vom Oxytocin bewirkten Uteruskontraktionen wird die Plazenta schneller abgelöst und der postpartale Blutverlust verringert. Außerdem stimuliert das Oxytocin die Bindung zwischen Mutter und Kind (3). Durch den frühen Prolaktinanstieg kommt die Milchbildung rasch in Gang.

Der Magen-Darm-Trakt des Kindes wird durch die Immunglobuline des Kolostrums mit einem Schutzfilm ausgekleidet. Eine gesunde Darmflora wird angelegt. Das Mekonium und mit ihm das Bilirubin wird schnell ausgeschieden.

Manchmal kann ein Kind aus medizinischen Gründen nicht gleich angelegt werden, sondern erst Stunden, Tage oder sogar Wochen später. Dann ist es für die Mutter wichtig, ausgiebig darüber aufge-klärt zu werden, weshalb sie das Baby nicht anlegen darf, vielleicht nicht einmal im Arm halten kann. Und sie muss erfahren, dass das Stillen deswegen nicht zum Scheitern verurteilt ist. Ein intensives Zusammensein von Mutter und Kind kann meistens nachgeholt werden. Durch den späteren Anfang bedingte Schwierigkeiten sind in den meisten Fällen überwindbar.

Die wichtigste Hilfe von Hebammen, Schwestern und Ärzten ist ihre positive Haltung zum Stillen und ihr Vertrauen darauf, dass Mutter und Kind das Stillen als natürlichen Vorgang miteinander lernen werden. Mit dieser Einstellung und individueller, ruhiger und geduldiger Unterstützung kann der Mutter am ehesten Vertrauen in ihre Fähigkeiten vermittelt werden.

Literatur

1. Inch S, Xylander S. Mastitis. Causes and Management. WHO, Genf 2000

2. Lawrence RA, Lawrence RM. Breastfeeding: a guide for the medical profession. 6th Ed., C.V. Mosby Company, USA, 2005

3. Nissen E, Gustavsson P, Widström A-M, Uvnäs-Moberg K. Oxytocin, prolactin, milk production and their relationship with personality traits in women after vaginal delivery or Cesarean section. J Psychosom Obstet Gynecol 1998;19:49-58

4. Ransjö-Arvidson A-B, Matthiesen A-S, et al. Maternal Analgesia During Labor Disturbs Newborn Behavior: Effects on Breastfeeding, Temperature and Crying. Birth 2001;28:5-12

5. Righard L, Alade M. Effect of delivery room routines on success of first breast-feed. Lancet 1990;336:1105-1107, und DVD Geddes Production (2005) Bezug über AFS-Geschäftsstelle

6. Smillie C. Baby-Led Breastfeeding. 2001-2008 www.oregon.gov/DHS/ph/wic/docs/swm_spkr_baby_led_bf.pdf
7. Widström AM, Wahlberg V, Matthiesen AS, Eneroth P, Uvnäs-Moberg K, Werner S, Winberg J. Short-term effects of early suckling and touch of the nipple on maternal behaviour. Early Hum Dev 1990;21:153-163

9.2 Saugen und Saugverwirrung
Utta Reich-Schottky

Natürliche Voraussetzungen und erlernte Verhaltensweisen wirken beim Stillen zusammen. Dies betrifft auch das Saugen des Kindes an der Brust. Die Verwendung von künstlichen Saugern kann das Lernen des Säuglings und damit den Stillerfolg beeinträchtigen.

Der Saugvorgang beim Stillen (5, 8, Abb. 9.1, 9.2)

1. Das Neugeborene sucht die Brustwarze dort, wo es Berührung an der Wange spürt. Wenn es sie gefunden hat, schmust und leckt es meistens erst einmal, nimmt die Brust in den Mund und lässt sie wieder los. Oft drückt es sein Kinn in die Brust, bevor es dann den Mund weit nach oben öffnet und die Brustwarze und einen Teil des Brustgewebes in den Mund nimmt. Beim richtigen Andocken hat das Baby im Bereich des Unterkiefers mehr Brustgewebe im Mund als im Bereich des Oberkiefers (asymmetrisches Anlegen).
2. Die Brustwarze befindet sich – zumal bei flachen Warzen – zunächst im vorderen Teil des Mundes und wird dann bis an den hinteren Teil des Gaumens gezogen (s. Abb. 9.1, 9.2). Die Länge der Brustwarze wird dabei verdreifacht. Der Saugreflex wird ausgelöst durch die Berührung des Gaumens mit der Brustwarze.
3. Die Brust ist weich und ihre Form passt sich an den kindlichen Gaumen an. Die Zunge liegt ihr breit an und formt den Oberkiefer zu einem natürlichen Halbrund.

4. Die Zunge wird über die Zahnleiste nach außen geschoben. Dadurch kann sie mit wellenförmigen Bewegungen die Brust wirksam ausstreichen. Dies ist der für die Entleerung der Brust entscheidende Vorgang. Von der richtigen Lage der Zunge kann man sich überzeugen, indem man vorsichtig die Unterlippe des Kindes ein bisschen zur Seite schiebt; manchmal lugt die Zunge auch so hervor. Gleitet die Zunge nicht über die Zahnleiste, muss kontrolliert werden, ob das Zungenbändchen zu kurz ist und ggf. durchtrennt werden muss (2). Unbehandelt kann ein zu kurzes Zungenbändchen eventuell zu ungenügender Milchaufnahme und zu wunden Brustwarzen führen.

Bei einem Stau in einem Milchgang leistet die Zungenmassage wirksame Abhilfe: Das Kind wird so angelegt, dass der Unterkiefer – und damit die Zunge – zur verhärteten Stelle zeigt. Liegt diese z. B. im äußeren Bereich der Brust, wird das Kind im Rückengriff angelegt (s. Kap. 9.4 Stillpositionen).

5. Wenn das Kind genügend Brustgewebe im Mund hat, wird das Gewebe beim normalen Saugen nicht gezerrt: Die Brustwarze rutscht nicht hinein und hinaus, nur die Milch wird aus der Brust in den Mund befördert.

6. Die Zahnleisten liegen hinter der Brustwarze auf dem Warzenhof. In dieser Lage können sie die Brustwarze nicht verletzen. Die obere Zahnleiste kann durch ihren Druck die Haut des Warzenhofes beanspruchen; durch unterschiedliche Stillpositionen lässt sich die Beanspruchung auf mehrere Bereiche verteilen. Die untere Zahnleiste kommt mit dem Warzenhof normalerweise nicht in Berührung, weil sie von der Zunge bedeckt ist.

7. Die Kiefermuskulatur wird beim Stillen in physiologischer Weise benutzt und gekräftigt. Dadurch wird eine gute Kieferentwicklung unterstützt.

8. Lippen, Zahnleiste und Zunge schließen die Mundhöhle des Kindes luftdicht ab, so dass ein Vakuum aufgebaut wird. Die Rolle des Vakuums ist noch nicht genau definiert, vermutlich hat es zwei Aufgaben:
   • die Brustwarze im Mund in ihrer ausgestreckten „Sauger-Form" zu halten, da das Warzengewebe immer die Tendenz hat, in die Ruheform zurückzukehren;

- den Milchspendereflex zu unterstützen, sodass die durch den Reflex in der Brust nach vorn gedrückte Milch weiter in die Warze gesogen wird.
  Das Vakuum kann sehr unterschiedlich stark ausgeprägt sein; manche Kinder verlieren die Warze leicht und bedürfen guten Haltes durch die Mutter.

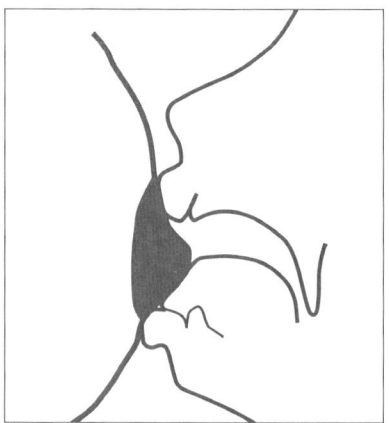

Abb. 9.1 Anlegen an der Brust.

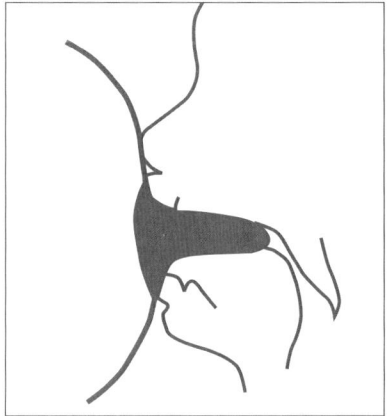

Abb. 9.2 Saugen an der Brust.

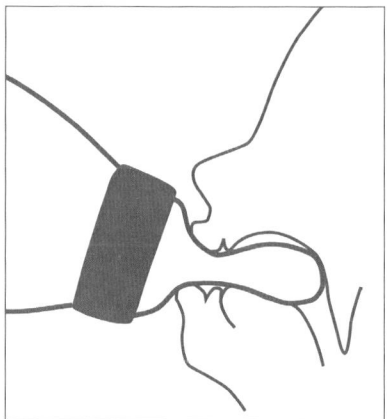

Abb. 9.3 Saugen an der Flasche.

Abb. 9.1 bis Abb. 9.3 von *Hans Schottky*

Der Saugvorgang beim Trinken aus der Flasche (Abb. 9.3)

1. Beim Trinken aus der Flasche braucht das Baby den Mund kaum zu öffnen, der Sauger wird ihm ohne sein Zutun hineingesteckt. Der Sauger kann nicht gedehnt und geformt werden, sondern berührt sofort den hinteren Teil des Gaumens und gibt dort das Signal für das Saugen. Der harte Sauger ist ein stärkerer Reiz als die weiche Brustwarze.
2. Lippenschluss und Vakuumbildung sind zum Halten der Flasche nicht erforderlich.
3. Die Zunge braucht keine rhythmischen Bewegungen zu machen, sie wird eher oben/hinten an den Gaumen gedrückt, um den Milchfluss zu regulieren (5).
4. Dadurch, dass der Flaschensauger oben gegen den Gaumen gedrückt wird, kann der Gaumen verformt werden; das Risiko für Zahnfehlstellungen nimmt durch ständiges Flaschefüttern zu (5).
5. Die Kiefermuskulatur wird wenig benutzt und damit nicht gekräftigt, die Kieferentwicklung nicht gefördert. Auch die Eustachische Röhre wird schlechter belüftet (6).
6. Aus der Flasche fließt die Milch sofort, das Kind braucht nicht auf den Milchspendereflex zu warten. Die Milch fließt auch bis zum Schluss gleich schnell, während der Milchfluss an der Brust gegen Ende langsamer wird.
7. Der Saugrhythmus des Babys ist beim Flaschefüttern anders als an der Brust (4).

„Saugverwirrung"

Viele Kinder saugen an allem, was sie zu fassen bekommen, und haben keine Schwierigkeiten mit dem Wechsel zwischen Brust und Flasche. Aber bei einem nicht unerheblichen Teil der Kinder kommt es nach der Verwendung von künstlichen Saugern zu Stillproblemen. Dafür hat sich der Begriff der „Saugverwirrung" eingebürgert, wobei kontrovers diskutiert wird, ob die Kinder wirklich „verwirrt" sind oder ob eine andere Beschreibung angemessener wäre (1).

Nach Verwendung der Flasche können folgende Verhaltensweisen auftreten:

- An der Brust öffnet das Kind den Mund nicht genügend weit, um den Warzenvorhof ausreichend mit aufzunehmen. Das Kind kaut auf der Warze, diese wird wund.
- Das Kind liegt zwar mit weit offenem Mund suchend vor der Brust, erfasst diese aber nicht selbstständig.
- Das Kind sucht mit der Zunge nach dem Fläschchensauger und stößt dabei u. U. die Brustwarze aus dem Mund anstatt sie hereinzuholen. Es wartet auf das Saugsignal hinten am Gaumen und wird quengelig, wenn dieses ausbleibt. Die Mutter wird immer angespannter, sodass ihr Milchspendereflex versagt und das Kind auch das Signal des Milchflusses nicht erhält. Auf diese Weise kann sich rasch ein Teufelskreis aufbauen.
- Statt die Zunge wellenförmig zu bewegen, drückt das Kind sie fest oben an den Gaumen, was den Milchfluss hemmt und zu wunden Brustwarzen führt.
- Das Kind erwartet den sofortigen und auch gleichbleibenden Milchfluss der Flasche statt der Variabilität der Brust und protestiert, wenn die Milch nicht in der erwarteten Weise fließt.
- Das Kind lehnt die Brust ganz ab.

Vorbeugung

Am wichtigsten ist es, dass das Kind von Anfang an positive Erfahrungen mit der Brust macht, die Brust als angenehmen Ort kennen lernt, an dem es Trost und Nahrung findet, und auch die richtige Technik für erfolgreiches Trinken lernt. Macht es an der Brust negative Erfahrungen und lernt es gleichzeitig, dass es an der Flasche Erfolg hat, sein Saugbedürfnis befriedigen kann und es satt wird, dann ist die Gefahr groß, dass es die Brust ablehnt.

- Das Kind sollte in seinem eigenen Tempo an die Brust finden dürfen und nie gewaltsam an die Brust gedrückt werden.
- Gegebenenfalls kann die Mutter einen Tropfen Milch ausdrücken, um das Kind zum Saugen zu animieren.

- Bei schläfrigen Kindern sollte die Mutter frühzeitig beginnen, von Hand Milch zu gewinnen (s. Kap. 12 Muttermilch gewinnen), um die reichliche Milchbildung anzuregen; dann hat das Kind, wenn es wacher und hungriger wird, größeren Sättigungserfolg beim Saugen.
- Die gewonnene Muttermilch und eventuell medizinisch notwendige Zufütterung anderer Nahrung kann mit Löffel oder Becher gegeben werden, damit das Baby sein Saugbedürfnis weiter an der Brust stillt.

Flaschen und andere künstliche Sauger sind zu vermeiden.
- Der Schnuller begünstigt nicht nur ein falsches Saugmuster. Wenn das Kind mit dem Schnuller im Mund ruhig ist, kann es vorkommen, dass sein Hunger nicht sofort bemerkt wird, und es zu selten angelegt wird. Eine frühe Verwendung von Schnullern verkürzt die durchschnittliche Stilldauer (3).
- Brusthütchen begünstigen ebenfalls ein falsches Saugmuster. Bei bereits eingetretener Saugverwirrung können sie manchmal übergangsweise eingesetzt werden (s. Kap. 8 Stillhilfen).

Behandlung

- Auch hier gilt: Das Baby muss positive Erfahrungen an der Brust machen. Kein Versuch, das Baby zum Stillen zu „zwingen"!
- Milchbildung aufrecht erhalten durch Entleeren von Hand oder durch Abpumpen.
- Das Kind füttern, nicht hungern lassen.
- Flasche und Schnuller vermeiden.
- Viel Hautkontakt, evtl. auch in der Badewanne, ohne Stillerwartung.
- Eigenaktivität des Babys unterstützen (s. Kap. 9.3 Anlegen).
- „Butterbrot statt Apfel": Einem Kind, das erlebt hat, dass der Sauger ohne sein Zutun hinten den Gaumen berührt, mag die Brust wie ein großer Apfel erscheinen, von dem es auch bei weitem Öffnen des Mundes nicht viel in den Mund bekommt. Die Mutter kann vorsichtig und in ausreichender Entfernung von der Brustwarze die Brust mit Daumen und Zeigefinger etwas zusammendrücken, sodass die

Form der Brust einem Butterbrot ähnlicher wird. Von diesem „Butterbrot" bekommt das Kind beim Andocken gleich mehr in den Mund, sodass es stärker zum Saugen animiert wird.

Die Umgewöhnung vom künstlichen Sauger an die Brust kann eine Weile dauern und erfolgt vielleicht in kleinen Schritten. Doch wenn Mutter und Baby einander genießen können, können auch die mitgebrachten instinktiven Verhaltensweisen wieder zur Geltung kommen, durch gemeinsames Lernen angepasst werden und das Stillen gelingen lassen (7).

Literatur

1. Dowling D, Thanattherakul W. Nipple Confusion, Alternative Feeding Methods, and Breast-Feeding Supplementation: State of the Science. Newborn and Infant Nursing Reviews 2001;1(4):217–223

2. Geddes D, Langton D, Gollow I, Jacobs L, Hartmann P, Simmer K. Frenulotomy for Breastfeeding Infants with Ankyloglossia: Effect on Milk Removal and Sucking Mechanism as Imaged by Ultrasound. Pediatrics 2008;122: e188-e194

3. Howard C, Howard F, Lanphear B, Eberly S, deBlieck E, Oakes D, Lawrence R. Randomized Clinical Trial of Pacifier Use and Bottle-Feeding or Cupfeeding and Their Effect on Breastfeeding. Pediatrics 2003;111(3):511-518

4. Mizuno K, Ueda A. Changes in Sucking Performance from Nonnutritive Sucking to Nutritive Sucking during Breast- and Bottle-Feeding. Ped Research 2006; 59(5):728-731

5. Palmer B. The Influence of Breastfeeding on the Development of the Oral Cavity: A Commentary. J Hum Lact 1998;14(2):93-98

6. Palmer B. The Anatomy of Breastfeeding: How breastfeeding can reduce the risk of snoring and developing obstructive sleep apnea. 2008; www.brianpalmerdds.com

7. Smillie C. Baby-Led Breastfeeding 2001-2008 www.oregon.gov/DHS/ph/wic/docs/swm_spkr_baby_led_bf.pdf

8. Woolridge M. The „anatomy" of infant sucking. Midwifery 1986;2:164-171

9.3 Babygeleitetes und muttergeleitetes Anlegen
Utta Reich-Schottky

Gleich nach der Geburt kann das Neugeborene nicht nur selbstständig atmen, sondern auch sofort selbstständig die Brust finden und saugen (s. Kap. 9.1 Das erste Stillen im Kreißsaal). Die entsprechenden Stillinstinkte und -reflexe bleiben noch Wochen bis Monate wirksam und werden bei geeigneten Bedingungen sichtbar. Wir stellen Ihnen hier dieses „babygeleitete Anlegen" neben dem üblichen „muttergeleiteten Anlegen" vor.

Babygeleitetes Anlegen (1)

- Damit das Baby seinen Stillinstinkten folgen kann, muss es ruhig und wach sein. Auch die Mutter muss gelassen und ohne Zeitdruck sein, damit sie ihr Kind beruhigen und ihm seine Zeit lassen kann. Unterstützung und Entlastung helfen ihr dabei.
- Am besten setzt sich die Mutter bequem zurückgelehnt auf einen Sessel oder ins Bett. Hilfreich ist ein vorne zu öffnendes Oberteil, sodass sie ihr Kind direkt auf ihre Haut legen kann, und zwar bäuchlings senkrecht, sodass sein Kopf ein Stück unterhalb ihres Kinns ist. Das Baby sollte möglichst wenig Kleidung tragen, um viel Hautkontakt zu bekommen.
- Mutter und Kind können das Zusammensein genießen. Es ist keine Eile geboten. Wir alle schätzen bei einer Einladung zum Essen das gemütliche Ambiente, die Gespräche und das Beisammensein – und wollen nicht, kaum dass wir am Tisch sitzen, schon einen Löffel mit Essen in den Mund geschoben bekommen.
- Irgendwann wird das Baby anfangen, nach der Brust zu suchen, und sich dabei zur Seite und nach unten bewegen. Die Mutter kann es dabei unterstützen und muss aufpassen, dass es nicht seitlich herunterfällt. Nach einem Kaiserschnitt kann die Mutter das Kind zur Seite lenken, damit es nicht gegen die Wunde tritt. Die meisten Kinder liegen von sich aus zum Schluss schräg nach unten, abgestützt auf Mamas Beinen, ohne durch Kissen gestützt zu sein. (Eventuell braucht die Mutter seitlich ein Kissen zum Abstützen ihres Armes.)

- Die Kinder orientieren sich beim Suchen der Brust über ihren Tastsinn, sie spüren mit den Wangen, wo die Brust und die Brustwarze sind, sie suchen nicht mit den Augen. Auch bei flachen Warzen fühlt sich die Haut der Brustwarze anders an als die des Warzenhofes und erfüllt damit ihre Aufgabe, dem Kind zu zeigen, wo es ansaugen muss. Wenn das Kind die Brustwarze mit der Wange spürt, dreht es den Kopf dort hin. Meistens folgt eine Orientierungsphase, in der das Kind mit der Brust schmust, sie in den Mund nimmt und wieder loslässt, wobei sich auch die Brustwarze aufrichtet. Dann gräbt es sein Kinn in die Brust, hebt den Kopf und öffnet dabei weit den Mund und dockt an, mit einem Mund voll Brust, ohne dass die Mutter den Moment des Mundöffnens abpassen und das Kind an die Brust ziehen muss. Meistens hat das Kind dann gut angedockt und saugt korrekt. Manchmal klappt es nicht auf Anhieb, dann kann die Mutter das Kind von der Brust lösen (s. u.) oder das Kind lässt selbst los und probiert es noch einmal.

Diese Art des Anlegens führt meistens zu wirksamem und schmerzfreiem Stillen und kann zur Vorbeugung und Behandlung verschiedener Stillprobleme beitragen. Es ist ein Erfolgserlebnis für das Kind. Für manche Eltern ist es merkwürdig, weil ungewohnt, aber sie sind oft beeindruckt von den Fähigkeiten ihres Neugeborenen. Und die Mütter genießen den Hautkontakt mit ihren Babys genauso wie die Babys.

Muttergeleitetes Anlegen

Üblicherweise liegt bei uns die Initiative für das Anlegen bei der Mutter, doch ist auch dann erfolgreiches Stillen nur bei entsprechender Aktivität des Kindes möglich.
Damit das Kind richtig trinken kann und Milchspende- und Milchbildungsreflex optimal ausgelöst werden, sind unabhängig von der jeweiligen Stillposition einige Punkte zu beachten.

- Die Mutter muss *bequem* sitzen oder liegen, bei Bedarf gut abgestützt, damit sie entspannt ist.
- Das Kind kann durch Kissen abgestützt werden, wobei diese manches Mal eher hinderlich als hilfreich sind.

- Das Kind muss die Brustwarze gut erreichen können, ohne den Kopf zu drehen. Mit verdrehtem Kopf zerrt es stärker an der Brustwarze. Außerdem ist eine solche Haltung sehr unbequem und ermüdend. Das Kind liegt deshalb immer *Bauch an Bauch* mit der Mutter bzw. so, dass sein Ohr, Schulter und Oberarm eine Linie bilden.
- Kinn und Nase berühren die Brust. Das Kind atmet dennoch beim Stillen durch die Nase. Die Nase eines Säuglings hat dafür die ideale Form. Drückt die Mutter mit dem Finger auf die Brust, um die Nase freizuhalten, kann sie dabei einen Milchgang abdrücken oder auch dem Kind die Warze aus dem Mund herausdrücken. Auch wird dabei leicht ein Gegenzug ausgeübt, wodurch die Warzen wund werden können.
  Je dichter Körper und Beine des Kindes am Körper der Mutter sind, desto günstiger ist der Winkel für die Nase des Kindes. Deshalb soll sie den *Po des Kindes ganz nah an ihren Körper heranziehen* – dann hat das Kind die Nase frei. Das Kind muss außerdem seinen Kopf frei bewegen können, um selbst für seine Atmung sorgen zu können.
- Das Kind *sucht* bei Berührung seiner Wangen reflexhaft die Brustwarze in Richtung der Berührung. Manchmal sucht es auf dem nackten Arm der Mutter – dann hilft es, ein Tuch unterzulegen. Auch der Träger des Stramplers kann solche Irritationen bewirken!
- Die Mutter berührt die Lippen des Kindes mit ihrer Brustwarze und wartet ab. Viele Kinder brauchen am Anfang eine gewisse Zeit, untersuchen die Brust mit ihrer Zunge, nehmen sie ein bisschen in den Mund und lassen sie wieder los. Bei der Mutter wird dadurch das Auslösen des Milchspendereflexes vorbereitet. Schließlich öffnet das Kind den Mund weit, nimmt die Brustwarze und einen Teil des Brustgewebes auf und fängt an zu saugen.
- Die Mutter kann das Baby dabei gegebenenfalls unterstützen, indem sie es an die Brust heranzieht. Sie sollte *nicht* versuchen, dem Kind die Brust in den Mund zu schieben, das hätte eine unbequeme Haltung für sie zur Folge. Der Kopf des Kindes darf auf keinen Fall an die Brust gedrückt werden; dies ist für das Kind eine unangenehme Erfahrung und kann zum Überstrecken und Wegdrehen führen.
- Manchmal möchte die Mutter ihre Brust unterstützen. Dabei darf kein Milchgang abgeklemmt werden und der Winkel der Brust-

warze zum Kind nicht beeinträchtigt werden. Günstig ist es, die *Brust nur von unten zu stützen* (Abb. 9.4).

Bei sehr großer Brust kann es auch hilfreich sein, zum Anheben der Brust einen gerollten Waschlappen in die Submammarfalte zu legen.

- Um das Kind von der Brust abzunehmen, schiebt die Mutter vorsichtig ihren kleinen Finger zwischen seine Zahnleisten. Dadurch wird das *Vakuum gelöst* und die Brustwarze geschont.

Literatur
1. Smillie C. Baby-Led Breastfeeding. DVD, Geddes Production 2007, zu beziehen bei der AFS-Geschäftsstelle.

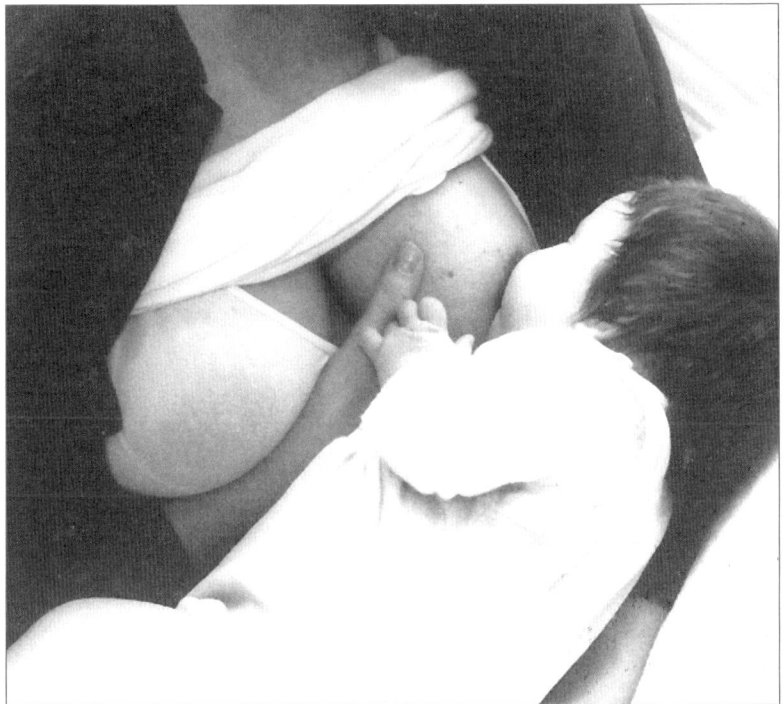

Abb. 9.4 Brust von unten stützen. *Ines Thal*

9.4 Stillpositionen von Mutter und Kind
Utta Reich-Schottky

Mit etwas Übung kann eine Mutter ihr Kind im Sitzen, Liegen und Stehen stillen. Auch das Kind kann in ziemlich jeder Lage trinken. Unter verschiedenen Bedingungen können ganz unterschiedliche Positionen sinnvoll sein – richtig ist das, womit beide, Mutter und Kind, in der jeweiligen Situation am besten zurechtkommen.
Den Müttern sollten daher mehrere Stillpositionen gezeigt und einige Grundregeln erläutert werden, damit sie sich in verschiedenen Situationen helfen können.

Stillen im Liegen

„Rücklingsstillen" (Abb. 9.5)

Das erste Anlegen im Kreißsaal findet meistens in dieser Körperhaltung statt. Später bewährt sich diese Position bei starkem Milchspendereflex.
Die Mutter liegt auf dem Rücken, ihr Kopf auf einem Kissen, das Bettende kann etwas hochgestellt sein. Das Kind liegt bäuchlings längs oder quer auf ihrem Bauch. Oft liegt der Kopf seitlich auf der Brust. Manchmal muss seine Stirn abgestützt werden, damit die Nase beim Trinken frei bleibt. Auch nach einem Kaiserschnitt kann dies eine geeignete Position sein.

Auf der Seite liegend stillen (Abb. 9.6)

In der ersten Zeit nach der Geburt sind viele Mütter mehr oder weniger erschöpft. Beim Stillen im Liegen können sie sich entspannen und die Beine hochlegen. Diese Haltung ist erholsamer als das Stillen im Sitzen (1). Auch der Damm wird dabei geschont, was vor allem nach einem Dammschnitt oder -riss günstig ist. Manche Mütter kommen zunächst damit nicht so gut zurecht, aber es lohnt sich, es geduldig auszuprobieren, bis die Mutter bequem liegt. Nach einem Kaiserschnitt stillen viele Frauen die erste Zeit nur im Liegen. Später spart es vor allem nachts Kräfte, Mutter und Kind können darüber sogar einschlafen.

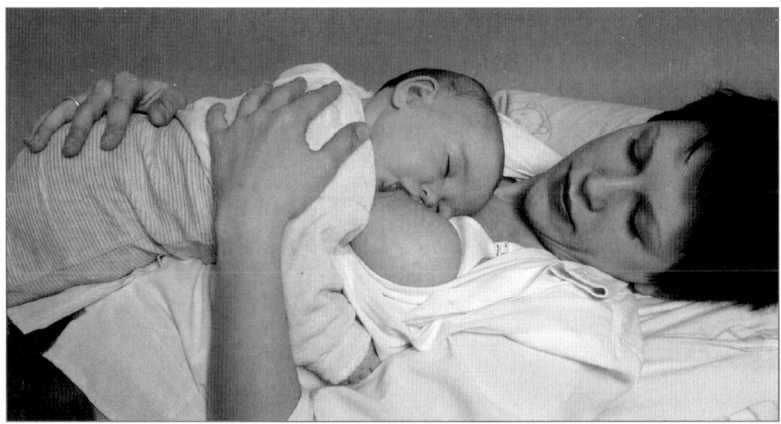

Abb. 9.5 Rücklingsstillen. *Chantal Damian*

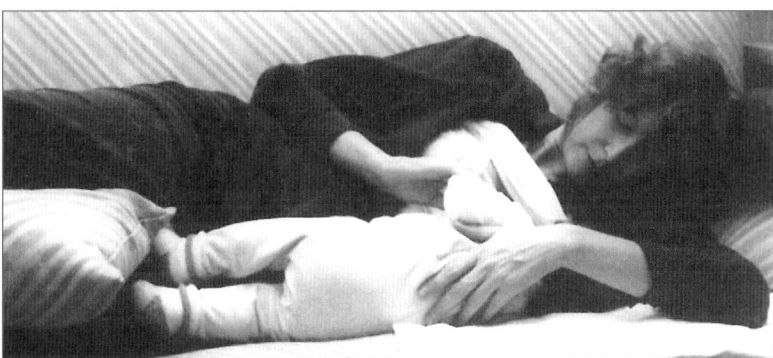

Abb. 9.6 Stillen im Liegen. *Ines Thal*

Der Kopf der Mutter sollte dabei auf voller Schulterhöhe mit Kissen abgestützt sein, damit sie keinen steifen Hals bekommt. Ein festes Kissen im Rücken wird nicht von allen Müttern benötigt, erhöht aber gerade am Anfang die Bequemlichkeit und damit die Entspannung.

Das Kind liegt auf der Seite, dicht am Körper der Mutter, mit dem Kopf direkt vor ihrer Brust. Sein Kopf liegt entweder auf ihrem Arm oder unterhalb davon auf dem Bett. Sein Rücken kann eventuell etwas abgestützt werden, damit es auf der Seite liegen bleibt.

Meistens wird in dieser Position die untere Brust gegeben.

Die Mutter kann aber auch die obere Brust geben. Dazu muss sie sich etwas weiter nach vorn beugen und ihr Knie zum Abstützen nach vorn schieben.

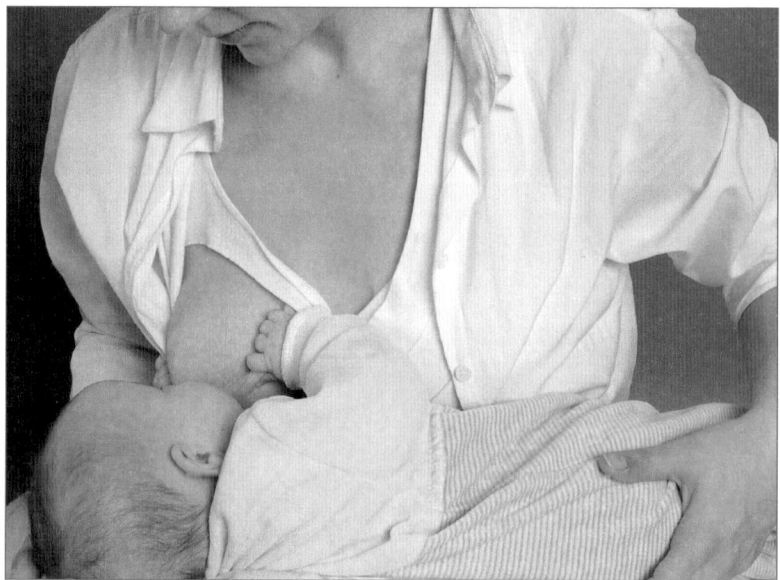

Abb. 9.7 Wiegenhaltung. *Chantal Damian*

Stillen im Sitzen

Stillen nach Dammschnitt

In den Tagen nach der Geburt verhindert ein Dammschnitt häufig entspanntes Sitzen. Die Mutter kann in der Zeit auf das Stillen im Liegen (s. o.) ausweichen. Sie kann sich aber auch in einem „halben" Schneidersitz hinsetzen, d. h. mit einem Fuß unter dem Oberschenkel des anderen Beines. Dadurch sitzt sie auf ihren Sitzbeinhöckern und der Damm hat keine Berührung mit der Sitzfläche.

„Normale" Haltung oder „Wiegenhaltung" (Abb. 9.7)

Auch in dieser Lage sollte die Mutter es sich möglichst bequem machen. Der Rücken kann durch Lehne, Kissen oder auch den

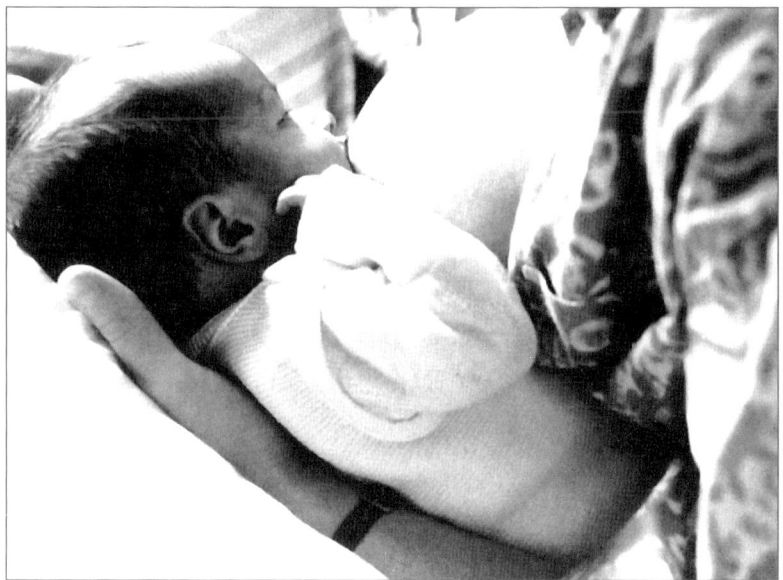

Abb. 9.8 Rückengriff. *Elisabeth Littmann*

Partner abgestützt werden. Armlehnen und/oder Kissen unter den Armen beugen Ermüdung vor. Eine Fußbank erleichtert die Haltung der Beine.

Das Kind liegt auf der Seite, Bauch an Bauch mit der Mutter, quer vor ihrem Bauch, oder auch schräg, mit Beinen und Po nach unten. Die Mutter stützt das Kind mit ihrem Arm.

„Fußballhaltung", „Seitenhaltung" oder „Rückengriff" (Abb. 9.8)

Hierbei liegen Körper und Beine des Kindes nicht vor dem Bauch der Mutter, sondern zeigen an ihrer Seite vorbei nach hinten – sie hat das

Kind sozusagen wie einen Fußball unter den Arm geklemmt. Um zu vermeiden, dass sich das Kind in dieser Haltung von der Rückenlehne des Sessels (Stuhles, Bettes) abstößt, hilft es, seine Beinchen nach oben zu nehmen und seinen Po an die Lehne zu setzen.

Diese Haltung ist in verschiedenen Situationen günstig:

- Wenn sich im äußeren Bereich der Brust eine verhärtete Stelle befindet, dann bewirkt dieses Anlegen, dass das Kind mit seiner Zunge den betroffenen Milchgang gründlich ausstreicht.
- Wenn eine Brustwarze wund ist, kann die betroffene Stelle durch Anlegen in unterschiedlichen Winkeln entlastet werden.
- Wenn das Kind eine Brust mehr oder weniger ablehnt, kann die Mutter es an der beliebten Seite anlegen und dann, ohne es herumzudrehen, zur anderen Seite hinüberschieben – manchmal klappt es.
- Bei sehr großer Brust kann die Mutter das Kind besser halten und sehen.
- Zwillinge lassen sich so gleichzeitig anlegen.

Stillen im Stehen

Manchmal lässt sich ein weinendes Kind durch Herumtragen beruhigen, aber sobald die Mutter sich hinsetzt, fängt es wieder an zu weinen und zu strampeln.

Solange es noch nicht zu schwer ist, kann die Mutter es beim Herumlaufen an die Brust legen, und oft fängt das Kind dann an zu trinken; meistens kann sie sich dann nach ein paar Minuten auch hinsetzen. Das Kind kann auch in aufrechter Haltung herumgetragen und angelegt werden, vielleicht unterstützt von einem Tragetuch, wenn es die sonst übliche „Stillposition" ablehnt.

Die Mutter kann auch beim Herumlaufen singen – das entspannt sie und das Kind, und sie denken nicht mehr ans Stillen.

Zwillinge

Günstige Positionen für das gleichzeitige Stillen von Zwillingen siehe Kap. 10.4 Zwillinge.

Literatur
1. Milligan R, Flenniken P, Pugh L. Positioning intervention to minimize fatigue in breastfeeding women. Appl. Nurs. Res. 1996;9:67-70

9.5 Stillen nach Bedarf
Utta Reich-Schottky

Babys wollen an die Brust, weil sie Hunger haben oder weil sie Durst haben oder um Mama hautnah zu spüren. Stillen stillt alle diese Bedürfnisse.

Am besten gedeihen Kinder, wenn sie nach Bedarf gestillt und nicht mit Schnuller, Tee oder Ablenkung hingehalten werden. Diese heutige Stillempfehlung stimmt mit der vom Ende des 19. Jahrhunderts überein. Das Jahrhundert dazwischen sah immer strengere Reglementierungen vor, von denen dann nach und nach wieder abgerückt wurde, weil sie sich nicht bewährten (2).

Stillzeichen

Die Kinder zeigen zunächst mit kleinen Zeichen, dass sie an die Brust wollen: Sie machen suchende Bewegungen, schmatzen, saugen an den Fingern. Wenn das alles unbeachtet bleibt, fangen sie schließlich an zu weinen, und es ist schwieriger, sie anzulegen. Es ist gut, wenn die Mutter frühzeitig reagiert.
Liegt das Kind im Hautkontakt bei der Mutter, kann es sich selbst auf den Weg machen (s. Kap. 9.3 Anlegen).

Wie oft stillen?

Welche Stillhäufigkeiten kann man beim Stillen nach Bedarf realistischerweise erwarten?
- Für die *Anfangszeit* gilt als Faustregel, am ersten Lebenstag mindestens 6 - 8 mal in 24 Stunden zu stillen und ab dem zweiten Lebenstag

mindestens 8 - 12 mal, einschließlich des nächtlichen Stillens. Viele Kinder melden sich auch häufiger, manche nicht oft genug; siehe Kap. 9.6 Reicht die Milch?.
* Später kann die Häufigkeit des Stillens stark variieren, sowohl zwischen den Kindern als auch im Laufe der Zeit. Bei einem Kind, das im ersten Vierteljahr nur 4 oder 5 Mahlzeiten pro Tag verlangt, muss die Gewichtsentwicklung sorgfältig kontrolliert werden. Nimmt es nicht genug zu, muss die Mutter es von sich aus öfter anlegen. Auch kranke oder schläfrige Kinder sollten geweckt werden, wenn sie sich von sich aus nicht häufig genug melden.
* *Clusterfeeding:* Gerade die kleinen Babys wollen manchmal ein „Mehr-Gänge-Menü". Sie melden sich mehrfach hintereinander, mit nur kurzen Abständen dazwischen. Danach legen sie oft eine längere Schlafphase ein.
* Wenn es *heiß* ist, trinken die Kinder häufiger, um ihren Durst zu löschen. Dabei trinken sie oft nur die anfängliche „wässrige", kalorienarme Milch und hören nach kurzer Zeit wieder auf, bevor die Milch sahniger und sättigender wird. Auf diese Weise können sie ihren Flüssigkeitsbedarf ohne zusätzlichen Tee vollständig decken, auch in tropischem Klima (3).
* *Nächtliches Stillen* ist normal. Es hilft in der Anfangszeit, die Milchbildung zu stimulieren. Das nächtliche Aufwachen ist auch ein Schutzfaktor. Nicht gestillte Kinder haben ein höheres Risiko, am Plötzlichen Kindstod zu sterben, was auch mit ihrer schwereren Weckbarkeit zusammenhängen könnte (1).
* Siehe auch Kap. 9.6 Reicht die Milch?

Säuglinge schlafen oft weitaus weniger als von ihnen erwartet wird; auch die ganz Kleinen sind manchmal 8-12 Stunden pro Tag wach. Dann wollen sie an die Brust, aber auch am Familienleben teilnehmen, schmusen, reden, schaukeln und getragen werden. Auch diese Bedürfnisse wollen und müssen gestillt werden.

Wie lange anlegen?

Die Dauer des Anlegens sollte nicht beschränkt werden (4).
* Die Kinder haben ganz unterschiedliche Temperamente. Manche

trinken langsam und genüsslich, mit längeren Pausen, andere trinken zügig und hören dann auf. Ältere Kinder sind in der Regel schneller fertig als junge Säuglinge.

- Ist das Kind korrekt angelegt, werden die Brustwarzen auch bei längerem Stillen nicht wund; wenn das Baby **nicht** korrekt saugt, kann schon eine Minute zu lang sein. Wenn das Kind an der Brust einschläft und die Brustwarze etwas aus dem Mund herausrutscht, so dass es nur noch vorne auf der Brustwarze nuckelt, sollte die Mutter den Sog lösen und es ganz von der Brust nehmen.
- Wie lange ein Kind trinkt, hängt auch davon ab, wie schnell der Milchspendereflex einsetzt. In den ersten Tagen dauert es bei vielen Müttern einige Minuten, bis er ausgelöst wird. Erkennbar ist der Milchspendereflex an der Änderung im Saugrhythmus. Zunächst macht das Kind schnelle, flatternde Saugbewegungen. Wenn dann die Milch fließt, macht es langsame, starke Saugbewegungen und schluckt, oft hörbar.
- Die Dauer hängt auch davon ab, ob das Kind nur Durst oder auch Hunger hat (s. o.).
- Wenn junge Säuglinge sehr kurz (unter fünf Minuten) oder sehr lange (über eine Stunde) an der Brust bleiben, sollte überprüft werden, ob sie wirksam saugen und genug Milch bekommen.

An einer oder an beiden Seiten anlegen?

- In der Regel holt sich das Kind beim Stillen nach Bedarf genügend kalorienreiche Milch, unabhängig davon, ob es jedes Mal an einer oder an beiden Seiten angelegt wird (5).
- In den meisten Situationen ist es am besten und einfachsten, das Kind so lange an der ersten Brust zu lassen, bis es dort von selbst aufhört. Wenn es dann noch Hunger hat, kann es sofort an der anderen Brust trinken, ansonsten beim nächsten Mal.
- Wenn die Mutter viel Milch hat, kann ein vorzeitiger Seitenwechsel dazu führen, dass das Kind relativ zu viel Laktose und zu wenig Fett bekommt (s. Kap. 10.2 Koliken). Es kann dann sogar sinnvoll sein, zweimal hintereinander an derselben Seite anzulegen (s. Kap. 11.5 Zu viel Milch).

Der Bedarf der Mutter

„Stillen nach Bedarf" schließt auch den Bedarf der Mutter ein. Wenn ihre Brust sehr voll ist und anfängt zu spannen, kann sie ihr Kind wecken und anlegen. Auch wenn sie einen Termin wahrnehmen muss, kann sie ihr Kind vorher noch einmal von sich aus anlegen. Die Kinder spielen dabei nicht immer mit, aber wenn es gleichbleibende Termine sind, z. B. Kindergartenabholzeiten oder Erwerbstätigkeit, dann gewöhnen sie sich in der Regel rasch daran.

Literatur

1. Horne R, Parslow P, Ferens D, Watts A, Adamson T. Comparison of evoked arousability in breast and formula fed infants. Arch. Dis. Child. 2004;89:22-25
2. Manz F, Manz I, Lennert T. Zur Geschichte der ärztlichen Stillempfehlungen in Deutschland. Monatsschr Kinderheilkd. 1997;145:572-587
3. Sachdev HPS, Krishna J, Puri RK, Satyanarayana L, Kumar S. Water supplementation in exclusively breastfed infants during summer in the tropics. Lancet 1991;337:929-933
4. Slaven S, Harvey D. Unlimited suckling time improves breast feeding. Lancet 1981;317(8216):392-393
5. Woolridge MW, Ingram JC, Baum JD. Do changes in pattern of breast usage alter the baby's nutrient intake? Lancet 1990;336:395-397

9.6 Reicht die Milch?
Utta Reich-Schottky

Vom ersten Tag an ist dies die Sorge vieler Mütter.

Die ersten Tage nach der Geburt

„Ich habe noch keine richtige Milch."
Schon in der Schwangerschaft wird das Kolostrum gebildet und steht gleich nach der Geburt zur Verfügung. Das deutsche Wort „Vormilch"

suggeriert, dass es irgendeine Flüssigkeit, aber keine richtige Milch sei. Deshalb ist es sinnvoll, den Müttern zu sagen, dass dies die Neugeborenenmilch ist, richtige Milch, genau abgestimmt auf die Bedürfnisse des Neugeborenen.

„Das ist so wenig, das reicht bestimmt nicht."
Nach der Geburt beginnt das Baby erstmalig mit der Verdauung von Nahrung. Wie beim Fastenbrechen braucht es zunächst kleine Mengen leichtverdaulicher Nahrung, damit sich die Sekretion der Verdauungssäfte und der ganze Verdauungsstoffwechsel einspielen können. Deshalb beginnt die reichliche Milchbildung bei Mensch und Säugetier mit einer gewissen Verzögerung (9). Am ersten Tag ist das physiologische Fassungsvermögen des Magens 5-7 ml, am dritten Tag durchschnittlich 27 ml (10). Die Dehnbarkeit des Magens und damit seine Aufnahmefähigkeit nehmen im Laufe der ersten Tage deutlich zu (11).
Muttermilch ist leicht verdaulich; nach einer Dreiviertelstunde ist bereits die Hälfte der Milch aus dem Magen verschwunden (10). Viele Babys wollen bald eine neue kleine Portion. Häufiges Anlegen nach Bedarf führt zu einem frühen Anstieg der Milchbildung, parallel dem steigenden Bedarf und der steigenden Verdauungskapazität des Neugeborenen (1).

„Nach dem Stillen hat er noch eine Flasche bekommen und hat alles ausgetrunken."
Das will nichts heißen. Vielleicht lief die Flüssigkeit aus der Flasche dem Baby ohne großes Dazutun in den Mund, dann musste es schlucken, um nicht zu ersticken. Oder es wollte einfach saugen, und auch dann musste es die Flüssigkeit schlucken, die dabei aus der Flasche kam. „Zusätzliche Flüssigkeit (Wasser, Glukoselösung, Säuglingsnahrung) ist in den ersten 72 Lebensstunden bei reifen, gesunden, nicht dystrophen Neugeborenen nicht erforderlich." (2) Erhält das Neugeborene zusätzliche Flüssigkeit, verlangt es seltener nach der Brust, was die Milchbildung beeinträchtigt. Der künstliche Sauger kann zu einer Saugverwirrung führen. Zufüttern erhöht somit die Gefahr vorzeitigen Abstillens (9) und sollte nur bei medizinischer Notwendigkeit erfolgen.

„Er ist so unruhig, er hat sicher Hunger."
Das Neugeborene gerät in eine völlig neue Welt mit völlig anderen Anforderungen und Lebensbedingungen. Viele Kinder sind erst einmal unruhig, vor allem, wenn sie von der Mutter getrennt sind und gar nichts Vertrautes mehr um sich haben, aber auch, wenn es auf der Wochenstation sehr unruhig ist und Mutter und Kind ständig gestört werden. Im direkten Hautkontakt mit der Mutter können sie ihre Wärme spüren, ihren Herzschlag hören, ihren vertrauten Duft riechen, sich zu Hause fühlen und zur Ruhe kommen.

„Ich kann ihn wegen dem Besuch nicht so oft anlegen."
Hier haben Wochenstationen – und Väter! – eine Fürsorgepflicht zum Schutz von Mutter und Neugeborenem. Feste Besuchszeiten (z. B. nur in den Nachmittagsstunden) und eine Mittagsruhe, die auch vom Personal respektiert wird, haben sich in der Praxis bewährt.

„Er schläft nur, ich bekomme ihn gar nicht an die Brust."
In den ersten 24 Lebensstunden sollte das Neugeborene mindestens 6-8 mal trinken, danach mindestens 8-12 mal innerhalb von 24 Stunden. Manche Babys brauchen etwas länger, um richtig „anzukommen". Auch unter der Geburt gegebene Schmerzmittel oder Beruhigungsmittel (z. B. Benzodiazepine) können sein Saugverhalten beeinträchtigen (5).

Wenn das Baby sich nicht oft genug meldet, sollte die Mutter zunächst versuchen, es zu wecken, z. B. indem sie es auszieht, im Hautkontakt auf ihre Brust legt und seine Füße massiert.
Zum anderen sollte sie frühzeitig beginnen, ihre Milchbildung durch häufiges Entleeren von Hand und ggf. durch Pumpen zu stimulieren (s. Kap 12. Muttermilch gewinnen). Am ersten Tag sind 5 ml bereits eine volle Mahlzeit, also 2-3 ml aus jeder Brust. Diese Menge kann mit einem Löffel oder einer Spritze aufgefangen und direkt an das Kind verfüttert werden.
Aufmerksames Abwarten ermöglicht angemessenes Eingreifen (7).

Anhaltspunkte in der Anfangszeit, dass die Milch reicht (s. auch [4]):
• das Neugeborene nimmt ab dem 3. Lebenstag nicht weiter ab,
• die Gewichtsabnahme bleibt unter 10 %,

- am 10. Tag hat es sein Geburtsgewicht wieder erreicht,
- ab dem 4. Tag hat es mindestens 3 x täglich Stuhlgang,
- am 5. Tag ist der Stuhl gelb und sämig,
- es nimmt 8 bis 12 oder mehr Mahlzeiten in 24 Stunden,
- eine Beobachtung des Stillens zeigt, dass das Neugeborene korrekt saugt und dass es schluckt.

Die nächsten Wochen

Auch wenn das Kind gesund ist, seine Entwicklung altersgemäß und seine Gewichtszunahme zufriedenstellend sind, gibt es immer wieder Phasen, in denen eine Mutter glaubt, sie hätte zu wenig Milch – was oft gar nicht zutrifft (3).

Anhaltspunkte nach den ersten Wochen, dass die Milch reicht:
Wenn das Kind
- 6 schwere Höschen- bzw. 8 nasse Stoffwindeln pro Tag hat,
- einen normalen Hautturgor hat,
- lebhaft ist,
- regelmäßig an Gewicht zunimmt,
dann erhält es genug Milch.
(siehe auch Kap. 10.1 Gedeihen und Gedeihstörungen)

Auf die Frage „Woraus schließen Sie, dass Sie zu wenig Milch haben?" erhält man häufig folgende Antworten (s. [6]):
„Meine Brust war erst so groß, jetzt ist sie weich und klein."
Dies ist eine physiologische Anpassung an die Laktation. Nach dem Milcheinschuss stellt sich die Brust allmählich auf die Milchbildung ein und wird trotz steigender Milchproduktion kleiner und weicher.

„Mein Kind will viel öfter an die Brust als das Kind meiner Bekannten."
Kinder sind in Temperament und Saugbedürfnis sehr verschieden. Auch die Mütter können unterschiedlich viel Milch in der Brust speichern, so dass sich die pro Tag vom Kind benötigte Menge mal auf mehr und mal auf weniger Mahlzeiten verteilt (8). Solange die Kinder gut zunehmen und zufrieden sind, braucht man nicht zu zählen, wie oft sie an der Brust sind.

„Mein Kind will plötzlich viel öfter gestillt werden als sonst."
Vielleicht hat es einen Wachstumsschub. Legt die Mutter es seinem
Bedarf entsprechend häufiger an, wird sich ihre Brust innerhalb
weniger Tage auf den neuen Bedarf einstellen, und die Abstände
zwischen den Mahlzeiten werden wieder größer.

„Mein Kind weint am Ende der Mahlzeit."
Weint es, wenn es von der Brust genommen wird? Dann hat es
möglicherweise noch Hunger, vielleicht will es noch saugen. Oder
weint es, wenn es noch an der Brust ist? Dann will es möglicherweise
noch nuckeln, aber keine Milch mehr trinken. In diesem Falle hilft es,
das Kind an der ersten Brust zu lassen, bis es zufrieden ist – dann
kann es zum Schluss nuckeln, ohne viel Milch schlucken zu müssen.
Wenn das Problem länger anhält, sollte an einen Reflux gedacht
werden.

„Mein Kind lässt sich abends nur an der Brust beruhigen."
Viele Kinder sind abends quengelig. Auch die Mütter haben dann
schon einen anstrengenden Tag hinter sich und sind müde. Viele
Mütter haben abends weniger Milch als morgens. Ein Mittagsschlaf,
oder wenigstens eine Weile die Beine hoch legen, gibt Kraft für
den Abend. Die Mutter kann es sich auch abends mit dem Kind an
der Brust gemütlich machen. Sie kann dabei ein Buch lesen oder
ausführlich zu Abend essen, sodass alle zufrieden sind.

„Mein Kind will nachts so häufig an die Brust."
Das ist normal. Manchmal hat es Hunger, ein andermal will es sich
der Nähe der Mutter vergewissern. Viele Kinder, die anfangs gut
geschlafen haben, fangen mit etwa einem halben Jahr an, nachts
häufiger wach zu werden.

„Mein Kind hört schon nach wenigen Minuten auf zu trinken."
Ist es zufrieden, wenn es aufhört, oder noch unzufrieden? Kinder
brauchen unterschiedlich lange zum Sattwerden. Bei älteren
Säuglingen geht das Trinken oft schneller. Manche Kinder haben
sich tatsächlich schon nach wenigen Minuten alles geholt, was sie
brauchen. Wenn das Kind unzufrieden ist, kann die Mutter es noch

einmal an der anderen Seite anlegen oder auf andere Weise trösten und nach einer Weile wieder anlegen.

„Beim Wiegen vor und nach dem Stillen sehe ich, dass das Kind kaum etwas bekommen hat."
Das Testwiegen mit nicht-elektronischen und nicht geeichten Waagen ist sehr ungenau und kann zu völlig falschen Ergebnissen führen. Kleinere Milchmengen werden dabei häufig unterschätzt. Hinzu kommt, dass ein Kind mal mehr und mal weniger trinkt und dass auch die Häufigkeit des Stillens berücksichtigt werden muss. Zuverlässigere Aussagen darüber, ob das Kind genug bekommt, erhält man, indem man das Kind einmal am Tag zur gleichen Tageszeit oder 1-2 mal in der Woche wiegt.

„Mein Kind hat nur alle drei Tage Stuhlgang."
Nach der Neugeborenenzeit ist es völlig normal, wenn die Kinder alle paar Tage oder nur einmal in der Woche Stuhlgang haben, solange sie munter sind und der Stuhl weich, gelb bis grün und säuerlich bzw. nicht überlriechend ist.

Literatur
1. De Carvalho M, Robertson S, et al. Effect of frequent breast-feeding on early milk production and infant weight gain. Pediatrics 1983;72:307-311
2. Gesellschaft für Neonatologie und Pädiatrische Intensivmedizin (GNPI) und Dt. Ges. für Gynäkologie und Geburtshilfe. Betreuung des gesunden Neugeborenen im Kreißsaal und während des Wochenbettes der Mutter. 2004 www.awmf.org
3. Hillervik-Lindquist C, Hofvander Y, Sjölin S. Studies on perceived breast milk insufficiency. Aeta paediat. scand. 1991;80:297-303
4. International Lactation Consultant Asscociation (ILCA). Klinische Leitlinien zur Etablierung des ausschließlichen Stillens. Verband Europäischer Laktationsberaterinnen (VELB) 2005
5. Lawrence RA, Lawrence RM. Breastfeeding: A guide for the medical profession. 6th Ed., C.V. Mosby Company, USA, 2005
6. Minchin M.: Breastfeeding matters. Alma Publications, Australien 1985

7. Newman J. Decision Tree and Postpartum Management for Preventing Dehydration in the "Breastfed" baby. J. Hum. Lact. 1996;12:129-135
8. Ramsay D, Kent J, Hartmann R, Hartmann P. Anatomy of the lactating human breast redefined with ultrasound imaging. J. Anat. 2005;206:525-534
9. Stockhausen v.H. Zur Frage der Zufütterung von gesunden, gestillten Neugeborenen. Empfehlung der Nationalen Stillkommission 2001
10. Walker M. Breastfeeding Management for the Clinician: Using the Evidence. Jones and Bartlett Publishers 2006
11. Zangen S, Lorenzo C, et al. Rapid Maturation of Gastric Relaxation in Newborn Infants. Pediatric Research 2001;50(5):629-632

10 | Schwierigkeiten des Kindes

10.1 Gedeihen und Gedeihstörungen

Elien Rouw

Vollgestillte Kinder gedeihen in der Regel sehr gut und können ein halbes Jahr lang ausschließlich mit Muttermilch ernährt werden (9). Wachstumsstörungen können aber auftreten und sollten rechtzeitig erkannt und behandelt werden. Wichtig ist dabei der Unterschied zwischen einem langsam wachsenden Kind und einer Gedeihstörung im eigentlichen Sinne.

Normales Wachstum und Wachstumskurven

Nicht gestillte Kinder haben ein anderes Wachstumsmuster als gestillte Kinder (5, 7). In den ersten drei Monaten nehmen sie im Durchschnitt weniger, danach jedoch mehr zu als die gestillten Kinder. Da das Stillen die normale Säuglingsernährung ist, ist dementsprechend die Art und Weise, wie gestillte Kinder wachsen, das biologisch normale und zu erwartende Wachstumsmuster. Die bisher verwendeten Wachstumskurven sind jedoch überwiegend anhand von Flaschenkindern erstellt worden. Die WHO hat deshalb in einem groß angelegten Projekt Daten von Säuglingen erhoben, die in den ersten Lebensmonaten überwiegend gestillt wurden. Diese Wachstumskurven wurden 2005 veröffentlicht (19). Sie gelten als der Standard, der zur Beurteilung des kindlichen Wachstums heranzuziehen ist, unabhängig davon, ob ein Kind gestillt wird oder nicht.

Beim Umgang mit Wachstumskurven sind einige Punkte zu beachten (17):
- Die Gewichtsentwicklung allein reicht zur klinischen Beurteilung nicht aus.
- Die Entwicklung des Gewichtes in Bezug auf die Körperlänge ist häufig aussagekräftiger als das auf das Alter bezogene Gewicht.
- Es kann und braucht nicht jedes Kind bei der 50%-Linie zu liegen. Ein Wachstum entlang der 5. Perzentile kann normal sein.

- Viele Kinder wachsen nicht parallel zu den Perzentilen; in einer groß angelegten amerikanischen Untersuchung haben 39 % der Kinder in den ersten 6 Monaten zwei Perzentilen gekreuzt. Z. B. kann ein Kind mit hohem Geburtsgewicht eine Weile weniger zunehmen als entlang seiner Geburtsperzentile, bis es bei „seinem" physiologischen Gewicht angekommen ist, ohne dass deswegen eine Gedeihstörung vorliegt.
- Die Interpretation der gemessenen Werte erfordert sowohl eine klinische Beurteilung als auch eine genaue Betrachtung des gesamten Umfeldes.

Unterscheidung zwischen langsamem Wachstum und Gedeihstörung

Für die Wachstumsgeschwindigkeit eines Säuglings spielen neben der Art der Ernährung auch seine individuellen Erbanlagen eine Rolle. Nimmt ein Kind nur langsam zu, muss untersucht werden, ob es, bei guter Gesundheit, normalem Entwicklungsstand und Lebhaftigkeit, z. B. wegen zierlicher Statur langsam zunimmt, oder ob eine richtige Gedeihstörung vorliegt. Langsames Wachstum an sich ist kein Grund einzugreifen (12, 16). Ein Wachstumsstillstand oder sogar Gewichtsabnahme ist immer ein Alarmsignal.

Lawrence hat einige Kriterien für die Beurteilung dieser Frage zusammengestellt (Tab. 10.1).

Kind mit langsamer Gewichtszunahme	Kind mit Gedeihstörungen
gesundes, munteres Aussehen	apathisch oder weinend
guter Muskeltonus	schlaffer Muskeltonus
guter Hautturgor	schlechter Hautturgor
mindestens 6 nasse Windeln pro Tag	wenige nasse Windeln
heller, dünner Urin	konzentrierter Urin
Stuhlgang häufig, sämig (wenn selten, dann voluminös und weich)	Stuhlgang selten, spärlich
8 oder mehr Stillmahlzeiten pro Tag von 15-20 Minuten Dauer	weniger als 8 Mahlzeiten pro Tag oft von kurzer Dauer
gut funktionierender Milchspendereflex	kein erkennbarer Milchspendereflex
Gewichtszunahme langsam, aber stetig	Gewicht wechselnd, manchmal Gewichtsabnahme

Tabelle 10.1 Kriterien für die Beurteilung des Gedeihens gestillter Kinder (aus: Lawrence, R.A. Breastfeeding: a guide for the medical profession. Mosby 2005, S. 437)

Gedeihstörungen

Eine Gedeihstörung kann akut einsetzen oder sich schleichend entwickeln.

Akut: Das Kind nimmt nach der Geburt stark ab (mehr als 10 % des Geburtsgewichts) und nimmt danach nicht oder nicht genügend zu (6). Manche Kinder, insbesondere Kinder mit niedrigem Geburtsgewicht, können in eine Elektrolyt-Imbalance geraten und eine Hypernatriämie entwickeln (18). Dieser Zustand kann lebensbedrohlich sein. Das Kind ist apathisch und schläft viel, was die Situation noch verschlimmert, da es sich nicht für die nächste Stillmahlzeit meldet. Die Ursache ist fast immer eine unzureichende Milchaufnahme. Risikofaktoren sind eine schwere Geburt, Medikamente unter der Geburt, Zufüttern von Flüssigkeit, zu seltenes Anlegen und Einsatz von Schnullern in den ersten Tagen post partum (4). Hier ist rasches Eingreifen erforderlich, oft auch die Aufnahme des Säuglings in einem Krankenhaus, möglichst zusammen mit der Mutter.

Schleichend: Das Kind wächst äußerst langsam. Manchmal tritt sogar ein Wachstumsstillstand ein. Verschiedene Ursachen können eine Gedeihstörung bewirken.

Ursachen

Eine Gedeihstörung kann sowohl mütterliche als auch kindliche Ursachen haben. Am häufigsten liegen allerdings Fehler bei der Handhabung des Stillens vor.

Mütterliche Ursachen

Bei regelrechten Gedeihstörungen sind folgende Punkte abzuklären:
1. Die Mutter ist aus körperlichen oder seelischen Gründen (z. B. Magen-Darm-Erkrankungen oder Erschöpfung) nicht in der Lage, genügend Milch zu bilden – das sind möglicherweise bis zu 5 % der Mütter.

2. Der *Milchspendereflex* ist beeinträchtigt, z. B. durch Schmerzen, aber auch durch ein ablehnendes Umfeld oder Stress der Mutter. Vor allem bei Erstgebärenden dauert es oft einige Zeit, bis der Reflex sich richtig eingespielt hat. In der Kliniksituation oder/und bei zu großen häuslichen Belastungen kann es dazu kommen, dass er verzögert oder gar nicht einsetzt. Ohne Milchspendereflex erhält das Kind relativ wenig Milch. Und je weniger Milch getrunken wird, desto weniger wird nachgebildet gemäß, dem Prinzip von Angebot und Nachfrage.
3. *Rauchen* hemmt möglicherweise den Milchspendereflex und den Milchbildungsreflex (13).
4. Anlagebedingte *Anomalien* der Brust (Hypoplasie/Aplasie der Brustdrüse) oder *Brustoperationen;*
5. *Hormonstörungen,* z. B. Hypothyreose, Polyzystisches Ovarialsyndrom (PCOS) (15);
6. *Medikamente* der Mutter können die Milchbildung verringern; sie können auch in die Milch übergehen und beim Kind Appetitlosigkeit und Müdigkeit hervorrufen.

Kindliche Ursachen

1. Manche Ursachen für Gedeihstörungen sind *angeboren;* z. B.:
   * endokrine oder metabolische Störungen (z. B. Hypothyreose),
   * neurologische Störungen, die zu Trinkschwäche führen,
   * Herzfehler, die den Energieverbrauch erhöhen,
   * *Mukoviszidose.*
2. Chronische und akute *Infektionen* erhöhen den Energiebedarf und verringern Saugkraft und Appetit. Derart erkrankte Kinder mögen nur wenig essen und trinken; an der Brust saugen sie aber. Dadurch nehmen sie beim Stillen mehr Flüssigkeit und Nahrung auf und sind schneller wiederhergestellt als bei anderer Ernährung.
3. *Magen-Darm-Erkrankungen* sieht man bei vollgestillten Säuglingen äußerst selten. Auch hier kann das Gewicht des Säuglings stagnieren oder ein Gewichtsverlust auftreten. Es sollte jedoch weiter gestillt werden (11).

4. Frühgeborene, Mangelgeborene und Babys mit Trinkschwäche oder Saugproblemen bedürfen sorgfältiger Beobachtung (8). Vor allem Mangelgeborene zeigen oft ein beschleunigtes Wachstum, wenn sie voll gestillt werden (14).

5. Manche Kinder verlieren viel Wärme durch zu dünne Bekleidung *außerhalb* des Bettes, vor allem am Kopf. Eine Mütze, auch im Haus, und wollene Unterhemden können den Wärmeverlust verringern und die Gewichtszunahme verbessern. Das Kind darf aber keinen Wärmestau entwickeln!

6. *Gefährdet sind „ruhige", „brave" Kinder!* In den ersten Tagen kann eine Gelbsucht die Kinder schläfrig und trinkschwach machen (16, 12). Andere Kinder scheinen auch später ruhig und zufrieden mit dem, was sie bekommen, und melden sich viel zu selten. Manche werden auch mit einem Schnuller ruhig gehalten. Sie bekommen nur 4 oder 5 Stillmahlzeiten pro Tag, und manche Eltern berichten stolz, dass ihr Kind „schon durchschläft". Dabei brauchen Säuglinge in den ersten Lebenswochen noch unbedingt eine oder mehrere nächtliche Stillmahlzeiten. (Es gibt Kinder, die mit 4 Mahlzeiten hervorragend gedeihen, aber diese sind eher die Ausnahmen!)

Handhabung des Stillens

1. Falsches Anlegen (s. Kap. 9.2 Saugen und Saugverwirrung und Kap. 9.3 Anlegen)
2. Zu seltenes Anlegen:
   • weniger als 8 mal pro Tag
   • Verlängerung der Stillabstände durch Verwendung eines Schnullers
   • zu lange Nachtpause
3. Verwendung von Brusthütchen – Milchspendereflex und Milchbildungsreflex können dadurch gehemmt werden.

Behandlung

Bei einer *akuten Gedeihstörung* wird man je nach Zustand des Kindes enteral oder sogar parenteral zusätzlich Nahrung und

Flüssigkeit geben (1). Soweit vorhanden, kann abgepumpte oder von Hand entleerte Muttermilch mit Fläschchen, Becher oder Brusternährungsset gegeben werden. Das Brusternährungsset hat den Vorteil, dass die Milchproduktion auch beim Zufüttern stimuliert wird und dass keine Saugverwirrung eintritt. Die Milchproduktion der Mutter muss gesteigert werden (siehe unten).

Auch bei einer *chronischen Gedeihstörung* sollte zusätzliche Nahrung gegeben werden, bevorzugt natürlich Muttermilch, aber es kann auch hier notwendig sein, zusätzlich künstliche Nahrung zu geben.

Ab 4 Monaten kann auch in Abstimmung mit dem Kinderarzt neben dem Stillen frühzeitig kalorienreiche feste Nahrung gegeben werden (6).

Einige Kinder mit angeborenen oder perinatal erworbenen Störungen saugen und gedeihen schlecht, unabhängig davon, ob sie mit der Flasche gefüttert oder gestillt werden, auch wenn die Mutter genug Milch hat. Gegebenenfalls kann abgepumpte Muttermilch (über Sonde) zugefüttert werden. Braucht das Kind mehr Kalorien, aber nicht mehr Flüssigkeit, kann man die abgepumpte Milch im Kühlschrank aufrahmen lassen und primär den Rahm füttern. Oft gedeihen die Säuglinge dann besser mit Muttermilch als mit künstlicher Säuglingsnahrung (3).

Wenn die Mutter weiß, dass die Gedeihstörung auf die Behinderung des Kindes zurückzuführen ist, kann sie es leichter betreuen und seine Eigenheiten gelassener hinnehmen. Gerade in dieser Situation ist es nicht zu empfehlen abzustillen, sondern abzuwarten und der Mutter Mut zu machen. Die seelische Entlastung kann auch den Milchspendereflex fördern und damit das Stillen verbessern. Sind solche Kinder erst abgestillt, bedauern die Mütter das Abstillen oft, wenn ihr Kind dann auch nicht mehr trinkt und nicht besser zunimmt. Auch bedürfen gerade solche Kinder der vielfältigen Sinnesreize beim Stillen.

Möglichkeiten zur Steigerung der Milchbildung

Bei einer Gedeihstörung hat das Kind zu wenig Milch bekommen bzw. sich zu wenig Milch geholt. Nach dem Prinzip von Angebot und Nachfrage führt dies zu einem Rückgang der Milchbildung bei der Mutter; möglicherweise ist die Milchbildung auch von Anfang an nicht richtig in Gang gekommen. Die Steigerung der Milchbildung ist deshalb integraler Bestandteil der Behandlung einer Gedeihstörung. In allen Fällen ist es wichtig, die Ursache(n) der Gedeihstörung heraus zu finden. Dabei ist neben der Handhabung des Stillens und der Milchgewinnung auch die körperliche und seelische Verfassung der Mutter zu beachten. Die Mutter ist in dieser Situation auf Unterstützung angewiesen, vor allem weil ihr Selbstvertrauen manchmal stark angeschlagen ist.

Die körperliche und seelische Verfassung der Mutter

1. Nimmt sie Medikamente (die Pille)? Raucht sie? Das kann die Milchproduktion verringern.
2. Zunächst sind Erkrankungen und Hormonstörungen der Mutter auszuschließen oder zu behandeln oder ggf. die medikamentöse Therapie umzustellen (s. oben „Mütterliche Ursachen").
3. Vielleicht ist die häusliche Situation für die Mutter schwierig:
   • Kann sie sich Zeit zum Essen und Trinken nehmen? Milchbildungstee kann unterstützen, davon aber höchstens 3-4 Tassen.
   • Kann sie entspannen, ausruhen, die Beine hochlegen? Welche Hilfsmöglichkeiten für den Haushalt und ggf. größere Kinder stehen ihr zur Verfügung?
   • Hat sie besondere Belastungen? Manchmal kann schon ein Gespräch den Druck und die Spannung so weit lösen, dass die Milch wieder fließen kann.
   • Ist ihr Partner gegen das Stillen? Das kann eine kaum überwindbare Barriere sein.
4. Zur Unterstützung des Milchspendereflexes und damit der Entleerung der Brust helfen manchmal gezielte Entspannungs- oder Atemübungen, eine Rückenmassage vom Partner oder ein Schaukelstuhl. Die Mutter kann auch die Brust warm abduschen und mit einem Hautöl sanft massieren.

Die Handhabung des Stillens

Zum besseren Verständnis der Ursachen sollte zunächst der Stillvorgang selbst beobachtet werden (s. Tab. 10.2), wonach dann die geeigneten Maßnahmen empfohlen werden:

1. Korrektes Anlegen: Bauch an Bauch und viel vom Warzenhof in den Mund des Kindes (Einzelheiten s. Kap. 9.3 Anlegen).
2. Häufiges Anlegen: Das Kind muss alle 2-3 Stunden angelegt werden, tagsüber bei Bedarf noch öfter. Schläfrige Kinder müssen geweckt werden. Manchmal hat eine Mutter die Möglichkeit, sich auch am Tage mit dem Kind ins Bett zu legen und es immer wieder zu stillen. (16)
3. Wechselstillen: Das heißt, wenn das Kind an der ersten Seite nicht mehr richtig trinkt, es an der zweiten anlegen; wenn es dort nicht mehr richtig trinkt, wieder zur ersten Seite, und noch einmal zur zweiten Seite. Dieser Vorgang wird mehrfach wiederholt, bei schläfrigen oder saugschwachen Kindern sogar schon alle 1-2 Minuten. Während das Kind an einer Brust trinkt, sammelt sich in der anderen Brust Milch, die das Kind dann noch trinken kann, außerdem wird durch das häufige Wechseln sein Interesse wach gehalten.
4. Schnuller und Fläschchen soweit wie möglich vermeiden: Das Kind soll seinen Hunger nicht „wegschnullern", sondern oft genug an die Brust kommen. Auch sollte die Gefahr der Saugverwirrung minimiert werden.
5. Zusätzliches Abpumpen und Entleeren von Hand, wenn das Kind nicht ausreichend häufig oder ausreichend lange angelegt werden kann oder nicht kräftig genug trinkt (s. Kap. 12 Muttermilch gewinnen).
6. In besonderen Fällen kann darüber hinaus eine medikamentöse Unterstützung der Milchproduktion bei der Mutter erwogen werden (2).

Meistens lässt sich die Milchmenge durch geeignete Maßnahmen ausreichend steigern. Gelingt dies nicht, bedarf die Mutter besonderer Betreuung und Beratung, nicht nur für die Ernährung des Kindes, sondern auch, um Trauer über den Verlust einer problemlosen

Stillbeziehung und Gefühle des Versagens aufzufangen. In jedem Falle sollte die Mutter darüber informiert werden, dass auch Teilstillen wertvoll ist und wie dies gelingen kann.

Prävention

Ein guter Teil der Gedeihstörungen ist vermeidbar (16).
Die Mütter brauchen Unterstützung und Information zum Stillen selbst: zum richtigen Anlegen, zu Zahl und Dauer der Stillmahlzeiten, zur Bedeutung nächtlicher Mahlzeiten, zum zurückhaltenden Umgang mit Zufüttern in den ersten Lebenstagen (10) und mit Fläschchen, Schnullern und Brusthütchen.
Die Mütter brauchen „Bemutterung": Sie brauchen seelische Unterstützung und praktische Entlastung.
Die Kinder müssen regelmäßig gewogen werden (aber nicht vor und nach dem Stillen). Das Fühlen bzw. Wiegen der nassen Windeln ist auch eine zuverlässige Methode, wenn das Kind ausschließlich Muttermilch erhält.

Bei Stillschwierigkeiten kann neben den Fragen zu Häufigkeit und Dauer der Stillmahlzeiten eine Beobachtung des Stillens selbst weiterführen:

Wie hält die Mutter das Kind?	Wie legt die Mutter das Kind an?
Hält sie es nah oder weit von sich weg?	Liegt es Bauch an Bauch oder dreht es den Kopf?
Macht sie es sich bequem?	Hat es den Mund genügend weit geöffnet?
Macht sie es dem Kind bequem?	Hat es im Bereich des Unterkiefers genügend vom Warzenhof im Mund?
Wie saugt das Kind?	
Ist seine Zunge unterhalb der Brustwarze?	Kann es die Warze im Mund halten oder braucht es mehr Unterstützung?
Ist die Zunge weit genug vorgeschoben?	**Gibt es Anzeichen für Saugverwirrung?**
Schiebt es die Warze mit der Zunge wieder aus dem Mund?	Fängt das Kind an zu saugen, wenn es die Warze im Mund hat, oder wartet es?
Macht es kräftige oder kurze, ineffektive Saugbewegungen?	Wird ein Brusthütchen benutzt?
Sind Schluckbewegungen zu sehen oder zu hören? Wie oft?	Wird ein Schnuller benutzt?
Tabelle 10.2 Checkliste zur Beobachtung des Stillens	Erhält das Kind zwischendurch Tee im Fläschchen statt der Brust?

Literatur

1. Academy of Breastfeeding Medicine. Clinical Protocol #3: Hospital guidelines for the Use of Supplementary Feedings in the Healthy Term Breastfed Neonate, Revised 2009. Breastfeeding Medicine 2009; 4: 175-182

2. Betzold CM. Galactagogues. J. Midwifery Women Health 2004; 49: 151-154

3. Colombo C, Constantini D, Zazzeron L, et al. Benefits of breastfeeding in cystic fibrosis. Acta Paediatrica 2007; 96: 1228-1232

4. Chantry CJ, Howard CR, McCoy R. Peripartum breastfeeding management for the healthy mother and infant at term. ABM Protocol #5, 2003

5. Dewey KG, Heinig MJ, Nommsen LA, Peerson JM, Lönnerdal B. Breast-fed infants are leaner than formula-fed infants at 1 year of age: the DARLING study. Am. J. Clin. Nutr. 1993; 57: 140-145

6. Dewey KG, Nommsen-Rivers LA, Heinig MJ, Cohen RJ. Risk Factors for Suboptimal Infant Breastfeeding Behavior, Delayed Onset of Lactation and Excess Neonatal Weight Loss. Ped. 2003; 112: 607-619

7. Dewey KG, Peerson JM, Brown KH, Krebs NE, Michaelsen KF, et al. Growth of breast-fed infants deviates from current reference data: a pooled analysis of US, Canadian and European Data Sets. Pediatrics 1995; 96: 495-503

8. Emond A, Drewett R, Blair P, Emmett P. Postnatal factors associated with failure to thrive in term infants in the Avon Longitudinal Study of Parents and Children. Arch Dis Child 2007; 92: 115-119

9. ESPGHAN Committee on Nutrition. Breast-feeding: A Commentary by the ESPGHAN Committee on Nutrition. J. Ped. Gastr. Nutr. 2009; 49: 112-125

10. ILCA. Clinical Guidelines for the Establishment of Exclusive Breastfeeding. June 2005

11. Khin-Maung U, Nyunt-Nyunt W, Myo-Khin I, et al. Effect on clinical outcome of breastfeeding during acute diarrhoea. Br. Med. J. 1985; 290: 587-589

12. Lawrence RA, Lawrence RM. Breastfeeding: A guide for the medical profession. 6th Ed., C.V. Mosby Company, USA 2005

13. Liu J, Rosenberg KD, Sandoval AP. Breastfeeding Duration and Perinatal Cigarette Smoking in a Population-Based Cohort. Am. J. Publ. Health 2006; 96: 309-314

14. Lucas A, Fewtrell MS, Davies PS, Bishop NJ, Clough H, Cole TJ. Breastfeeding and catch-up growth in infants born small for gestational age. Acta Paed. 1997; 86: 564-569

15. Marasco L. Polycystic Ovary Syndrome: A Connection to Insufficient Milk Supply J. Hum. Lact. 2000; 16: 143-148

16. Powers N. How to Assess Slow Growth in the Breastfed Infant: Birth to 3 Months. Ped. Clin. N. Am 2001; 48:345-364

17. Sachs M, Dykes F, Carter B. Weight monitoring of breastfed infants in the United Kingdom – interpreting, explaining and intervening. Maternal and Child Nutrition 2006; 2: 3-18

18. Van Dommelen P, Van Wouwe JP, Breuning-Broers JM, et al. Reference chart for relative weight change to detect hypernatraemic dehydration. Arch. Dis. Child. 2007; 92: 490-494

19. WHO Wachstumskurven. http://www.who.int/childgrowth/en/

10.2 Koliken

Utta Reich-Schottky

In den ersten Lebensmonaten leiden viele Babys unter sogenannten Koliken: Sie schreien, ziehen die Beine an, scheinen Schmerzen zu haben und sind nur schwer zu beruhigen. Manchmal gelingt es, eine Ursache zu finden und zu beheben. Oft hilft nur symptomatische Behandlung sowie der Trost, dass das Baby aus dieser Phase herauswachsen wird.

Ursachen

Körperliche Ursachen wie z. B. Reflux (6) oder Infektionen werden bei weniger als 5 % der Kinder mit übermäßigem Weinen gefunden (2).

Nach dem Ausschluss von Erkrankungen können folgende Ursachen in Frage kommen:
1. Es fehlt an Bemutterung der Mutter. Viele Mütter sind weitgehend auf sich gestellt und vor allem gegen Abend mit ihren Kräften am Ende. Dann können sie ihrem Säugling schlechter dabei helfen, in einen ruhigen Zustand zu finden. Sein noch unreifes und sich entwickelndes inneres Gleichgewichtssystem wird durch die Erwachsenen um ihn herum coreguliert (5). Wenn Eltern unter-

stützt und beruhigt werden, können sie ihrerseits ihr Kind beruhigen.

2. Wenn in der Wohnung *geraucht* wird, können die Babys darauf mit gastrointestinalen Symptomen reagieren (3).

3. Manches Baby schluckt zu viel *Milch* Manche Mutter hat reichlich Milch. Nimmt sie ihr Kind bei jeder Mahlzeit von der ersten Brust ab, bevor es fertig ist, und legt es an der anderen Seite an, dann muss es dort wieder erst viel fettarme, laktosereiche Milch trinken, bevor es genügend fettreiche Milch bekommt, die seinen Hunger stillt. Für manches Kind ist das vom Volumen und vom Laktosegehalt her zu viel (relative Laktoseintoleranz), es bekommt Verdauungsstörungen. Grüne Stühle können ein Hinweis auf zu viel Laktose sein. Die Kinder sollten an der ersten Seite bleiben, bis sie zufrieden sind, und erst zur nächsten Mahlzeit an der anderen Seite angelegt werden, es sei denn, sie hätten nach der ersten Seite noch Hunger (7). Wird häufig gestillt, kann es sinnvoll sein, für etwa 2 bis 3 Stunden immer die gleiche Brustseite anzubieten, und nach diesem Zeitraum dann nur die andere Seite, um ihren Magen nicht zu überfordern.

4. Manches Baby schluckt zu viel *Luft.* Wenn der Milchspendereflex sehr heftig ist, kommt die Milch im Schwall, das Baby verschluckt sich. Dagegen hilft, das Baby vor dem Einsetzen des Reflexes noch einmal von der Brust zu nehmen und zu warten, bis die Milch aufhört zu spritzen. Wenn das Baby dagegen zu sehr protestiert, kann die Mutter vordem Anlegen den Milchspende-reflex manuell auslösen. Auch das „Rücklingsstillen" (s. Kap. 9.4 Stillpositionen) kann helfen. Gierige und hastige Trinker, die sich leicht verschlucken, sollten etwas eher angelegt werden, bevor ihr Hunger ganz so groß ist. Wenn das Baby nicht dicht genug am Körper der Mutter gehalten wird, schluckt es möglicherweise mehr Luft.

5. Das Kind verträgt bestimmte *Speisen der Mutter* nicht. Das wird zwar meistens als erstes vermutet, ist aber eher selten die Ursache für das Weinen. Am häufigsten löst Kuhmilch Unver-träglichkeitsreaktionen aus, manchmal auch andere Nahrungs-mittel. Nahrungsproteine wurden in Muttermilch nachgewiesen

(1). Die Mutter sollte nur bei einem konkreten Verdacht das bzw. die Nahrungsmittel konsequent 1-2 Wochen lang weglassen und das Kind beobachten. Mit zunehmendem Alter des Kindes nehmen die Reaktionen auf die meisten Nahrungsmittel in der mütterlichen Kost ab.

Symptomatische Behandlung

Lässt sich keine Ursache finden, bleibt nur die symptomatische Behandlung. Sie erfordert Phantasie und Geduld. Verschiedene Lösungsansätze können weiter helfen.

1. Viele Babys werden beim Herumtragen ruhig, besonders, wenn sie aufrecht gehalten werden oder in Bauchlage. Wenn das Kind dann weiter weint, kann man die Eltern damit trösten, dass es sich auf ihrem Arm wenigstens nicht verlassen fühlt, wenn es schon Schmerzen hat. Direkter Hautkontakt kann zur Beruhigung beitragen.
2. Oft hilft Wärme: ein warmes Bad, ein angewärmtes Kirschkernsäckchen auf dem Bäuchlein oder ein Wollhemd.
3. Andere Möglichkeiten sind Massage, Einreibungen mit Kümmelöl oder Übungen auf dem Wickeltisch, z. B. die Oberschenkel des Kindes leicht gegen seinen Bauch drücken.
4. Blähungslösende Tropfen helfen nicht besser als Placebos (2). Viele Tropfen enthalten außerdem erhebliche Mengen Alkohol. Manchmal hilft es, wenn die Mutter Fenchel-, Anis- oder Kümmeltee trinkt.

Teufelskreise

Manchmal bauen sich Teufelskreise auf zwischen dem schreienden Kind und der entnervten Mutter. In der Beratung sollte frühzeitig darauf eingegangen und die Mutter entlastet werden. Die unablässige Suche nach Ursachen, z. B. das Weglassen von immer mehr Nahrungsmitteln, kann ein zusätzlicher Stress sein und die Situation verschlimmern. Wenn die Eltern sich beim Trösten und Versorgen des Kindes ablösen können, damit sie selbst auch wieder zur Ruhe kommen, und vielleicht noch jemand einspringen kann, der sich mit frischen Kräften dem Baby widmet, können solche Teufelskreise durchbrochen werden.

Literatur

1. Harmatz P, Bloch K. Transfer of dietary protein in breast milk. Ann. Allergy. 1988;61(2):21-24
2. Roberts D, Ostapchuk M, O'Brien J. Infantile Colic. American Academy of Family Physicians 2004 www.aafp.org/afp
3. Said G, Patois E, Lellouch J. Infantile colic and parental smoking. Brit. med. J. 1984;289:660
4. Smillie C. Baby-Led Breastfeeding 2001-2008, www.oregon.gov/DHS/ph/wic/docs/swm_spkr_baby_led_bf.pdf
5. Schore A. The Effects of a Secure Attachment Relationship on Right Brain Development, Affect Regulation, & Infant Mental Health. Infant Mental Health Journal 2001;22:7-66
6. Sicherer SH. Clinical aspects of gastrointestinal food allergy in childhood. Pediatrics 2003;111(6 Pt 3):1609-16
7. Woolridge MW, Fisher C. Colic, „overfeeding", and symptoms of lactose malabsorption in the breast-fed baby: a possible artifact of feed management? Lancet 2 (1988) 382-384

10.3 Physiologische Anpassung, Neugeborenengelbsucht und Hypoglykämie

Utta Reich-Schottky

Die physiologische Anpassung des gesunden reifen Neugeborenen

Die Geburt erfordert eine enorme Umstellung und Anpassung des gesamten Stoffwechsels des Säuglings. Während die Atmung sofort beginnt, brauchen die übrigen Prozesse längere Zeit. Das überschüssige Hämoglobin wird abgebaut. Nahrungsaufnahme und Verdauung werden aktiviert. Wie bei anderen Säugern, werden auch beim Menschen zunächst geringe, dann rasch zunehmende Mengen an Milch gebildet, jeweils angepasst an die zunehmende Verdauungskapazität des Säuglings. Für diese Übergangzeit bis zur reichlichen Milchbildung hat das Neugeborene Energiereserven in Form von Glykogen und Fett. „Eine Zufütterung des Neugeborenen mit Wasser, Glukose und anderen Nahrungsstoffen ist in der Natur im Normalfall nicht vorgesehen" (9) und „ist in den ersten 72 Lebensstunden bei reifen, gesunden, nicht dystrophen Neugeborenen nicht erforderlich"(4). Mit seinen Vorräten kommt das Neugeborene umso besser aus, je besser es vor zusätzlichem Energieverbrauch geschützt wird, insbesondere vor Kälte und vor Trennungsstress (9). Nähe zur Mutter mit ausgiebigem Hautkontakt von Geburt an und mit häufigem, uneingeschränktem Stillen nach Bedarf beruhigt die Kinder, bringt sie in eine für die Umstellung günstige hormonelle Lage und fördert bei der Mutter die Milchbildung. Auf diese Weise wird sowohl der Energiebedarf minimiert als auch die Energiebereitstellung maximiert und somit Anpassungsstörungen wie Hyperbilirubinämie und Hypoglykämie vorgebeugt.

Hyperbilirubinämie

Physiologische Gelbsucht

Für seine Sauerstoffversorgung benötigt das Kind im Mutterleib wesentlich mehr Hämoglobin als nach der Geburt. In den ersten Lebenstagen wird das jetzt überflüssige Hämoglobin abgebaut. In Folge dieses Abbauvorgangs tritt das Abbauprodukt Bilirubin in größerer Menge auf. Bilirubin ist schlecht wasserlöslich und kann von der Niere nicht ausgeschieden werden. Es wird in der Leber mittels des Enzyms Glukuronyltransferase mit Glukuronsäure gekoppelt („konjugiert"). Dadurch wird es wasserlöslich und ausscheidungsfähig. Die Leber des Neugeborenen ist zunächst noch nicht in der Lage, das Bilirubin rasch genug zu konjugieren.

Konjugiertes Bilirubin gelangt über die Galle in den Darm und wird mit dem Stuhl ausgeschieden. Es kann im Darm auch wieder zu unkonjugiertem Bilirubin gespalten und in den kindlichen Kreislauf rückresorbiert werden, wodurch der Bilirubinwert im Blut weiter ansteigt. Etwa 60 % aller reifen gesunden Neugeborenen werden klinisch sichtbar gelb (3).

Wann behandeln? (3)

Bei sehr hohen Bilirubinwerten besteht die Gefahr eines Kernikterus. Die deutsche Gesellschaft für Neonatologie und pädiatrische Intensivmedizin hat Leitlinien zur Diagnostik und Therapie der Hyperbilirubinämie bei reifen gesunden Neugeborenen entwickelt. In diesen Leitlinien werden die altersabhängigen Grenzwerte genannt, oberhalb derer eine Behandlung mit Phototherapie oder Austauschtransfusion indiziert ist. (3)

Phototherapie

Mit der Phototherapie steht eine zuverlässige und sichere Behandlungsmethode zur Verfügung, aber auch sie hat Nebenwirkungen. Das Verbinden der Augen führt zu sensorischer Deprivation des Säuglings (7). Für die Mutter ist die Phototherapie beunruhigend und belastend und kann ihr mütterliches Verhalten längerfristig beeinträchtigen und auch zu verfrühtem Abstillen führen (5, 6). Auf Grund dieser möglichen negativen Auswirkungen bleibt die Vorbeugung vorrangig.

Ist jedoch eine Phototherapie notwendig, kann und sollte auch unter dieser Behandlung weiter nach Bedarf gestillt werden (1). Der Bedarf kann erhöht sein, da die Phototherapie mit (gering) erhöhtem Flüssigkeitsbedarf einhergeht.

Vorbeugung

Am besten lässt sich der Hyperbilirubinämie durch eine Förderung der Anpassung vorbeugen, also
• keine Trennung von Mutter und Kind von Geburt an, möglichst ausgiebiger Hautkontakt zur Stabilisierung des Kindes und zur Verringerung der Stresshormone und damit des Energieverbrauchs;

- häufiges, uneingeschränktes Stillen nach Bedarf ab Geburt fördert die Milchbildung und damit die Versorgung mit Flüssigkeit, Eiweiß und Fett, sowie die Darmmotilität und damit die Ausscheidung des Mekoniums, was die Rückresorption vermindert (2).

Glukoselösungen und Wasser sind zur Vorbeugung ungeeignet. Sie verringern den Bilirubinwert nicht (1). Sie interferieren mit dem Stillen, verringern aktuell die Aufnahme von Muttermilch und erhöhen längerfristig das Risiko vorzeitigen Abstillens (9).

Wenn eine Zufütterung medizinisch indiziert ist, sollte Milchnahrung gegeben werden (9).

Hypoglykämie (9, 10, 11)

Mit der Geburt endet die ununterbrochene Glukosezufuhr. Physiologischerweise sinkt der Glukosespiegel in den ersten ein bis zwei Stunden ab und steigt dann wieder an. Durch Mobilisierung der Glykogenreserven und Neusynthese wird Glukose bereitgestellt. Parallel dazu entstehen beim Abbau der Fette Ketone. Das Gehirn des Neugeborenen kann natürlicherweise auch Ketone als Energiequelle nutzen. Muttermilch fördert die Ketonbildung; mit künstlicher Säuglingsnahrung gefütterte Säuglinge bilden weniger Ketone als gestillte Kinder (8).

Bei der Definition von Hypoglykämie ist problematisch, dass ein „normaler" Konzentrationsbereich für die Glukose nicht definiert ist und eine niedrige Glukosekonzentration im Blut „nur ein Stein in einem komplexen metabolischen Puzzle [ist], der nicht isoliert bewertet werden kann" (10). Die normale Hirnfunktion hängt von der Summe der zur Verfügung stehenden Brennstoffe ab, also Glukose plus Ketone und andere Stoffe.

Die Summe dieser Anpassungsprozesse wird Gegenregulation genannt. Gesunde, reife Neugeborene sind dazu ausreichend in der Lage. Routinemäßige Überwachung des Glukosespiegels ist bei ihnen unangemessen.

Frühgeborene, vor allem kleine Frühgeborene, Mangelgeborene und kranke Kinder können schlechter gegenregulieren. Bei ihnen sollte der Glukosespiegel überwacht und bei mindestens 2,6 mmol/1 (47 mg/dl) gehalten werden, bis sie stabil sind. Kinder diabetischer Mütter haben ein erhöhtes Hypoglykämierisiko, das durch gute diabetische Kontrolle ein Stück weit gesenkt werden kann. Glukoseinfusionen unter der Geburt und Betamimetika (z. B. Fenoterol (Partusisten®)) erhöhen das Risiko ebenfalls.

Alle Kinder, die gesund und reif genug sind, um zu saugen, sollten nach Bedarf gestillt werden. Besteht bei den oben genannten Risikokindern eine medizinische Indikation zum Zufüttern, so sollte dies möglichst mit Muttermilch, sonst mit anderer Milchnahrung erfolgen. „Es gibt keine Hinweise darauf, dass niedrige Glukose-konzentrationen gesunden, reifen und gestillten Neugeborenen schaden. Gesunde reife Babys, die nach Bedarf gestillt werden, benötigen keine Nahrung oder Flüssigkeit außer Muttermilch." (10)

Literatur

1. American Academy of Pediatrics (AAP). Subcommittee on Hyperbilirubine-mia: Management of hyperbilirubinemia in the newborn infant ≥35 weeks of gestation. Clinical Practice Guideline. Pediatrics 2004;114:297-316

2. De Carvalho M, Robertson S, Klaus M. Fecal bilirubin excretion and serum bilirubin concentrations in breast-fed and bottle-fed infants. J. Pediat. 1985;107:786-790

3. Gesellschaft für Neonatologie und Pädiatrische Intensivmedizin (GNPI). Leitlinie 24/007. Hyperbilirubinämie: Diagnostik und Therapie bei reifen gesunden Neugeborenen. 2003 www.awmf.org

4. Gesellschaft für Neonatologie und Pädiatrische Intensivmedizin (GNPI) und Dt. Ges. für Gynäkologie und Geburtshilfe. Betreuung des gesunden Neuge-borenen im Kreißsaal und während des Wochenbettes der Mutter. 2004 www.awmf.org

5. Kemper K, Forsyth B, McCarthy P. Jaundice, terminating breastfeeding, and the vulnerable child. Pediatrics 1989;84:773-778

6. Kemper K, Forsyth B, McCarthy P. Persistent perceptions of vulnerability following neonatal jaundice. Amer. J. Dis. Child. 1990;144:238-241

7. Lewis HM, Campbell RH, Hambleton G. Use or abuse of phototherapy for physiological jaundice of newborn infants. Lancet ii (1982) 408-410
8. Rooy L, Hawdon J. Nutritional Factors That Affect the Postnatal Metabolic Adaptation of Full-Term Small- and Large-for-Gestational-Age Infants. Pediatrics 2002;109:e42
9. Stockhausen v. H. Zur Frage der Zufütterung von gesunden, gestillten Neugeborenen. Empfehlung der Nationalen Stillkommission 2001
10. Williams AF. Hypoglycaemia of the newborn. Review of the literature. Bulletin of the WHO 1997
11. Wight N, Marinelli KA, et al. Guidelines for Glucose Monitoring and Treatment of Hypoglycemia in Breastfed Infants. Academy of Breastfeeding Medicine, Clinical Protocol #1, 2006

10.4 Zwillinge

Erika Fischer, Julia Streit-Lehmann

Da Zwillinge nun einmal zu zweit sind, wird in diesem Kapitel häufig vom ersten Kind („Kind A") und zweiten Kind („Kind B") die Rede sein. Wir haben sie, zur besseren Lesbarkeit, „Anna" und „Ben" getauft. Anna und Ben können beide gestillt werden. Zwei Babys saugen doppelt so viel, wie es ein einzelnes Baby tun würde, also bildet eine Zwillingsmutter auch doppelt so viel Milch. Die Nachfrage bestimmt das Angebot. Für werdende und junge Zwillingsmütter ist dieser zentrale Satz sehr wichtig. Wesentliche Voraussetzung für die Mutter, Mehrlinge problemlos zu stillen, ist genügend Stillwissen und die Überzeugung, selbstverständlich auch Zwillinge stillen zu können.

Die Vorbereitung in der Schwangerschaft

Heute werden Zwillingsschwangerschaften so früh festgestellt, dass die Eltern sich auf die Situation einstellen können. Sie sollten auf Stillgruppen, Frühgeborenen-Initiativen, Zwillingsclubs oder neonatologische Elterngruppen hingewiesen werden, damit sie schon in der Schwangerschaft Kontakt zu stillerfahrenen Zwillings- oder Frühgeboreneneltern aufnehmen können.

Ideal wäre es, wenn ihnen in den Geburtsvorbereitungskursen Literatur zur Verfügung stünde, und zwar nicht nur über Zwillinge, sondern auch über die häufigen Komplikationen Frühgeburt und Kaiserschnitt.

Gute Bilder mit den verschiedenen Stillpositionen oder ein Videoband und die Demonstration der verschiedenen Positionen mit zwei Puppen wären ebenfalls wünschenswert.

Zu Gesprächen über das Stillen gehören speziell für Zwillingsmütter folgende Aspekte:
- die Tatsache, dass künstliche Ernährung mit erheblich mehr Arbeit verbunden ist als Stillen: Es müssen Flaschenmahlzeiten zubereitet und Flaschen und Zubehör abgewaschen und sterilisiert werden, die Nachteile des Nichtstillens müssen extra aufgefangen werden, für die Versorgung in der Nacht muss die Mutter aufstehen;
- die gesundheitlichen Nachteile der künstlichen Ernährung (generell, aber insbesondere auch für zu früh und zu klein geborene Kinder);
- die Tatsache, dass das Stillen der Mutter hilft, gleichzeitig zu zwei Babys eine sichere Bindung aufzubauen, gerade bei ihrer situationsbedingt knappen Zeit;
- die Information und die Ermutigung, dass sie genügend Milch für zwei Kinder bilden kann.

Idealerweise haben Zwillingsmütter schon in der Schwangerschaft Gelegenheit, ein realistisches Bild davon zu bekommen, wie der Alltag mit zwei kleinen Babys aussehen kann. Häufig ist die Mutter dann mit nichts anderem als der Versorgung ihrer Babys beschäftigt. Das ist normal.

Mütter, die ihre Zwillinge stillen wollen, bekommen von ihrer Umgebung viele Widerstände zu spüren – mehr noch als bei Einzelkindern. Auch darauf sollte in den Gesprächen eingegangen werden.

Startprobleme

Die Geburt von Zwillingen allein bringt keine Stillprobleme mit sich. Das Bonding im Kreißsaal sollte genauso geschehen wie nach einer Einzelgeburt (s. Kap. 9.1 Das erste Stillen im Kreißsaal). Wird die Mutter im Wochenbett durch eine Hebamme betreut, ist auch eine ambulante Geburt möglich.

Kaiserschnitt, Frühgeburten, Mangelgeburten und Verlegung in die Kinderklinik erschweren häufig den Beginn des Stillens. Durch gute Unterstützung während der Schwangerschaft (Haushaltshilfe, Frühgeburtsprophylaxe, Mitbetreuung durch eine Hebamme) lässt sich oft eine Verlängerung der Schwangerschaft und damit ein besserer Start erreichen – auch für das Stillen.

Für beide Kinder abpumpen

Falls beide Kinder verlegt werden müssen, hat die Mutter durch das Gewinnen von Muttermilch eine Möglichkeit, sich an der Betreuung ihrer Kinder zu beteiligen. Sie sollte so bald wie möglich mit dem Entleeren von Hand und dem Abpumpen beginnen (s. Kap. 12 Muttermilch gewinnen). Gerade für Zwillingsmütter ist eine elektrische Milchpumpe mit Doppelabpump-Set hilfreich. Die Milch wird schneller und effektiver abgepumpt, und die Milchbildung wird besser angeregt als beim einzelnen Abpumpen (2).

Ein Kind stillen – für ein Kind abpumpen

Manchmal kann ein Kind schon gestillt werden, während für das andere Kind noch abgepumpt werden muss. Hier gibt es verschiedene Möglichkeiten:
1. Zunächst wird Anna an einer Brust gestillt, anschließend pumpt die Mutter für Ben an der anderen Seite ab.
2. Wenn die Mutter schon etwas Übung beim Anlegen und Abpumpen hat, kann sie Anna an einer Seite stillen und gleichzeitig für Ben an der anderen Seite abpumpen. Die Mutter sollte ausprobieren können, ob sie dafür eine elektrische oder eine

Handpumpe bevorzugt. Günstig ist dabei, dass der Milchspendereflex wegen des doppelten Saugreizes schneller einsetzt; dies erhöht den Pumperfolg. Außerdem beansprucht das Pumpen so kaum zusätzliche Zeit.

3. Wenn Anna saugschwach und schläfrig ist, kann die Mutter mit dem Abpumpen für Ben beginnen und nach dem Einsetzen des Milchspendereflexes Anna an der anderen Seite anlegen, da der Milchspendereflex auf beiden Seiten gleichzeitig wirkt.

Die Brustseiten sollten dabei immer gewechselt werden, um die Milchbildung auf beiden Seiten gleich anzuregen.

Wenn die Mutter versucht, ein strenges Still- und Pumpprogramm aufrecht zu erhalten, kann sie das sehr erschöpfen. Wenn sie nicht in der Lage ist, von Anfang an nebeneinander zu stillen und zu pumpen, kann man ihr folgende Alternativen vorschlagen:

1. Sie kann einige Tage, bevor Ben nach Hause kommt, anfangen abzupumpen, um ihre Milchproduktion zu steigern. Oder

2. sie pumpt nicht zusätzlich ab, sondern legt Anna einige Tage vor dem Stillbeginn von Ben häufiger an. Bei dieser Methode wird die Milchmenge jedoch weniger gesteigert, so dass anfangs für Ben nicht genug Milch da ist. Die Mutter könnte dann z. B. auf ein Brusternährungsset zurückgreifen, um Ben an das Stillen zu gewöhnen.

Welche Methode die Mutter wählt, wird mit davon abhängen, wie sie vom Klinikpersonal unterstützt wird. Sorgfältige Erklärungen ermöglichen ihr zu entscheiden, was sie bewältigen kann. Sie muss über die jeweiligen Vor- und Nachteile informiert werden und die Alternative wählen können, die für sie in ihrer Situation die beste ist (2).

Ein Kind stillen – ein Kind mit der Flasche ernähren?

In manchen Kliniken ist diese Praxis heute noch an der Tagesordnung. Dabei gibt es verschiedene Vorgehensweisen:

1. Anna wird gestillt, Ben bekomm die Flasche. Bei der nächsten Mahlzeit wird gewechselt, d. h. Anna bekommt die Flasche und Ben wird gestillt. Diese Methode kann zu Saugstörungen bei

den Kindern führen, außerdem zu Unsicherheit bei der Mutter, welches Kind zuletzt die Flasche bekommen hat oder zuletzt an der Brust war. Die Milchproduktion lässt sich so nicht steigern.

2. Anna wird immer gestillt, Ben bekommt immer die Flasche. Das ist keine gute Idee: Nicht nur, dass Ben eine weniger ausgewogene Ernährung ohne Immunstoffe hätte. Vor allem hätten beide unterschiedlich viel hautnahen Kontakt zu ihrer Mutter; die Mutter-Kind-Bindung wäre belastet. Es ist schwierig genug für die Mutter, zu zwei Kindern gleichzeitig eine Beziehung aufzubauen. Diese Aufgabe wird durch eine solch unterschiedliche Handhabung unnötig erschwert.

Beide Vorgehensweisen haben einen weiteren Nachteil: Sie bedeuten für die Mutter extrem viel Arbeit, sowohl zeitlich als auch mental.

Stillen ist ein Geschenk für das Baby, weil es Nahrung und Nähe bietet. Deshalb ist es besser, beide soviel wie möglich zu stillen und beiden Zusatznahrung zu geben, wenn das notwendig ist. Manchmal braucht nur ein Baby Zusatznahrung, wird aber auch gestillt, bis die Milchproduktion aufgebaut ist. Daraus sollte keine „Alles-oder-Nichts"-Situation entstehen (2). Sinnvoll in dieser Zeit bis zum Vollstillen beider Babys ist die Wahl einer stillfreundlichen Zufüttermethode, damit das Stillen nicht (noch weiter) gestört wird (s. Kap. 8 Stillhilfen).

Beide Kinder stillen

Alle Zwillingsmütter, die stillen möchten, sollten von Anfang an vom Klinikpersonal und von einer erfahrenen Zwillingsmutter unterstützt und ermutigt werden.

Viele Babys möchten auch nach der Neugeborenenzeit noch ca. 8-12 mal pro Tag gestillt werden. Bei Zwillingen ist dies nicht anders: 20maliges Anlegen in 24 Stunden ist keine Seltenheit. Mütter sollten darauf realistisch vorbereitet werden. 20 mal Stillen mag zwar sehr viel klingen, aber Stillen bedeutet auch oft eine Pause für die Mutter. Im Idealfall stehen einer stillenden Zwillingsmutter also sehr viele „Pausen" bevor – diese sollte sie ganz nach Geschmack (mit einer Kanne Tee, etwas zu lesen, gemütlich auf dem Sofa,…) gestalten.

Gleichzeitig oder einzeln Stillen?

Ob eine Mutter ihre Zwillinge gleichzeitig stillt oder nacheinander, hängt von verschiedenen Faktoren ab. Das Klinikpersonal muss den Zustand der Mutter und ihrer Kinder einschätzen können, wenn es ihr bei ihrer Entscheidung helfen will.

Zustand der Mutter:
• guter Stand der Genesung nach der Geburt,
• hoher Aktivitätsgrad,
• vorhergehende gute Stillerfahrung,
• gute vorgeburtliche Vorbereitung auf das Stillen,
• positive Gefühle zum Stillen,
• Offenheit für neue Ideen,
• gute Unterstützung durch das Klinikpersonal.

Zustand der Kinder:
• etwas größere und schwerere Kinder,
• gute Saugfähigkeit,
• keine medizinischen Bedenken.

Kann bei der Mutter mindestens ein Punkt mit „ja" beantwortet werden und bei den Kindern mindestens zwei, besser alle, dann kann versucht werden, die Kinder gleichzeitig anzulegen (2).

Stillen eines jeden Kindes einzeln

Wird jedes Kind einzeln nach Bedarf gestillt, hat die Mutter theoretisch die Möglichkeit, sich beim Stillen intensiv um jedes Kind zu kümmern und dem jeweiligen Kind entsprechend zu reagieren. Es gibt Babys, die schnell und hastig saugen und andere, die sehr langsam und schläfrig, ja genüsslich trinken. Da kann individuelles Stillen angebracht sein. Die Abstände zwischen dem Stillen der Zwillinge können bei dieser Vorgehensweise sehr kurz sein.

Auch wenn die Mutter sich für das individuelle Stillen eines jeden Kindes nach Bedarf entscheidet, sollten ihr in der Klinik von Anfang an beide Kinder gebracht werden. Sie kann dann Anna anlegen, und Ben kann ihr auf das Bett gelegt werden. So kann sie von Anfang an versuchen, Ben zu trösten, während sie Anna stillt. Hierbei sollte die Mutter allerdings nicht alleine gelassen werden, ein weinendes Baby kann das Stillen doch massiv stören. Zu Hause wird sich oft eine Mischung aus gleichzeitigem Stillen und individuellem Stillen nach Bedarf herauskristallisieren.

Gleichzeitiges Stillen

Gleichzeitiges Stillen hat verschiedene *Vorteile:*
- Die Mutter spart Zeit.
- Das kräftigere Baby löst den Milchspendereflex für das schwächere Baby mit aus.
- Der Prolaktinspiegel der Mutter steigt durch gleichzeitiges Stillen höher an, was die Milchproduktion verstärkt (1).
- Wenn beide Babys hungrig sind, braucht keins zu warten.

Gleichzeitiges Stillen kann auch mit *Schwierigkeiten* verbunden sein:
- Manche Kinder lassen sich leicht von ihrem Geschwister ablenken oder trinken nur so lange gemeinsam mit ihrem Zwilling, bis der erste Hunger gestillt ist, und wollen dann allein weiter trinken.
- Wenn eine Mutter noch keine Stillerfahrung hat, braucht sie in den ersten Tagen meist beide Hände, um ein Kind richtig anzulegen, so dass sie nur dann gleichzeitig stillen kann, wenn eine stillerfahrene Kinderkrankenschwester, Hebamme oder Zwillingsmutter ihr dabei hilft.
- Da es am Anfang immer wieder vorkommt, dass ein Kind von der Brustwarze abrutscht, sich verschluckt oder zum Aufstoßen hochgenommen werden muss, sollte während der gesamten Stillmahlzeit jemand zur Verfügung stehen, um beim erneuten Anlegen oder Hochnehmen der Babys zu helfen.
- Wenn nur Anna hungrig ist, kann die Mutter ruhig probieren, Ben zum Stillen zu wecken – auch dies ist „Stillen nach Bedarf".

Gleichzeitiges Stillen muss *gelernt* werden. Im Krankenhaus sollte die Zwillingsmutter die Gelegenheit und die Voraussetzungen haben, alle sie interessierenden Positionen für das gleichzeitige Stillen von

Zwillingen unter Anleitung stillerfahrenen Personals auszuprobieren. Dies auf der Bettkante sitzend und die Kinder im Arm balancierend zu versuchen, ist der denkbar schlechteste Weg. Ein großer, gepolsterter Sessel mit vielen Kissen sollte dafür zur Verfügung stehen. Ein so genanntes Lagerungs- oder Stillkissen kann hilfreich sein.

Die Mutter muss bequem sitzen, mit Rücken-, Arm-, Kopf- und Beinunterstützung. Und sie sollte entspannt sein. Mit dem Lagerungskissen und/oder mehreren anderen Kissen oder gerollten Handtüchern hat die Mutter bei Bedarf beide Arme und Hände frei und kann dann die Kinder nach einiger Übung selbst anlegen, hochnehmen und an die andere Brust wechseln. Weitere sicher platzierte Kissen oder eine große Matratze auf dem Boden sind hilfreich, damit die Mutter bei Bedarf dort ein Kind gefahrlos ablegen kann.

Das gleichzeitige Stillen beider Kinder klappt nicht immer auf Anhieb. Nach einigen Wochen sind die Babys etwas größer und die Mutter hat mehr Routine im Umgang mit den beiden, so dass ein erneuter Versuch dann leichter gelingt.

Stillpositionen beim gleichzeitigen Stillen

Die Zwillingsmutter sollte sich diejenigen Positionen heraussuchen, die sich am besten für sie und ihre Kinder eignen. Manche Positionen werden nur am Anfang der Stillzeit angewandt, wenn die Kinder noch sehr klein sind, andere sind nur mit älteren Zwillingen möglich. Liegen die Kinder beim Stillen mal auf der rechten und mal auf der linken Seite, beugt dies einer asymmetrischen Entwicklung und Seitenbevorzugung vor. Für manche Kinder ist es hilfreich, sie in eine dünne Decke oder eine Spuckwindel einzuwickeln, so dass sie nicht mit den Ärmchen rudern können.

Gleichzeitiges Stillen im Sitzen

Fußballhaltung, Seitenhaltung oder Rückengriff (Abb. 10.1)

Das ist die klassische Zwillings-Stillposition. Die Babys liegen rechts und links von der Mutter. Ihre Köpfe liegen nebeneinander vor der Brust, die Beine gehen unter den Armen der Mutter durch nach hinten, und die Körper sind leicht zur Brust der Mutter gedreht. Mit ihren Händen kann die Mutter die Köpfe der Babys unterstützen. Am besten legt sie ein großes, festes Kissen auf den Schoß, auf dem die Kinder sicher liegen können, so dass sie bei Bedarf die Hände frei hat, um ein Kind wieder richtig anzulegen, es hochzunehmen oder aufstoßen zu lassen.

Die Babys sollen zur Brust gebracht werden. Die Mutter sollte sich nicht vornüber beugen und den Babys die Brust in den Mund „hineinstopfen".

Diese Position ist geeignet für Kinder, die Saugprobleme haben oder trinkschwach sind, weil die Mutter die Brustwarze und den Mund der Kinder gut sehen kann. Sie kann, von Anfang an, während der gesamten Stillzeit angewandt werden.

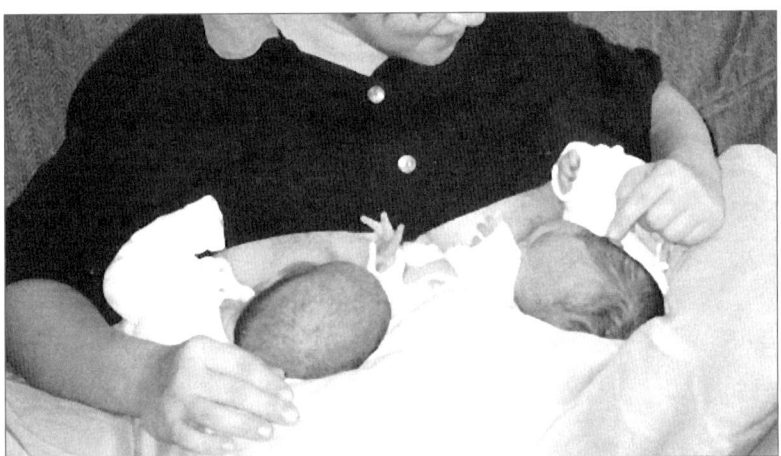

Abb. 10.1 doppelter Rückengriff. *Heidi Kublenz*

Parallel-Position (Abb. 10.2)

Anna liegt mit dem Kopf auf dem Unterarm der Mutter, ihr Bauch liegt am Bauch der Mutter. Ben liegt wie bem Rückengriff, sein Kopf auf Annas Bauch bzw. Beinen, sein Bauch an der Seite der Mutter, seine Beine zeigen nach hinten zum Rücken der Mutter. Die Hand der

Mutter hält Anna am Po und Ben am Kopf. Ihr Ellenbogen ist an Bens Po. Das kräftigere Kind liegt unten.

Bei dieser Haltung kann immer wieder anders angelegt werden, so dass wunde Stellen an der Brustwarze entlastet werden und die Kinder immer wieder auf der anderen Seite zu liegen kommen, selbst wenn jedes Kind „seine" Brust hat.

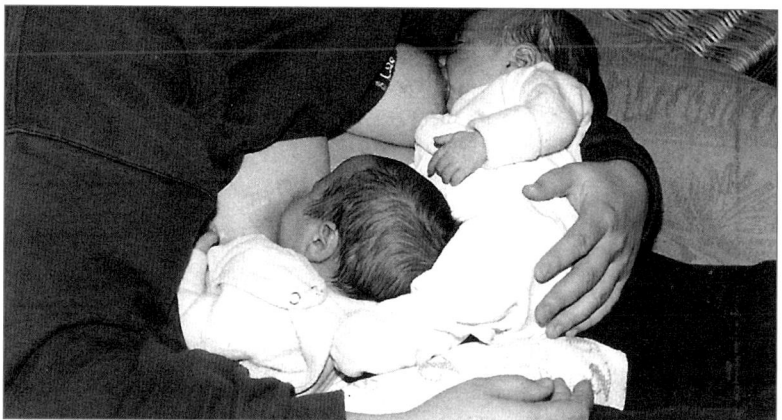

Abb. 10.2 Parallel-Position. *Annegret Ellerbusch*

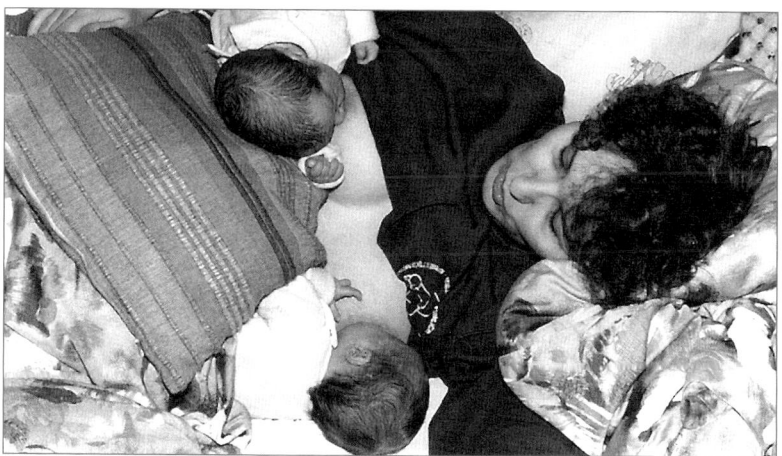

Abb. 10.3 Auf der Seite liegend. *Annegret Ellerbusch*

Gleichzeitiges Stillen im Liegen

Auf der Seite liegend (Abb. 10.3)

Die Mutter liegt auf der Seite, nach hinten gelehnt, Kopf und Rücken mit Kissen gut abgestützt. Anna liegt, Bauch an Bauch, längs neben ihr, im Rücken eventuell ein Kissen oder eine Rolle. Ben liegt in Seitenlage quer auf seiner Mutter, mit dem Kopf auf einem Kissen und mit seinen Beinen auf dem Kissen in ihrem Rücken.

Diese Haltung verschafft der Mutter eine Atempause im Liegen und, vor allem nachts, dringend benötigten Schlaf.

Auf dem Rücken liegend

- „Rücklingsstillen": Die Mutter liegt auf dem Rücken, die Kinder liegen auf ihrem Bauch. Sie stützt ggf. mit jeder Hand die Stirn eines Kindes ab, damit die Babys ihr Gesicht nicht in die Brust der Mutter graben. Die Ellenbogen der Mutter müssen gut abgestützt sein. Diese Position kann nur angewandt werden, solange die Zwillinge noch klein und relativ leicht sind.
- Wenn die Zwillinge älter sind, eignet sich folgende Position: Die Mutter liegt auf dem Rücken, ihr Kopf und Oberkörper sind etwas erhöht und durch Kissen abgestützt. Die Kinder sind auf dem Bauch der Mutter oder neben ihr in der Hocke.

Jedem Kind seine Brust?

Dieselbe Brust für ein Kind

Die Zwillingsmutter kann immer dieselbe Brust demselben Kind geben. Es kann auch sein, dass sich jedes Kind seine Brustseite aussucht, abhängig vom Herzschlag der Mutter, der Gängigkeit der Brust, der Fließgeschwindigkeit der Milch oder der Form der Brustwarze. Trinkt ein Kind immer an derselben Brust, kann es seine Milchmenge selbst regulieren und hat sie dann auch immer für sich zur Verfügung. Das geht allerdings nur, wenn beide Kinder kräftig sind und gut saugen. Allgemein empfehlenswert ist diese Vorgehensweise nicht, da Einseitigkeiten gefördert würden.

Jedes Kind an beiden Brüsten

Saugt ein Kind immer zu schwach und zu kurz an „seiner" Brust, kann auf dieser Seite die Milchmenge rasch zurückgehen. Wenn das kräftigere Kind regelmäßig an beiden Seiten trinkt, hilft dies, in beiden Brüsten ausreichend Milch zu produzieren. Auch vorausgegangene Brustoperationen, asymmetrische Entwicklung oder andere Gründe können bewirken, dass die Brustdrüsen rechts und links auffallend ungleiche Milchmengen bilden. Der häufige Wechsel hilft sicherzustellen, dass nicht ein Kind zu wenig bekommt (1).

Bei wunden Brustwarzen tragen das Wechseln der Brüste und wechselnde Positionen zur Heilung bei, zumal wenn das Saugverhalten eines der Kinder die Brustwarze stärker beansprucht (2).
Die Mutter kann die Seiten bei jeder Mahlzeit wechseln: Sie kann solange gleichzeitig stillen, bis Anna von allein loslässt. Dann löst die Mutter auch bei Ben das Saugvakuum und lässt die Kinder die Seiten tauschen. Beim erneuten Anlegen bzw. Weiterstillen wird der Milchspendereflex weitere Male ausgelöst.

Wenn sich das Stillen gut eingespielt hat, braucht die Mutter der Frage, welches Baby an welcher Seite wie oft trinkt, immer weniger Beachtung zu schenken. Sind die Babys älter geworden und die Mutter entsprechend routiniert, klappt das Stillen nach Bedarf auch ohne bewusste „Seitenplanung" problemlos.

Von der Klinik nach Hause

- Eine Zwillingsmutter, die bei der Entlassung aus der Klinik ihre Zwillinge voll stillt, braucht als Reserve *keine Ersatznahrung oder Fläschchen.*
  Die Erfahrung hat gezeigt, dass Krisensituationen (abendliche Unruhe, Wachstumsschübe, usw.) dann von den Zwillingseltern auch ohne Zusatznahrung gemeistert werden.

- Wenn möglich, sollten die Zwillinge *gemeinsam* aus der Klinik *entlassen* werden. Häufig werden sie nacheinander entlassen, damit sich die Mutter erst einmal an ein Kind gewöhnen kann. Es ist aber kaum möglich, ein Stillbaby zu Hause zu versorgen und das andere häufig im Krankenhaus zu besuchen.
- Genügend *Schlaf* zu bekommen, kann bei Zwillingen schwierig sein. Am bequemsten ist es für die Mutter, wenn die Kinder bei ihr im Bett liegen. Ein beigestelltes Bett kann das Elternbett vergrößern. Jedes Kind liegt auf der Seite, an der es auch angelegt wird. Die Mutter braucht sich dann nur auf die entsprechende Seite zu drehen und kann das Kind stillen, das gerade Hunger hat, oder beide zugleich. Das minimiert die Schlafunterbrechung. Ausreichender Schlaf erhöht die Milchmenge.
- Die Mutter darf ihre eigene *Ernährung* nicht vergessen.
- Der *Vater sollte auch in der Klinik möglichst weitgehend in die Versorgung der Babys einbezogen* werden, beim Anlegen helfen, wickeln, tragen, baden, spazieren gehen. Seine Beteiligung an den Familienaufgaben ist von unschätzbarem Wert.
- Für Zwillinge gilt genau wie für Einzelkinder die Stillempfehlung der WHO: Sechs Monate ausschließlich stillen und danach mit angemessener Beikost weiterstillen bis zum Alter von zwei Jahren oder darüber hinaus, so lange Mutter und Kind(er) es wünschen.

Literatur

1. Neifert M, Thorpe J. Twins: Family adjustment, parenting, and infant feeding in the fourth trimester. Clin. Obstet. Gynecol. 1990;33:102-113
2. Sollid D, Evans B, McClowry S, Garrett A. Breast-feeding multiples. J. perinatal. neonat. Nurs. 1989;3:46-65

10.5 Frühgeborene
Elien Rouw

Als „Frühgeburt" gilt jedes Kind, das vor Ende der 37. Schwangerschaftswoche (SSW) geboren wird. Damit ist die Spannbreite in dieser Gruppe erheblich. Sie reicht von Kindern, die z. B. in der 36. SSW mit mehr als 2500 g zur Welt kommen, bis zu solchen, die nach ca. 26 SSW geboren werden und weniger als 1000 g wiegen. Hier gilt für das Stillen wie ganz allgemein: Je höher das Geburtsgewicht und je länger die Schwangerschaftsdauer, desto weniger Probleme treten auf. Trotzdem können auch bei Frühgeburten nach 34-36 SSW vermehrt Probleme beim Stillen auftreten.

Der Umgang mit extrem frühgeborenen Säuglingen hat sich in letzter Zeit erheblich verändert. Erfolgreiche Pflegekonzepte minimieren Interventionen, schaffen eine ruhige Umgebung und gehen auf das Verhalten des Kindes ein (1). Die psychosozialen Bedürfnisse werden berücksichtigt, indem die Eltern in die Pflege einbezogen werden und von Anfang an möglichst engen Kontakt zum Säugling haben. Das fördert sowohl die Entwicklung des Kindes als auch die Eltern-Kind-Bindung, das Selbstvertrauen der Eltern und das Stillen (18).

Ernährung von Frühgeborenen mit Muttermilch

Bei zu früh geborenen Säuglingen ist das Wachstum besonders wichtig. Als optimal gilt das Wachstum, das das Kind bei normaler Entwicklung in der Gebärmutter gehabt hätte. Dafür braucht das Neugeborene sehr energiereiche Nahrung, zumal es nur geringe Mengen verträgt. Die Milch der eigenen Mutter ist dafür die optimale Basis, eventuell angereichert mit Proteinen, Mineralien und Vitaminen (22).

Nährwert der Muttermilch

Nach einer Frühgeburt ist die Muttermilch anders zusammengesetzt als nach einer Geburt am Termin.

Proteine: Nach Frühgeburten enthält die Muttermilch deutlich mehr Proteine. Der Anteil an essentiellen Aminosäuren, aber auch z. B. an Cystin und Taurin, ist hoch. Die Proteinkonzentration entspricht dem Bedarf der Frühgeborenen über 1500 g. Kinder unter 1500 g brauchen noch einen besonderen Zusatz an Proteinen.

Fett: Frühgeborenenmilch enthält genau so viel Fett wie reife Muttermilch, aber mehr ungesättigte Fettsäuren und Fettsäuren mittlerer Länge, die leicht resorbiert werden. Frühgeborene bilden nur geringe Mengen an Gallensäuren, und auch die Lipase-Aktivität ist noch verringert, sodass ihre Fettaufnahme gering ist. Muttermilch enthält Lipase und ermöglicht dem Kind damit eine bessere Fettresorption (10). Hat die Mutter viel Milch, kann sie die vor dem Einsetzen des Milchspendereflexes abgepumpte Milch verwerfen. Die nachfolgende Milch ist fetthaltiger und damit kalorienreicher, sodass das Baby mit dieser Milch schneller zunimmt (15). Man kann auch einen Teil der Milch im Kühlschrank aufrahmen lassen und dann die aufgerahmte Fraktion verfüttern.

Mineralien und Spurenelemente: Kalzium und Phosphat sind etwa in der gleichen Menge vorhanden wie in reifer Muttermilch. Das Frühgeborene kommt ohne Reserven an diesen Mineralien zur Welt. Da das Knochenwachstum vor allem im letzten Schwangerschaftsdrittel stattfindet, reichen die Mengen an Kalzium und Phosphat in der Muttermilch für seinen erhöhten Bedarf nicht aus. Sie müssen unbedingt zusätzlich gegeben werden.

Auch das Eisen der Muttermilch reicht nicht so lange wie sonst, weil frühgeborene Kinder keine Vorräte mitbringen. Grundsätzlich wird nach zwei Monaten zusätzliches Eisen gegeben bzw. dann, wenn sich das Geburtsgewicht verdoppelt hat.
Die Spurenelemente in der Muttermilch decken nicht immer den Bedarf. So ist bei Frühgeborenen Zinkmangel festgestellt worden. Deswegen soll Zink ergänzt werden.

Vitamine: Da Frühgeborene einen erhöhten Bedarf an einzelnen Vitaminen haben, reicht deren Konzentration in der Muttermilch nicht aus. Es handelt sich dabei um Vitamin A und die B-Vitamine, aber auch um Vitamin C, besonders dann, wenn zusätzlich noch Proteine gegeben werden.

Die allerkleinsten Frühgeborenen können zunächst nicht ausschließlich mit Muttermilch versorgt werden. Die Menge reicht häufig nicht aus, und der Nährwert ist für sie zu gering. Die Muttermilch lässt sich jedoch mit Proteinen, Vitaminen und Mineralien anreichern (22). Es gibt dazu speziell zusammengestellte Präparate (Human Milk Fortifiers).

Wichtige Gründe für Muttermilch bei Frühgeborenen

Selbst wenn die Muttermilch bei kleinen Frühgeborenen noch ergänzt werden muss, ist sie auch für diese Kinder die physiologische Nahrungsgrundlage, der gegenüber künstliche Säuglingsnahrung nachteilig ist. Manchmal lässt sich sogar eine Dosisabhängigkeit feststellen: Je höher der Anteil an künstlicher Säuglingsnahrung in der Nahrung, desto größer der Nachteil (z. B. [12]). Daher ist es wichtig, dass Frühgeborene möglichst bei jeder Mahlzeit Muttermilch bekommen.

Die Muttermilch enthält einen hohen Anteil an Abwehrstoffen. Auch die Lymphozyten sind gegenüber „normaler" Muttermilch noch vermehrt. Dadurch haben die Frühgeborenen einen hervorragenden Infektionsschutz (14) und bessere Überlebenschancen. Nekrotisierende Enterocolitis wird bei Kindern, die mit künstlicher Nahrung ernährt werden, viel häufiger gesehen (12). Bei Frühgeborenen aus allergiebelasteten Familien steigt das Risiko, an einer Allergie zu erkranken, wenn nicht ausschließlich Muttermilch gegeben wird (11).

Auch für die Entwicklung des Frühgeborenen ist Muttermilch von Bedeutung. Mit künstlicher Nahrung ernährte Frühgeborene wiesen im Alter von sieben bis acht Jahren eine geringere Intelligenz auf als mit Muttermilch ernährte Frühgeborene (13). Möglicherweise wirken sich Hormone, Wachstumsfaktoren und andere Inhaltsstoffe auf die Entwicklung des Gehirns günstig aus.

Kinder, die mit künstlicher Säuglingsnahrung ernährt werden, können erst deutlich spater nach Hause entlassen werden. Dies führt zu stärkerer Belastung der Familien und auch zu erheblichen Mehrausgaben bei den Krankenkassen. (20)

*Die Bedeutung der Muttermilchernährung für die Mutter
und die Konsequenzen für das Pflegepersonal*

Ein zu früh geborenes Kind ruft bei der Mutter manchmal ein Gefühl von Versagen und sogar Schuld hervor. Nach der oft unerwartet einsetzenden Geburt werden Mutter und Kind meistens getrennt, weil das Kind in eine Kinderklinik verlegt wird. Oft hat die Mutter nicht einmal die Gelegenheit gehabt, ihr eigenes Kind zu sehen oder zu berühren. Das alles trägt dazu bei, dass das „Bonding", das seelische Zusammenwachsen von Mutter und Kind, kaum oder gar nicht zustande kommt. Viele Schwestern auf Frühgeborenenstationen kennen die traurige Erfahrung, dass sie sich mit viel Liebe und Mühe erfolgreich um ein kleines Frühchen bemühen – aber die Eltern können wenig mit dem Kind anfangen, besuchen es kaum, und stehen ihrer elterlichen Rolle hilflos gegenüber (21).

Das Stillen – bzw. zunächst „nur" das Abpumpen – kann einen wichtigen Beitrag dazu leisten, dass das zerbrechliche Wesen im Inkubator für die Mutter zu ihrem Kind wird, dass sie es annehmen und aufnehmen kann. Durch das Abpumpen ihrer Milch wird die Mutter zum Wohle ihres Kindes in seine Versorgung aktiv eingebunden – sie kann etwas tun. Später kann der körperliche Kontakt mit dem Kind während des Stillens eine Hilfe sein, das Kind besser kennen zu lernen (15, 8).

Für die Mutter ist der Stillbeginn in dieser Situation nicht einfach. Sie hat Angst um das Kind, und sie hat zunächst nicht den unmittelbaren körperlichen Kontakt, der die Milch zum Fließen bringt. Wenn gleich zu Beginn der Stillzeit Schwierigkeiten auftreten, kommt die Milchproduktion nicht so leicht in Gang. Die Mutter braucht sowohl seelische als auch tatkräftige Unterstützung – was für überlastete Schwestern keine leichte Aufgabe ist. Die Unterstützung der Mutter beim Aufbau ihrer Beziehung zum Kind ist für beide über die Zeit auf der Frühgeborenenstation hinaus hilfreich, auch dann, wenn das Stillen später vielleicht nicht gelingt. Wichtig ist es, die Mutter zu ermutigen und ihr klar zu machen, dass jeder Tropfen Muttermilch zählt, auch wenn anfangs nur wenig Milch kommt. Jeder Tropfen Muttermilch trägt zur Förderung der Milchproduktion und zum

Gedeihen des Kindes bei (15). Die Initiative „Babyfreundliches Krankenhaus" hat für Deutschland „Zehn Schritte zur Unterstützung des Stillens" in der Kinderklinik formuliert (2).

Vom Gewinnen der Muttermilch zum Stillen

Viele Mütter haben sich schon vor der Geburt entschlossen zu stillen. Nach einer Frühgeburt sollten diese Mütter besonders ermutigt werden, trotz dieser völlig anderen Ausgangssituation bei ihrem Entschluss zu bleiben (15). Das Angebot zur tatkräftigen Unterstützung muss anfangs häufig von den betreuenden Pflegekräften ausgehen, denn in der von Apparaten beherrschten Atmosphäre einer Frühgeborenenstation wagen viele Eltern nicht, die Schwestern um Unterstützung zu bitten.

Muttermilch gewinnen

Nach der Geburt sollte so bald wie möglich mit dem Entleeren der Brust begonnen werden. Es sollte mindestens 6-8x pro Tag abgepumpt werden. Dadurch wird die Milchproduktion in Gang gebracht (15). Zusätzliche Entleerung der Brust von Hand steigert die Milchbildung deutlich (17). Die Milch muss sauber gewonnen werden, da an ihre Sterilität strenge Anforderungen gestellt werden. Gerade Mütter, die voraussichtlich länger abpumpen müssen, brauchen beim Pumpen sorgfältige Anleitung und Begleitung. Zu den Einzelheiten siehe Kap. 12 Muttermilch gewinnen.

Körperkontakt – Kängurupflege (Känguruen) (Abb. 10.4)

Sobald die Mutter imstande ist, ihr Kind zu besuchen, soll ihr das ermöglicht werden. Nach ihrer eigenen Entlassung aus dem Krankenhaus ist es manchmal möglich, ganztags oder sogar nachts bei dem Kind in der Klinik zu bleiben. Das Abpumpen fällt in der Nähe des Kindes oft leichter. Beim sogenannten Känguruen werden schon allerkleinste Säuglinge, sofern ihr Zustand stabil ist, zeitweise aus dem Brutkasten geholt und der Mutter oder dem Vater unter die Kleidung auf die Brust gelegt.

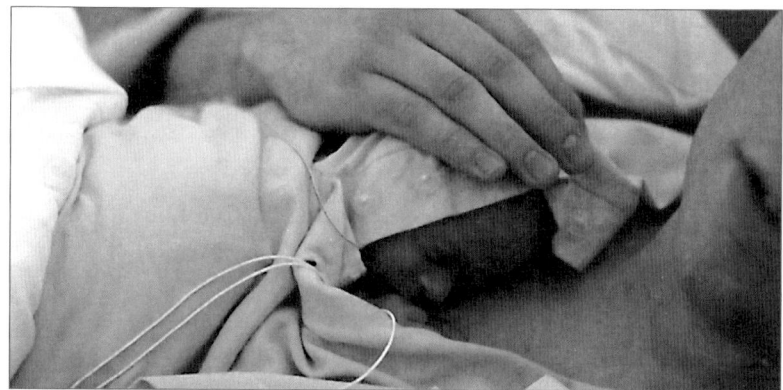

Abb. 10.4 Känguruen. *Christiane Saladin*

Der vermehrte Hautkontakt hat direkte Auswirkungen auf die Entwicklung des Kindes. Es trinkt besser und wächst schneller, es ist häufiger aufmerksam, schläft tiefer und weint weniger. Die Bindung zwischen Eltern und Kindern wird vertieft, die Mütter können ihre Ängste und Sorgen besser verarbeiten. Die Mütter haben deutlich mehr Milch, und ein wesentlich größerer Teil von ihnen schafft den Übergang vom Abpumpen zum Stillen (9, 19). Die Kinder gewöhnen sich früh an den Geruch der Mutter und der Muttermilch. Die Känguru-Methode hat sich schon vielfach bewährt.

Stillen

Die enterale Ernährung kleiner Frühgeborener beginnt damit, dass über eine Sonde Muttermilch oder eine andere Nahrung gegeben wird. Möglichst bald sollte mit oraler Ernährung begonnen werden; die Entscheidung dafür muss individuell getroffen werden (15). Noch vor Stillen oder Flasche ist Becherfüttern möglich (s. Kap. 8 Stillhilfen), zunächst zusätzlich zur Sondenernährung und später als Ersatz für diese (10). Das Kind leckt dabei die Milch auf und trainiert seine Zungen- und Wangenmuskulatur. Auch Fingerfüttern (s. Kap. 8 Stillhilfen) ist möglich. Schon vorher kann zur Mundpflege Muttermilch verwendet werden; dadurch wird die Bildung der Zungenlipase angeregt (10).

Der Übergang zum Stillen erfolgt schrittweise und allmählich und dauert bei den einzelnen Kindern unterschiedlich lange (siehe auch [10]). Im Vordergrund stehen das Kennenlernen und die Freude am Stillen, nicht die aufgenommene Milchmenge. Die früher angenommenen Altersgrenzen für die Möglichkeit des Stillens sind im Laufe der letzten Jahre immer weiter nach vorne gerückt. Zustand und Aktivität des Kindes sind heute die entscheidenden Kriterien, nicht starre Alters- oder Gewichtsgrenzen.

Zunächst liegt das Kind beim Känguruen an der bloßen Brust der Mutter, riecht und leckt vielleicht an ihrer Brustwarze. Dann kann die Mutter etwas Milch ausdrücken, die das Kind aufleckt. Wenn das Kind dazu bereit ist, beginnt es zu saugen. Kann es während einer Sondenmahlzeit an der abgepumpten Brust saugen, wird der Magen schneller entleert und die Verdauung verbessert (3). Für die Mutter ist dieses Erleben eine starke Motivation, und die Milchbildung wird angeregt. Mit zunehmendem Reifegrad und Gewicht ist das Frühgeborene immer besser in der Lage, an der Brust Saugen, Schlucken und Atmen zu koordinieren und zu trinken. Die Koordination gelingt an der Flasche erst später als an der Brust. Verschiedene Vergleichsdaten legen den Schluss nahe, dass das Saugen an der Flasche anstrengender ist als das Saugen an der Brust (4).

Frühgeborene sind besonders auf gute Lagerung und korrektes Anlegen angewiesen. Kleine Frühgeborene sollten in relativ aufrechter Haltung gestillt werden. Bei leicht zur Brust geneigtem Kopf sind Zunge und Kehlkopf in der richtigen Position; so fallen das Schlucken und die Koordination von Saugen, Schlucken und Atmen leichter. Günstig ist der Rückengriff (s. Kap. 9.4 Stillpositionen), in der die Mutter das Kind gut beobachten und seine Haltung korrigieren kann. Manche Kinder trinken jedoch besser in der Wiegenhaltung. Die Mutter kann dabei einen Fuß auf einen Hocker und den anderen auf den Fußboden stellen, so dass das Kind halb aufrecht liegt. Kissen helfen, das Kind und die Arme der Mutter gut abzustützen. Beim Anlegen kann die Mutter gegebenenfalls ihre Brust etwas vorformen, damit das Kind sie leichter erfassen kann. Das Kind wird durch Streicheln der Lippen oder Wangen mit der Brustwarze zum Öffnen des Mundes veranlasst und dann an die Brust gezogen; manchmal hilft es, sanft auf sein Kinn zu drücken. Mit dem DanCer-Griff (s. Abb. 10.5) kann der Unterkiefer des Kindes beim Saugen unterstützt werden. (Siehe auch [23].)

Für das Stillen sollte das Kind wach und aufmerksam sein. Eine ruhige Umgebung hilft ihm, sich auf das Trinken zu konzentrieren. Auch das Einwickeln in ein Tuch kann dazu beitragen. Manchmal kann gerade bei Frühgeborenen ein Brusthütchen das Trinken an der Brust erleichtern. Zwischen den Stillmahlzeiten oder während der Sondenernährung kann bei ihnen auch ein Schnuller eingesetzt werden. Dadurch wird der Stillerfolg nicht beeinträchtigt (5).

Die ersten Stillmahlzeiten dauern meistens relativ kurz, mit längeren Pausen. Das Kind sollte beobachtet werden, ob das Saugen noch zu anstrengend ist und zunächst nicht zu oft hintereinander angelegt werden, sondern nur, wenn es dazu bereit ist (10). Dem Kind wird das Saugen erleichtert, wenn die Mutter vor dem Anlegen den Milchspendereflex auslöst, entweder durch Massage und Entleeren von Hand (s. Kap. 12 Muttermilch gewinnen) oder durch Anpumpen, sodass es sofort Milch bekommt. Bei starkem Milchspendereflex wird dadurch außerdem vermieden, dass es sich verschluckt.

Nach und nach wird das Kind kräftiger saugen und immer mehr direkt durch das Stillen ernährt. Die Mutter sollte in dieser Phase weiterhin zusätzlich abpumpen und nachfüttern. Gegebenenfalls kann die aufgenommene Menge durch Wiegen auf elektronischen Waagen vor und nach dem Stillen festgestellt werden, um die fehlende Menge zu ergänzen. Im Gegensatz zum Wiegen bei reifen Neugeborenen empfinden es viele Mütter in dieser Situation – bei entsprechender Erläuterung – eher als hilfreich (15). Ein Frühgeborenes braucht viele Mahlzeiten und sollte jetzt häufig angelegt werden, auch wenn es dazu geweckt werden muss (15).
Trotzdem kann es schwierig sein, das Kind voll zu stillen. Vor allem, wenn der Krankenhausaufenthalt des Kindes lange dauert und lange abgepumpt werden muss, kann die Milchproduktion zurückgehen. Unterstützung des Pflegepersonals kann dabei entscheidend sein. Oft

reicht die Milch noch nicht aus, wenn das Kind mit nach Hause genommen werden darf. Dann bedeuten die ersten anstrengenden Tage allein mit dem eigenen Kind eine zusätzliche Belastung für die Milchproduktion. Das Brusternährungsset (s. Kap. 8 Stillhilfen) kann in solchen Fällen eine große Hilfe sein. Die Mutter braucht Ermutigung und die Erklärung, dass sie nicht deshalb Schwierigkeiten hat, weil ihre eigenen Fähigkeiten mangelhaft sind, sondern weil sich ihr Kind wie eine typische Frühgeburt benimmt. Mit Geduld und Durchhaltevermögen ist es im Laufe einiger Tage oder Wochen durchaus möglich, voll zu stillen.

Das „späte frühgeborene Baby"

Die größte Mortalität und Morbidität haben sehr kleine und unreife Frühgeborene. Die zahlenmäßig größte Gruppe bilden die zwischen der 34. und 37. SSW geborenen Kinder. Geplante Kaiserschnitte werden in der Regel vor dem errechneten Geburtstermin durchgeführt, manchmal sogar Wochen früher, und bergen dadurch ein Risiko für latente Frühgeburtlichkeit (7). Bei diesen Säuglingen besteht dann ein erhöhtes Risiko für Anpassungsstörungen, Atemstillstände, Ikterus neonatorum und Gedeihstörungen (6). Auch in diesen Situationen sind Maßnahmen wie zusätzliches Abpumpen, regelmäßiges Wecken des Säuglings, angepasste Stillpositionen und eventuell das vorübergehende und korrekte Verwenden von Brusthütchen sinnvoll (16).

Literatur

1. Als H, Lawhon G, Duffy FH, McAnulty GB, Gibes-Grossman R, Blickman JG. Individualized developmental care for the very low-birth-weight preterm infant. Medical and neurofunctional effects. JAMA 1994;272:853-858

2. Babyfreundliches Krankenhaus. Informationen für Krankenhäuser „Babyfreundliche Kinderklinik" http://www.babyfreundlich.org/fileadmin/download/info_material/Kinderklinik_Informationen-2009-07.pdf

3. Bernbaum JC, Pereira GR, Watkins JB, et al. Nonnutritive sucking during gavage feeding enhances growth and maturation in premature infants. Pediatrics 1983;71:41-46

4. Chen C-H, Wang T-M, Chang H-M, Chi C-S. The Effect of Breast- and Bottle-Feeding on Oxygen Saturation and Body Termperature in Preterm Infants. J Hum Lact 2000;16:21-27

5. Collins CT, Ryan P, Crowther CA, McPhee AJ, Paterson S, Hiller JE. Effect of bottles, cups, and dummies on breastfeeding in preterm infants: a randomised controlled study. BMJ, doi:10.1136/bmj.38131.675914.55

6. Engle WA, Tomashek KM, Wallman C, et al. "Late preterm" infants: a population at risk. Pediatrics 2007;120;1390-1401

7. Hansen AK, Wisborg K, Uldbjerg N, Henriksen T. Risk of respiratory morbidity in term infants delivered by elective caesarean section: a cohort study. BMJ 2008; 226: 85-87

8. Herber-Jona, S. Stillen beim Frühgeborenen. Zeitschr. Geburtsh. Neonatol. 2007; 211: 8-12

9. Hurst N, Valentine C, Renfro L, Burns P, Ferlic L. Skin-to-skin holding in the neonatal intensive care unit influences maternal milk volume. J. Perinatol. 1997;17:213-217

10. Lang S. Breastfeeding special care babies. Baillière Tindall, London 2002

11. Lucas A, Brooke OG, Morley R, Cole TJ, Bamford MF. Early diet of preterm infants and development of allergic or atopic disease: randomised prospective study. Brit. Med. J. 1990;300:837 840

12. Lucas A, Cole TJ. Breast milk and neonatal necrotising enterocolitis. Lancet 1990;336:1519-1523

13. Lucas A, Morley R, Cole TH, Lister G, Leeson-Payne C. Breast milk and subsequent intelligence quotient in children born preterm. Lancet 1992;339:261-264

14. Mathur NB, Dwarkas AM, Sharma VK, Saha K, Jain N. Anti-infective factors in preterm human colostrum. Acta Paed. Scand. 1990;79:1039-1044

15. Meier PP. Breastfeeding in the Special Care Nursery: Prematures and Infants with Medical Problems. Ped. Clin. N. Am. 2001; 48: 425-442

16. Meier PP, Furman LM, Degenhardt M. Increased lactation risk for late preterm infants and mothers: Evidence and Management Strategies to Protect Breast-feeding. J Midwifery Womens Health 2007;52:579–587

17. Morton J, Hall J, Wong R, Thairu L, Benitz W, Rhine W. Combining hand techniques with electric pumping increases milk production in mothers of preterm infants. J Perinatology 2009;29:757-764

18. Porz, F. Einbeziehung der Eltern Frühgeborener in Pflege und Entscheidungen. J Prenatal and Perinatal Psych. Med. 1996;8:533-539

19. Ramanathan K, Paul VK, Deorari AK, Taneja U, George G. Kangaroo Mother Care in Very Low Birth Weight Infants. Ind. J. Ped. 2001; 68: 1019-1023
20. Renfrew, M.J., Craig, D., Dyson, L., et. al. Breastfeeding Promotion for infants in neonatal units: a systematic review and economic analysis. Health Technology Assessment 2009;13(40)
21. Smith MM, Durkin M, Hinton VJ, Bellinger D, Kuhn L. Initiation of Breastfeeding Among Mothers of Very Low Birth Weight Infants. Pediatrics 2003; 111: 1337-1342
22. Sullivan S, Richard J. Schanler R, Kim J, et al. An Exclusively Human Milk-Based Diet Is Associated with a Lower Rate of Necrotizing Enterocolitis than a Diet of Human Milk and Bovine Milk-Based Products. J Pediatr 2010; DOI: 10.1016/j.jpeds.2009.10.040
23. Wissenbach A, Kämmerer B. Frühgeborene brauchen Muttermilch. AFS Schriftenreihe 2004

10.6 Behinderte Kinder
Sibylle Chattopadhyay, Elien Rouw

Behinderte Kinder unterscheiden sich sehr in Art und Ausmaß ihrer Behinderung. Einige Punkte lassen sich dennoch allgemein erörtern, auf einige Behinderungen wird speziell eingegangen.

Allgemeine Gesichtspunkte

Besondere Probleme

1. Es ist für die Eltern immer ein Schock, ein behindertes Kind zu haben und nicht das Wunschkind, das sie sich in der Schwangerschaft vorgestellt haben. Dadurch fühlen sie sich im Umgang mit dem Kind oft zunächst überfordert. Noch immer gibt es Pflegepersonal, das die Eltern nicht mit dem Kind konfrontieren möchte und es selbst mit der Flasche füttert, obwohl mittlerweile deutlich geworden ist, dass gerade der Umgang mit einem behinderten Kind den Eltern hilft, es zu akzeptieren (3).

2. Manchmal weiß man in den ersten Lebenstagen noch nicht, ob das Kind überhaupt lebensfähig sein wird. Daher wollen viele Mütter – oft unbewusst – keine zu enge Beziehung zu dem Kind aufbauen und es deshalb auch nicht stillen. Auch Ärzte und Pflegepersonal beraten sie manchmal in dieser Richtung. Wenn die Mutter sich aber auf eine Beziehung einlässt und das Kind stirbt, weiß sie, dass sie ihm in seiner kurzen Lebenszeit Liebe und Nähe gegeben hat. Die Erinnerung daran kann sie trösten.

3. Behinderte Kinder werden häufig in die Kinderklinik verlegt. Die räumliche Trennung erschwert das Stillen.

4. Behinderten Kindern fällt das Saugen oft schwerer; sie brauchen länger, um das Stillen zu lernen, und sie saugen oft weniger effektiv. Das vergrößert die Angst, das Kind könnte zusätzlich zu seiner Behinderung noch unterernährt werden.

Besondere Bedeutung des Stillens

1. Die Mutter erlebt durch das Stillen und auch schon durch Abpumpen ihrer Milch, dass sie für ihr Kind etwas tun kann. Das Stillen schafft eine besondere Nähe zum Kind und überbrückt den Schock über die Behinderung oft am besten. Dadurch kann die Bindung zum Kind aufgebaut und verstärkt werden. (4)

2. Die körperliche Nähe der Mutter beim Stillen gibt dem Kind Trost und kann eventuelle Schmerzen lindern.

3. Viele behinderte Kinder sind infektanfälliger als gesunde Kinder. Ihnen kommen die Immunstoffe in der Muttermilch besonders zugute.

4. Die Koordination von Saugen, Schlucken und Atmen ist beim Trinken aus der Flasche schwieriger als beim Trinken an der Brust. Gerade Kinder mit Koordinationsproblemen der Muskulatur profitieren vom Stillen, da das Trinken aus der Flasche mehr Energie verbraucht und Atmung und Herzfrequenz dabei instabiler sind (8).

5. Verschluckt sich ein Kind, so ist das relativ ungefährlich, da Muttermilch den Bronchialbaum im Gegensatz zu Glukoselösung oder Ersatznahrung nur mäßig reizt und keine Aspirationspneumonie verursacht (12).

Allgemeines Vorgehen

Die *Lernphase* des Stillens benötigt besonders viel Geduld. Fähigkeiten und Bedürfnisse des Säuglings sollten von geschulten Pflegepersonen genau beobachtet werden. Aus dieser Beobachtung kann dann abgeleitet werden, wie der Säugling am besten trinkt und welche Hilfestellungen er eventuell benötigt.

Der *Milchspendereflex* wird durch die Ängste und die Enttäuschung der Mutter manchmal gar nicht oder verspätet ausgelöst. Behinderte Kinder haben oft nicht die Kraft, lange zu saugen. Sie sind dann schon erschöpft, bevor sie genügend getrunken haben, und verlieren dadurch an Gewicht. Bis sich der Milchspendereflex gut eingespielt hat, sollte er z. B. durch Wärme, Brustmassage (s. Kap. 12 Muttermilch gewinnen) oder Anpumpen der Brust ausgelöst werden, damit die Milch möglichst rasch fließt.

Die *Mahlzeiten* müssen häufig und kurz sein, mit Ruhepausen dazwischen, da die Kinder rasch ermüden. Anfangs muss durch tägliches Wiegen (gegebenenfalls sogar vor und nach den Mahlzeiten) sichergestellt werden, dass das Kind genügend Nahrung erhält. Muss das Kind mit der Sonde ernährt werden, kann abgepumpte Muttermilch über die Sonde gegeben werden, sonst kann zusätzlich Muttermilch mit Becher oder über Fingerfüttern gegeben werden (zum Gewinnen der Muttermilch s. Kap. 12 Muttermilch gewinnen). Es empfiehlt sich, das Kind zwischendurch an die Brust zu legen, damit es sie kennenlernt und sich daran gewöhnt. Auch wenn es nur nuckelt, wird dadurch seine Verdauung angeregt (6).

Die Mutter soll möglichst viel mit dem Kind *zusammen sein,* damit sie rasch eine Beziehung zu ihm entwickeln kann. Manchmal braucht die Mutter Ermutigung vom Pflegepersonal, das Kind zu betrachten, anzufassen und zu streicheln. Am besten wäre es, wenn Mutter und Kind auch dann zusammenbleiben und gemeinsam versorgt werden könnten, wenn das Kind intensive kinderärztliche Betreuung benötigt. Wenn Rooming-in nicht möglich ist, sollten zumindest häufige Besuche in der Kinderklinik stattfinden und die Eltern in die Pflege des Kindes miteinbezogen werden.

Kranke Kinder können, wie auch Frühgeborene (s. Kap. 10.5 Frühgeborene), ihre Aufnahme von Muttermilch nicht selbst regulieren. Sie sollten also nicht nur dann gestillt werden, wenn sie sich melden, sondern regelmäßig zum Stillen ermuntert werden. Bei manchen Kindern kann es hilfreich sein, sie mit einem Brusthütchen anzulegen (8). Meistens ist es notwendig, dass die Mutter zusätzlich abpumpt, damit die Milchbildung ausreichend stimuliert wird.

Eventuell kann die Muttermilch mit speziellen Präparaten ergänzt werden, wenn ein erhöhter Kalorienbedarf nicht durch die Muttermilch allein abgedeckt werden kann (1).

Saugtraining

Der Saugreflex ist bei manchen Behinderungen unkontrolliert, zu schwach, oder er kommt aus anderen Gründen nicht zustande (Lippen-Kiefer-Gaumenspalten). Bei diesen Kindern ist ein Saugtraining erforderlich. *Das Saugtraining ist eine manuelle Therapie. Sie bedarf einer manuellen Anleitung und Ausbildung, bevor jemand sie anwendet.* Wir geben hier eine theoretische Beschreibung:

Der Finger wird sanft im Mund des Kindes hin und her bewegt. Dabei werden verschiedene Teile der Zunge, die Wangenschleimhaut und der Gaumen berührt und sanft massiert, bis das Kind anfängt, zu saugen. Da der Saugreflex leichter ausgelöst wird, wenn die Kinder etwas Süßes schmecken, kann der Finger zwischendurch in Muttermilch getaucht werden. Fängt das Kind nicht an zu saugen, wird die periorale Region durch leichtes Umkreisen des Mundes mit einem Finger stimuliert und dann erneut Zunge, Gaumen und Wangenschleimhaut massiert.

Dieses Training kann mehrere Minuten lang mehrmals täglich erfolgen, bis das Kind es gelernt hat, einigermaßen koordiniert am Finger zu saugen (13).

Gleichzeitig kann damit begonnen werden, das Kind an der weitgehend leeren, vor Kurzem abgepumpten Brust saugen zu lassen, wobei über eine Sonde Nahrung zugeführt wird. Das hat den Vorteil, dass geringe Mengen Milch für das Kind den Zusammenhang zwischen Saugen und Nahrungsaufnahme herstellen, aber einen noch mangelhaften Schluckreflex nicht überfordern. Außerdem wird dadurch die Verdauung des Kindes gefördert (6).

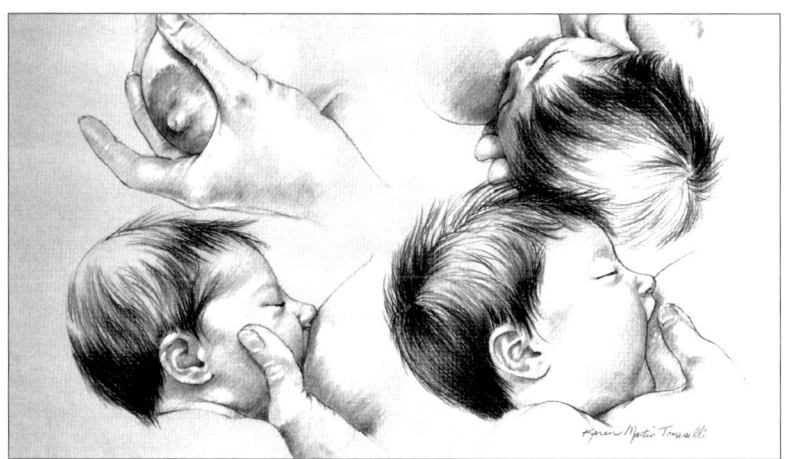

Abb. 10.5 Stützen des Kinns mit dem DanCer-Handgriff. *Childbirth Graphics*

„DanCer"-Griff (Abb. 10.5)

Manchen Kindern fällt es schwer, die Brustwarze im Mund festzuhalten (neurologisch behinderte Kinder, Kinder mit Lippen-Kiefer-Gaumenspalten oder fliehendem Kinn, auch kleine Frühgeborene). Für sie haben Danner und Cerutti (2) einen besonderen Griff entwickelt: Die Mutter umfasst die Brust von unten mit Daumen, Zeige- und Mittelfinger. Sie hilft dem Kind, die Brustwarze zu fassen, und unterstützt mit Daumen und Zeigefinger das Kinn des Kindes von unten, um den Mund geschlossen zu halten. Eventuell muss anfänglich jede Saugbewegung des Kindes durch einen sanften Druck mit der Hand nach oben unterstützt werden.

Bestimmte Behinderungen

Neurologisch behinderte Kinder

Erfolgreiches Saugen setzt ein kompliziertes Zusammenspiel von Gesichts-, Kau- und Schlundmuskulatur über die zugehörigen Hirnzentren voraus. Bei neurologisch behinderten Kindern ist diese Harmonie häufig an einer oder mehreren Stellen gestört. Die Kinder brauchen Zeit und Geduld, um das Saugen überhaupt zu lernen. Die Stillposition muss für Mutter und Kind bequem sein. Das Kind sollte in einer leichten Beugehaltung gelagert werden.

Hypotone Kinder müssen mit milden Reizen, wie geringerer Außentemperatur und wenig Bekleidung, sanftem Sprechen und Streicheln, geweckt und wach gehalten werden. Säuglingen mit schwachem Muskeltonus fällt es oft schwer, die Brust fest zu umfassen und den Mund richtig zu schließen. Der DanCer-Griff (s.o.) unterstützt sie dabei.

Hypertone Kinder, die zur Spastik neigen, brauchen eine reizarme Umgebung: Der Raum muss sehr ruhig und nur mäßig hell sein (13).

Spastische Kinder leiden manchmal unter einem so starken *Würgereflex,* dass sie kaum trinken können. Um sie daran zu gewöhnen, dass beim Stillen die Zunge und der Gaumen berührt werden, kann die Mutter mit dem Finger ganz leicht zuerst die Zungenspitze berühren und dann immer weiter nach hinten gehen und die Zunge leicht drücken. Dabei sollte sie bei dem leisesten Anzeichen des Würgereflexes aufhören und dann von vorne anfangen. Dadurch lernt es das Kind allmählich, auf die Berührung der Zunge nicht mehr mit einem Würgereflex zu reagieren (2, 13).

Down-Syndrom

Bei Babys mit Down-Syndrom kann die schwache Gesichts- und Zungenmuskulatur zu Problemen führen. Dem Ausstoßen der Zunge wird aber durch das Stillen vorgebeugt, gleichzeitig wird die Gesichtsmuskulatur trainiert. Beides erleichtert das spätere Sprechenlernen. Diese Kinder (wie auch andere geistig behinderte Kinder) entwickeln sich besser, wenn sie stimuliert und angeregt werden. Diese Anregung geschieht durch den Körperkontakt und die Kommunikation während des Stillens automatisch und ganz nebenbei (7). Die Kinder sind meistens hypoton. Der DanCer-Griff leistet bei ihnen gute Dienste. Manche Kinder haben beim Saugen allerdings keine Probleme (8). Eine zusätzliche Behinderung kann aber das Stillen erschweren (9).

Lippen-Kiefer-Gaumenspalten (5)

Spaltbildungen erschweren das Stillen. Auf der anderen Seite beugt das Stillen Mittelohrentzündungen und anderen Infektionen der oberen Luftwege vor, die bei diesen Kindern häufig auftreten. Das Training der Gesichtsmuskulatur beim Stillen begünstigt die Sprachentwicklung.

Je nach Ausmaß der Spaltbildung ist es für das Kind schwierig bis unmöglich, den für das Stillen erforderlichen Saugschluss herzustellen. Manchmal ist durch Änderung der Stillposition ein besserer Saugschluss möglich. Hier sind auch ungewöhnliche Stillpositionen eventuell hilfreich. Trinkt das Baby an der Brust nicht genug, sollte die Milchbildung durch zusätzliches Abpumpen bzw. Entleeren von Hand angeregt und diese Milch mit dem Becher verfüttert werden. Regelmäßige Gewichtskontrollen sind am Anfang unerlässlich.

Eine Gaumenspalte kann oft mit einer Platte abgedeckt werden. Dies ermöglicht ein normales Saugen. Die Platte muss jeweils an das Wachstum des Kindes angepasst werden. Die Kinder sollten nur in aufrechter Haltung gestillt werden, da sonst die Milch in die Nase fließen kann. Kissen zur Unterstützung ermöglichen eine bequeme Haltung (13).

Eine Lippenspalte kann die Mutter mit dem Daumen abdecken. Sie sollte verschiedene Stillhaltungen und auch den DanCer-Griff ausprobieren, bis sie eine günstige Haltung gefunden hat. Oft spürt die Mutter selbst am genauesten, in welcher Position das Kind am besten trinkt.

Es ist schwierig, ein Kind mit einer solchen Behinderung zu stillen und/oder mit Muttermilch zu ernähren, und es verlangt mehr Geduld und Durchhaltevermögen von der Mutter. Sie benötigt daher unbedingt die Unterstützung des Pflegepersonals.

Das herzkranke Kind

Es gibt sehr unterschiedliche Herzfehler, mit oder ohne Zyanose-neigung. Kinder mit schweren Herzfehlern werden meistens gleich nach der Geburt zur Überwachung auf die Intensivstation verlegt. Sie sind häufig sehr schwach, manche werden bei der kleinsten Anstrengung zyanotisch. Daher müssen viele von ihnen zunächst mit der Sonde ernährt werden. Wenn sie kräftig genug sind, kann man versuchen, sie saugen zu lassen. Da die Koordination von Saugen, Schlucken und Atmen beim Trinken aus der Flasche schwieriger ist als beim Trinken an der Brust, empfiehlt es sich, die Kinder zu stillen, sobald sie zum Saugen in der Lage sind (2, 7).

Damit die Mutter bei den ersten Trinkversuchen des Kindes genügend Milch hat, sollte sie von Anfang an regelmäßig für die Sonden-fütterung Milch von Hand gewinnen bzw. abpumpen. Außerdem sollte die Milch rasch fließen; gegebenenfalls kann der Milchspendereflex schon vorher ausgelöst werden (s. o. „Allgemeines Vorgehen").

Bei den ersten Stillversuchen sollte geschultes Pflegepersonal das Kind beim Stillen beobachten, eventuell auch ein Monitor ange-schlossen sein, um eine Überanstrengung des Kindes rechtzeitig zu erkennen. Die Mutter kann vom Pflegepersonal lernen, auf Zyanose und angestrengte Atmung zu achten, um ihr Kind nicht zu überfordern. (1)

Andere Behinderungen

- *Stoffwechselstörungen:* Diese sind meistens kein Stillhindernis. Nur bei der klassischen Galaktosämie kann überhaupt nicht gestillt werden, bei der leichteren Duarte-Variante ist (Teil-)Stillen möglich (12). Bei Phenylketonurie (PKU) kann teilgestillt werden mit zusätzlicher Spezialnahrung. Vollstillen ist nicht möglich (7). Bei Mukoviszidose (zystischer Fibrose) ist das Stillen besonders empfehlenswert, da es den bei diesen Kindern häufigen Infektionen vorbeugt bzw. sie lindert (7).

- *Hypothyreose:* Stillen ist vorteilhaft. Schilddrüsenhormon muss jedoch substituiert werden.
- *Missbildungen des Magen-Darm-Traktes:* Muttermilch ist ideal wegen ihrer guten Verdaulichkeit und der Immunstoffe. Nach Operationen an Oesophagus und Pylorus kann meistens innerhalb von 10 Stunden wieder gestillt werden. Bei Morbus Hirschsprung (kongenitales Megacolon) und Anus imperforatus (Analatresie) muss nach der Operation mit dem Stillen gewartet werden, bis die Darmentleerung wieder normal ist.
- *Stillen bei anderen operativen Eingriffen:* Wegen der raschen Verdauung der Muttermilch kann bis zu 4 Stunden vor der Operation gestillt werden. Auch nach der Operation kann das Kind bald wieder angelegt werden (10). Das Stillen beruhigt das Kind und mildert Schmerzen und Operationstrauma.

In all diesen Fällen braucht die Mutter Unterstützung und Begleitung. Sie sollte ermuntert werden, ihre Milch abzupumpen, um die Milchproduktion aufrecht zu erhalten. Außerdem sollten ihr Stillpositionen gezeigt werden, die für die postoperative Phase geeignet sind. Es ist hilfreich, in jeder Säuglingsabteilung einen Stillraum oder wenigstens einen bequemen Sessel zu haben, in den sich die Mutter mit ihrem Kind in aller Ruhe zum Stillen setzen kann.

Literatur

1. Barbas KH, Kelleher DK. Breastfeeding succes among infants with congenital heart disease. Pediatr. Nurs 2004;30:285-289
2. Coulter-McBride M, Coulter-Danner, S. Sucking Disorders in Neurologically Impaired Infants. Clin. in Perinat. 1987;14:109-130
3. Erlandsson K, Fagerberg I. Mothers' lived experiences of co-care and part-care after birth, and their strong desire to be close to their baby. Midwifery 2005;21: 131-138
4. Franklin C. The neonatal Nurse's Role in Parental Attachment in the NICU. Crit Care Nurs Q. 2006;29: 81-85

5. Glenny AM, Hooper L, Shaw BC, Reilly S, Kasem S, Reid J. Feeding interventions for growth and development in infants with cleft lip, cleft palate or cleft lip and palate. Cochrane Database of Systematic Reviews 2004, Issue 3. Art. No.: CD003315. DOI: 10.1002/14651858.CD003315.pub2

6. Lang S. Breastfeeding special care babies. Baillierre Tindall, 2nd Ed. 2002

7. Lawrence RA, Lawrence RM. Breastfeeding: A guide for the medical profession. 6th Ed., C.V. Mosby Company, USA, 2005

8. Meier PP. Breastfeeding in the Special Care Nursery: Prematures and Infants with Medical Problems. Ped. Clin N Am 2001;48:425-442

9. Pisacane A, Toscano E, Pirri I, et al. Down syncrome and breastfeeding. Acta Paed. 2003;92: 1479-1481

10. Schreiner MS. Preoperative and postoperative fasting in children. Pediatric Clinics of North America. 1994;41:111-120

11. Shirin M, Hossain MM, Al Mamun MA, Nazma SA, Chowdhur, NA, Qader A, Begum DA. Pattern of breastfeeding of Newborns in intensive care unit. Bangladesh J. Child Health 2005;29: 1-5

12. Thompson SM, Arrowsmith FE, Allen JR: Dietary management of galactosemia. Southeast Asian J. Trop. Med. Public Health 2003; 34: 212-214

13. Watson Genna C. Supporting sucking skills in breastfeeding infants. Jones and Bartlett 2008

10.7 Wenn ein Baby stirbt

Brigitte Benkert

Der Tod eines Babys ist nicht nur für die Eltern ein schwerer Schock, sondern kann auch für pflegerisches und ärztliches Personal in der Klinik ein großes emotionales Problem darstellen. Eigene Todesängste und Trennungserlebnisse werden in einer solchen Situation möglicherweise wach. Daher brauchen auch Ärzte, Schwestern und Pfleger Schulung und Hilfestellung für den angemessenen Umgang mit trauernden Eltern. Sie können in dieser Situation eine wertvolle Hilfe sein, und wir möchten Ihnen ans Herz legen und Sie dazu ermutigen, Supervision und Gespräche im Team zu suchen.

Da eine ausführliche Besprechung den Rahmen dieser Still-Informationen sprengen würde, verweisen wir auf die Literatur ([1] bis [7] und andere).
Für die Mutter kommt zu ihrer Trauer als weitere seelische und körperliche Belastung hinzu, dass sie plötzlich abstillen muss. Zu den praktischen Aspekten dieses Problems s. Kap. 13.2 Abstillen.

Literatur
1. Beutel M. Der frühe Verlust eines Kindes: Bewältigung und Hilfe bei Fehl-, Totgeburt und plötzlichem Kindstod. Hogrefe 2002
2. Kachler R. Meine Trauer wird dich finden!: Ein neuer Ansatz in der Trauerarbeit. Kreuz Verlag 2009
3. Künzer-Riebel B, Lutz G. Nur ein Hauch von Leben. Eltern berichten vom Tod ihres Babies und von der Zeit ihrer Trauer. Ernst Kaufmann, Lahr 5. Auflage 2002
4. Langer M, Ringler M. Kindliche Missbildung oder Totgeburt: Reaktionen des Klinik-Personals und ihre Auswirkungen auf die Betreuung. In: L. Beck u.a.: Psychosomatische Gynäkologie und Geburtshilfe. Springer, Berlin, Heidelberg 1989/90, S. 87-93
5. Lothrop H. Gute Hoffnung, jähes Ende. Ein Begleitbuch für Eltern, die ihr Baby verlieren, und alle, die sie unterstützen wollen. Kösel, München 14. Auflage 2008
6. Wiese A. Um Kinder trauern. Eltern und Geschwister begegnen dem Tod. Gütersloher Verlagshaus 2009
7. Zebothsen B, Ragosch V. Sternenkinder: Wenn eine Schwangerschaft zu früh endet. Südwest Verlag 2007

11 | Schwierigkeiten der Mutter

11.1 Kaiserschnitt

Utta Reich-Schottky

Die Kaiserschnittrate lag 2007 in Deutschland bei knapp 30% aller Geburten (4), mit weiter steigender Tendenz. Einen deutlichen Anteil an dem Anstieg haben geplante Kaiserschnitte, von denen viele vor der 40. Woche durchgeführt werden (3).

Mit Kaiserschnitt geborene Kinder haben häufiger Erkrankungen des Atemsystems als spontan geborene; das Erkrankungsrisiko nimmt mit abnehmender Schwangerschaftsdauer zusätzlich zu (3). Erkrankungen und eine latente Frühgeburtlichkeit (s. Kap. 10.5 Frühgeborene) können den Stillbeginn erschweren. Die Milchmenge scheint in den ersten Tagen nach einer Kaiserschnittgeburt langsamer zuzunehmen als nach einer Spontangeburt (2). Möglicherweise spielt dabei auch die nach Kaiserschnitt verringerte Oxytocinausschüttung der Mutter eine Rolle (5). Grundsätzlich ist das Stillen nach Kaiserschnitt jedoch genau so gut und genau so lange möglich wie nach vaginaler Geburt.

Bonding im OP

Wird der Kaiserschnitt in Spinalanästhesie durchgeführt, kann das Neugeborene nach dem Abtrocknen sofort im OP der Mutter nackt auf die nackte Brust gelegt werden, mit warmen Tüchern gut zugedeckt. Wenn die Folienabdeckung am Bauchnabel fest verklebt ist, kommt es mit seinen Füßen nicht in den OP-Bereich. Liegt das Baby auf dem Bauch der Mutter, stabilisiert sich in der Regel der Zustand von beiden. Das Neugeborene kann bei der Mutter bleiben und mit ihr zusammen ins Bett verlegt und in den Kreißsaal gebracht werden. Manche Babys fangen schon im OP an zu suchen und zu saugen; meistens findet das erste Stillen jedoch erst nach der Verlegung aus dem OP im Kreißsaal statt. (1)

In vielen Kliniken wird noch nicht routinemäßig so vorgegangen. Dann sollte die Mutter spätestens im Kreißsaal das Baby in Hautkontakt bekommen und mindestens bis nach dem ersten Stillen bei sich behalten. Dabei braucht sie Unterstützung vom Vater und vom Pflegepersonal.

Nach einer Vollnarkose kann die Mutter das Kind stillen, sobald sie wach genug ist. Bis dahin kann der Vater das Baby im Hautkontakt halten.

Früher Kontakt und frühes Anlegen sind für Bonding und Stillerfolg nach einem Kaiserschnitt genauso wichtig wie nach einer Spontangeburt.

24 Stunden Rooming-in

Auch nach einer Kaiserschnittgeburt ist es bei normalem Verlauf möglich und sinnvoll, Mutter und Kind gemeinsam auf die Wochenstation zu verlegen und sie nicht zu trennen und somit ein rasches Kennenlernen und Stillen nach Bedarf zu ermöglichen.

Unterstützung der Mutter

Zwar sind die OP-Techniken heute schonender und sicherer als früher, dennoch bleibt der Kaiserschnitt eine große Bauchoperation. Die Mutter ist danach körperlich und vielleicht auch seelisch beeinträchtigt und bedarf in größerem Umfang als nach einer Spontangeburt der Hilfe des Personals. Erfreulicherweise wird in vielen Kliniken der Vater mit einbezogen. Für ihn ist dies eine ideale Gelegenheit, das Kind viel zu halten und kennen zu lernen. Seine praktische und moralische Unterstützung ist für die Mutter noch wichtiger als nach einer Spontangeburt und hilft allen Beteiligten, die Operation und die Umstellung auf das Kind besser zu verkraften.

Viele Mütter erleben den Kaiserschnitt als persönliches Versagen, oft fühlen sie sich um das Erlebnis der Geburt betrogen. Das Stillen kann ihnen das Vertrauen in ihre körperlichen Fähigkeiten zurückgeben und die verlorene Nähe zum Kind wieder herstellen.

Praktische Hilfestellung beim Stillen

1. In den ersten Tagen braucht die Mutter Hilfe beim Anlegen, bis sie sich wieder frei bewegen kann. Vor allem das Heben des Kindes ist anfangs schwierig. Mit einem *seitlichen Bettgitter* kann die Mutter das Kind neben sich liegen lassen und beim nächsten Mal ohne Inanspruchnahme des Personals wieder anlegen. Ein seitliches Gitter kann auch nach einer Spontangeburt der Mutter entspanntes Stillen ermöglichen, weil es ihr die Angst nimmt, dass das Kind herausfallen könnte.

2. Die Mutter kann *das Kind auch selbst auf die andere Seite legen:* Sie wendet sich dazu zum Kind, schiebt ihren Arm unter seinen Körper und zieht es dicht an sich. Dann dreht sie sich mitsamt dem Kind auf ihrem Bauch zur anderen Seite hinüber und lässt es dort wieder auf das Bett gleiten. Falls ein Aufstoßen überhaupt nötig ist, kann das Kind das genauso gut auf dem Bauch der Mutter liegend erledigen wie über der Schulter.

3. Einige *zusätzliche Kissen* sind hilfreich. Beim Stillen im Sitzen kann das Kind auf ein Kissen gelegt werden, so dass die Narbe entlastet wird. Eventuell kann das schräg gestellte Tablett des Nachttisches als zusätzliche Stütze benutzt werden. Beim Stillen im Liegen verhindert ein dünnes Kissen vor dem Bauch, dass das Kind gegen die Narbe tritt. Weitere Kissen können den Arm bzw. den Rücken der Mutter abstützen und das Stillen bequem machen.

4. Beim Stillen im *Rückengriff* (s. Kap. 9.4 Stillpositionen) bleibt die Narbe unbelastet.

Literatur

1. Bernhardt A. Bonding beim Kaiserschnitt, praktische Aspekte. Kongressbericht 6. Dt. Still u. Laktationkongress, CD, Ausbildungszentrum f. Laktation u. Stillen 2007

2. Evans K, Evans R, Royal R, Esterman A, James S. Effect of caesarean section on breast milk transfer to the normal term newborn over the first week of life. Arch Dis Child Fetal Neonatal Ed 2003;88:F380-F382

3. Hansen AK, Wisborg K, Uldbjerg N, Henriksen T. Risk of respiratory morbidity in term infants delivered by elective caesarean section: cohort study. BMJ 2008;336;85-87

4. Statistisches Bundesamt, Wiesbaden: Anteil der Kaiserschnittentbindungen steigt 2007 auf knapp 30%. Zahl der Woche Nr.014 vom 07.04.2009
5. Uvnäs-Moberg K. The Oxytocin Factor. Da Capo Press 2003

11.2 Wunde Warzen und andere Brustwarzenprobleme
Christine Hartmann, Utta Reich-Schottky

Am Anfang der Stillzeit ist es normal, wenn die Brustwarzen empfindlich sind. Darüber hinausgehende Schmerzen und Wundwerden sind in der Regel Folge falschen Anlegens, manchmal haben sie auch andere Ursachen.

Vorbeugung wunder Warzen

Keine Vorbeugung durch Abhärtung der Brustwarzen in der Schwangerschaft

Als vorbeugende Maßnahme werden verschiedene Abhärtungsmethoden empfohlen. Jedoch ist keine von ihnen der Intensität des saugenden Kindes vergleichbar. Eine echte Abhärtung ist daher kaum möglich. Weder Warzenvorbereitungen noch die Dauer der einzelnen Stillmahlzeiten beeinflussen das Wundwerden der Warzen (2). Wir empfehlen zur Vorbereitung lediglich die Reibung der Warze an der Kleidung (ggf. Loch in den BH schneiden), Luft und Sonne, sowie eventuell Wechselduschen mit kaltem und warmem Wasser. Darüber hinaus sollte die Frau alles vermeiden, was ihr unangenehm ist. In der Regel gewöhnen sich die Warzen innerhalb weniger Tage an die neue Belastung, etwas länger kann es bei besonders kräftig saugenden Kindern dauern.

Vorbeugung durch richtiges Anlegen von Anfang an!

Das *richtige Anlegen ist die wirksamste Maßnahme zur Verhinderung wunder Brustwarzen!*

Die mechanische Belastung durch das Saugen des Kindes wird dadurch vermindert: Wenn das Kind dicht genug am Körper der Mutter liegt und den Kopf nicht zu drehen braucht, dann zerrt es auch nicht an der Brustwarze. Hat es genügend Brustgewebe im Mund, vor allem im Bereich des Unterkiefers, kann es die Brust gut entleeren und kaut nicht auf der Warze herum. Für nähere Einzelheiten siehe Kap. 9.3 Anlegen.

Vorbeugung durch Bahnung des Milchspendereflexes

Bei empfindlichen Brustwarzen ist meistens nur die Zeit vor Einsetzen des Milchspendereflexes schmerzhaft. Fließt die Milch, so verschwindet auch der Schmerz oder wird zumindest deutlich weniger. Bleiben Mutter und Kind Tag und Nacht zusammen und reagiert die Mutter auf frühe Stillzeichen des Kindes, dann wird der Milchspendereflex frühzeitig gebahnt.

Lage der wunden Stelle und mögliche Ursachen (nach [4])

Ist die Warze wund geworden, gibt oft schon die Lage der wunden Stelle Hinweise auf die Ursachen.

Die Brustwarze ist am Übergang zwischen Warze und Warzenhof wund

Vermutlich befindet sich die Brustwarze nicht weit genug im Mund des Kindes, sodass die Zahnleisten darauf kauen können.
- Ist die Brust zu voll?
  Dann muss so viel Milch entleert werden, bis das Kind nicht nur die Brustwarze, sondern auch genügend Brustgewebe erfassen kann.
- Wird die Brust falsch gehalten?
  Wird die Brust zwischen Zeige- und Mittelfinger gehalten oder von oben gedrückt, „damit das Baby atmen kann", dann rutscht die Brustwarze manchmal im Mund des Kindes nach vorn (s. Kap. 9.3 Anlegen).
- Schläft das Kind beim Saugen ein?
  Im Schlaf löst sich der Sog des Kindes durch Muskelentspannung, die Brust kann sich ein Stück zurückziehen, sodass nur noch die

Brustwarze selbst im Mund des Kindes ist. Die Mutter kann dann das Kind von der Brust lösen.

Die Brustwarze ist an der Warzenunterseite wund

• Liegt die Unterlippe des Kindes beim Stillen nach innen über der Zahnleiste statt nach außen?
Dann sollte die Mutter die Unterlippe mit den Fingerspitzen herausziehen.

Die Brustwarze ist an der Warzenspitze wund

• Zeigt die Brustwarze beim Anlegen nach oben?
Dann reibt sie vielleicht am Gaumen des Kindes und wird dadurch wund. Durch unterschiedliches Stützen der Brust lässt sich ein günstiger Winkel finden – in der Regel sollte die Brustwarze geradeaus gerichtet sein.
• Hat das Kind Flasche oder Schnuller bekommen?
Dann wendet es vielleicht eine falsche Saugtechnik an.
• Möglicherweise schiebt das Kind die Brustwarze mit der Zunge nach vorne. Die Mutter kann es so an sich heranziehen, dass sein Kinn seine Brust berührt, das verbessert die Zungenbewegung.
• Das Zungenbändchen ist möglicherweise zu kurz.
Die Zungenspitze reicht nicht über die untere Zahnleiste hinaus, manchmal ist sie herzförmig eingezogen. Das Kind kann Brustwarze und Warzenhof nicht richtig fassen und ausmelken, sondern presst die Brustwarze an den Gaumen. In diesen Fällen kann das Zungenbändchen durchtrennt werden.
• Die Zunge kann nach hinten eingerollt sein.
Dann scheuert das Zungenbändchen an der Brustwarzenspitze, evtl. erkennbar an einem roten senkrechten Strich vorn auf der Brustwarze. Beim Anlegen ist darauf zu achten, dass das Baby wirklich den Mund weit aufmacht und die Zunge nach vorne gestreckt hat. Die Brust darf ihm nicht in den Mund geschoben werden.
• Löst sich Haut (weißlich abgehobenes Epithel)?
Dann ist möglicherweise der Sog des Babys sehr stark. Dies passiert eher am Beginn der Stillzeit.

Allgemeine Therapieempfehlungen bei wunden Warzen

Wenn die Ursachen beseitigt sind, heilen die Warzen. Alle anderen Maßnahmen haben nur unterstützenden Charakter. Anlegefehler sind die Hauptursache. Dem richtigen Anlegen kommt damit eine Schlüsselfunktion zu (6).

Unterstützende Maßnahmen:

1. *Allgemein*
   - Brustwarzen *nicht* mit Seife oder *alkoholischen Desinfektionsmitteln* behandeln, das trocknet die Haut aus. Klares Wasser reicht vollkommen.
   - Auf den *Milchspendereflex* achten. Schmerz kann den Milchspendereflex beeinträchtigen. Das Kind muss dann länger und/oder kräftiger saugen und verschlimmert dadurch die Symptomatik. Bewusstes Entspannen vor dem Anlegen und auch eine Brustmassage können guttun. Auch die Einnahme eines stillverträglichen Schmerzmittels kann erwogen werden.
   - Mit der *weniger verletzten Seite beginnen,* und wenn die Milch läuft, auf die andere Seite wechseln.
   - Das Kind nicht von der Brust reißen, sondern zunächst den *Sog lösen* durch Einführen des kleinen Fingers zwischen die Zahnleisten des Kindes.
   - Möglichst *keine Brusthütchen* verwenden. Sie können beim Kindzu einer Saugverwirrung führen und reduzieren eventuell die Milchproduktion, da die Brust nicht mehr richtig durch den kindlichen Kiefer ausgemolken wird (s. Kap. 8 Stillhilfen). Sie sind kurzfristig angebracht zur Vermeidung einer Stillpause.
   - In besonders schweren Fällen kann eine *Stillpause* von 12-24 Stunden erforderlich sein. Um die Warze wirklich zu schonen, sollte die Milch möglichst von Hand entleert werden. Es muss darauf geachtet werden, dass kein Milchstau auftritt.

2. *Flache Warzen*
   - Flache Warzen schlüpfen anfangs nach dem Stillen häufig zurück bzw. werden von der Kleidung zusammengedrückt. Dadurch können Schrunden am Übergang zwischen der Warze und dem Warzenhof entstehen. Ein in den BH eingelegter Warzen-

schutz oder ein Teesieb verhindern das Zusammendrücken der Warze und verbessern die Luftzirkulation. (Beim Teesieb muss man darauf achten, dass kein Milchgang abgedrückt wird!)

3. *Die Haut ist zwar gereizt, aber noch intakt*
   - *Warzen trocken halten!* Nach dem Stillen Muttermilch und Speichel des Kindes antrocknen lassen. Unter dieser dünnen Schicht entsteht ein feuchtes Mikroklima, das für Wundheilung besonders förderlich ist. Mit verschiedenen *Salben* lässt sich ein ähnlicher Effekt erzeugen – aber nur kurzfristig und sparsam anwenden, da sonst die Haut zu weich und wieder wund werden kann.
   - *Stilleinlagen* aus Seide/Wolle können die Heilung unterstützen; sie sollten allerdings nur verwendet werden, solange die Haut nicht offen ist. Keine Stilleinlagen mit Nässeschutz verwenden (sie enthalten meist eine Plastikschicht), keine Silikoneinlagen. Die dadurch entstehende feuchte Kammer ist ein idealer Nährboden für Keime.

4. *Es besteht eine offene Wunde*
   - Offene Wunden zunächst zur Reinigung mit *steriler physiologischer Kochsalzlösung* (0,9 %) abspülen und anschließend mit einer sterilen Kompresse Lanolin auftragen oder eine Hydrogeleinlage verwenden, um Schorfbildung zu verhindern und eine Heilung von innen zu unterstützen.
   - Stark infizierte Wunden gegebenenfalls antibiotisch behandeln.
   - *Kalt-Laser-Licht* erhöht Durchblutung und Stoffwechselrate der verletzten Haut und kann so den Heilungsprozess beschleunigen.

Weitere Brustwarzenprobleme

Flachwarzen und Hohlwarzen (Abb. 11.1)

Die Brustwarze kann mehr oder weniger eingezogen sein. Flachwarzen lassen sich auf Druck mit Zeigefinger und Daumen auf den Warzenhofaußenrand hervorholen. Bei echten Hohlwarzen gelingt dies nicht. Auch mit Flach- und Hohlwarzen können Frauen stillen. Das Anlegen kann anfangs erschwert sein, bis das Kind es gelernt hat und die Brustwarzen durch das Saugen weiter herauskommen. Wichtig ist das von Anfang an korrekte und rechtzeitige Anlegen.

Gegebenenfalls kann als Hilfsmittel eine 20ml-Einmalspritze vorne abgeschnitten werden und der Kolben am abgeschnittenen Ende eingeschoben werden; die Spritze wird mit dem stumpfen Ende auf die Brustwarze gesetzt und diese angesogen. Auch Brustwarzenformer werden manchmal verwendet. Siehe auch Kap. 8 Stillhilfen.

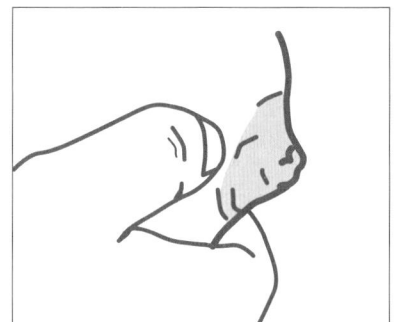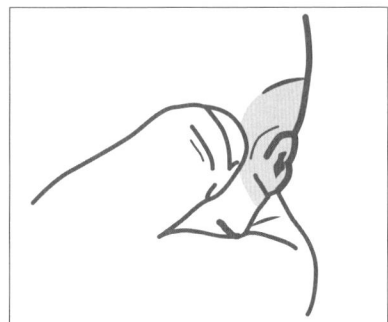

Abb. 11.1a/b • a Flachwarze tritt auf Druck hervor, b Hohlwarze tritt auf Druck nicht hervor. forældre og fødsel 1991; 18/11

Soor oder bakterielle Infektion der Brustwarze

Wenn wunde Warzen nicht heilen wollen, die Warzen nach der ersten Woche wund werden, oder die Mutter während der gesamten Stillmahlzeit und noch danach stechende, brennende Schmerzen spürt, handelt es sich möglicherweise um einen Soor. Soor wird durch Candida-Pilze hervorgerufen, deren Wachstum u. a. durch Behandlungen mit Antibiotika begünstigt wird. Häufig hat das Kind zur gleichen Zeit einen Windel-Soor oder an der Mundschleimhaut gerötete Stellen mit nicht abwischbaren weiß-grauen Belägen. Mutter und Kind müssen beide behandelt werden, um gegenseitige Neuansteckungen zu vermeiden, lokal z. B. mit Nystatin.
Auch eine bakterielle Infektion der Brustwarze kommt vor. Diese kann dann mit einer antibiotischen Salbe behandelt werden (3).
Die Brustwarze sollte trocken gehalten und Licht, Luft und Sonne ausgesetzt werden. Insbesondere ist darauf zu achten, dass eventuelle Stilleinlagen luftdurchlässig sind.

Warzenekzem

Bleiben die Beschwerden längere Zeit trotz korrekter Stillposition und ausgeschlossenem Soorbefall, können Allergien die Ursache sein. Als Allergen kommen alle Externa infrage, die zur Linderung wunder Warzen und zur normalen Körperpflege angewendet werden. Allergien gehen mit Juckreiz einher, der wiederum mit den verschiedensten Externa behandelt wird. Starker Juckreiz der Brustwarze mit schuppiger, trockener Haut findet sich häufig bei Neurodermitikerinnen. Hier kann es evtl. sinnvoll sein, auf das Antrocknenlassen von Babyspeichel und/oder Muttermilch zu verzichten. Die Warzenekzeme können bei Neurodermitis auch nach der Stillzeit bestehen bleiben. Eine stärkere Neigung zu solchen Warzenekzemen scheint auch bei Frauen zu bestehen, die an einer Chrom-Nickel-Allergie leiden. Bei Frauen mit Psoriasis kann durch die starke mechanische Belastung des Saugens die Erkrankung an der belasteten Stelle, nämlich in der Umgebung der Brustwarze, aktiviert werden.

Selten muss man bei anhaltenden Beschwerden auch an ein Paget-Karzinom der Brustwarze denken, das sich aus den Milchgängen flächenartig über die Brustwarzenregion ausbreitet.

Raynaud-Phänomen (1, 2)

Hierbei handelt es sich um einen Vasospasmus kleiner Blutgefäße, der durch Kälte ausgelöst wird. Er kann an Fingern und Zehen auftreten, aber auch an der Brustwarze. Die Brustwarze wird zunächst weiß, dann bläulich und schließlich rot. Dieser Spasmus ist extrem schmerzhaft. Das Raynaud-Phänomen wird manchmal mit Soor verwechselt (s. o.).

Die Mutter sollte Aktiv- und Passivrauchen vermeiden. Gleichmäßige Wärme hilft. Nach dem Stillen sollte die Brustwarze, sobald das Kind sie loslasst, mit einer warmen Stilleinlage bedeckt werden. Wenn das nicht ausreicht, ist Nifedipin (zahlreiche Handelsnamen, z. B. Adalat®) in Tablettenform das Mittel der Wahl.

Bläschen auf der Warze

Manche Frauen beobachten zu Beginn der Laktation weiße milchge-füllte Bläschen auf der Warze. Es scheint sich dabei um hauchdünn überhäutete Ausführungsgänge zu handeln. Sie perforieren spontan, man kann sie aber auch mit einer sterilen Kanüle öffnen.
Manchmal sind es auch weiß-gelbliche Hornpfröpfe, die aus abge-schilfertem Epithel und Talg bestehen.

Finden sich bläschenförmige Veränderungen, die eine klare Flüssig-keit enthalten, kann es sich um eine Herpes-simplex-Viruserkrankung handeln. Der Bläscheninhalt ist für das Kind ansteckend, sodass bis zum Abheilen des Bläschens auf das Stillen an der betroffenen Brust verzichtet werden sollte. Für Neugeborene kann die Ansteckung lebensgefährlich sein, bei Kindern über 5 Monaten sind keine Komplikationen bekannt (4).

Blutige Sekretion aus der Brustwarze

Relativ selten berichten Frauen über eine blutige Sekretion aus der Brustwarze zu Beginn der Stillzeit, bei der kein pathologischer Befund festgestellt wird. Diese Blutung kann sich bei nachfolgenden Schwangerschaften wiederholen. Meistens hört sie nach 3 bis 7 Tagen auf. Die Mutter kann damit stillen (2).

Infektion der Montgomeryschen Drüsen

Gelegentlich entzünden sich die im Warzenhof befindlichen Montgomeryschen Drüsen. Sie schwellen an, sind gerötet und verursachen heftige Schmerzen beim Anlegen. Man behandelt diese Entzündungen üblicherweise lokal mit „Zugsalbe" (Ichtholan®). Die Salbe muss vor dem Stillen abgewaschen werden. Falls ein kleiner Abszess einschmilzt und eröffnet werden muss, sollte die Milch an der betroffenen Seite bis zur Wundheilung von Hand entleert werden. Danach kann das Kind wieder angelegt werden.

Literatur

1. Anderson J, Held N, Wrigh, K. Raynaud's Phenomenon of the Nipple: A Treatable Cause of Painful Breastfeeding. Pediatrics 2004;113(4):e360-364
2. Lawrence RA, Lawrence RM. Breastfeeding: A guide for the medical profession. 6th Ed., C.V. Mosby Company, USA, 2005
3. Livingstone V, Stringer LJ. The treatment of Staphyloccocus Aureus Infected Sore Nipples: A Randomized Comparative Study. J Hum Lact 1999; 15: 241-246
4. Meintz Maher S. Lösungsmöglichkeiten für Saug- und Stillprobleme. La Leche League International 1988
5. Pugh L, Buchko B, Bishop B, Cochran J, Smith L, Lerew D. A comparison of topical agents to relieve nipple pain and enhance breastfeeding. Birth 1996;23:88-93
6. Woolridge M. Aetiology of sore nipples. Midwifery 1986;2:172-176

11.3 Milchstau und Mastitis
Christine Hartmann

Milchstau und Mastitis treten gehäuft in den ersten 12 Wochen nach der Geburt auf, mit einem Gipfel um die 2.-3. Woche. Sie können aber während der gesamten Stillzeit auftreten (3).
Die Therapie ist umso erfolgreicher, je eher sie einsetzt. Eine ausreichende Information der Mutter und ein gutes Vertrauensverhältnis zwischen ihr und der Hebamme bzw. dem Arzt sind die Voraussetzung dafür, dass sie sich gleich beim ersten Auftreten der Symptome meldet.

Unterscheidung von Milchstau und Mastitis

Die beiden Krankheitsbilder sind klinisch nicht klar zu unterscheiden und die Übergänge sind fließend. In beiden Fällen spannt die Brust und schmerzt, besonders bei Berührung und beim Stillen. Oft ist sie auch nach dem Stillen noch hart und schmerzhaft. Manchmal finden sich gerötete und verhärtete Hautbezirke, die jedoch fehlen können, wenn die gestauten Gänge tiefer liegen, oder die ganze Brust ist angeschwollen und überwärmt. Die axillaren Lymphknoten können vergrößert und druckempfindlich sein. Allgemeines Krankheitsgefühl mit grippeähnlichen Kopf- und Gliederschmerzen sowie hohem Fieber tritt beim Milchstau oft und bei Mastitis immer auf.

Um Milchstau und Mastitis gegeneinander abzugrenzen, kann man die Muttermilch untersuchen. In der Milch gesunder Frauen finden sich regelmäßig Blutzellen, insbesondere Leukozyten (ca. 3000/ ml Milch) und Makrophagen, auch Keime sind in geringer Anzahl immer vorhanden. Thomsen et al. (7) haben folgende Definition vorgeschlagen: Bei weniger als 1 Million Leukozyten/ml Milch ist es ein Milchstau, bei mehr als 1 Million Leukozyten/ml Milch ist es eine Mastitis. Die Zahl der Bakterien in der Milch benutzen sie, um die Mastitis in verschiedene Formen zu unterteilen.

In der Praxis besteht nur selten die Möglichkeit, die Milch zu untersuchen, und in der Regel ist es auch nicht erforderlich. Bis die Ergebnisse vorliegen, sind die meisten Erkrankungen bereits abgeklungen. Bei der Therapie kann zunächst so vorgegangen werden, wie unter Milchstau beschrieben. Bringen diese Maßnahmen innerhalb von 24 Stunden keine Besserung bzw. verschlimmern sich die Symptome innerhalb dieser Zeit noch, so ist wie unter Mastitis beschrieben weiterzubehandeln.

Milcheinschuss

Der Milcheinschuss sieht manchmal einem Milchstau ähnlich, doch handelt es sich hierbei um einen anderen Prozess, siehe Kap. 5 Die weibliche Brust.

Milchstau

Ursachen des Milchstaus

1. *Abflussbehinderung durch gestörten Milchspendereflex:*
   - Nahezu jedem Milchstau geht eine *Stresssituation* voraus. Die Umstellung nach der Geburt ist schwierig genug, und die Mutter ist beim ersten Kind häufig unsicher. Schon eine unbedachte Bemerkung des Pflegepersonals, durch die die Stillfähigkeit der Mutter in Frage gestellt wird, kann den Milchspendereflex

blockieren. („Das waren ja *nur* 30 g" oder „Was haben Sie für eine süße *kleine* Brust")

- Zu Hause ist die Mutter dann alleine mit dem Kind und manches Mal überlastet, die gut gemeinten Ratschläge von Verwandten und Bekannten verunsichern sie, hinzu kommen vielleicht noch Auseinandersetzungen mit dem Partner oder Unruhe und Arbeit durch ständigen Besuch, der sich bedienen lässt und die Ordnung im Haushalt kontrolliert. All dies führt dazu, dass der Milchspendereflex durch eine Aktivierung des sympathischen Nervensystems und Ausschüttung von Stresshormonen (u. a. Cortisol und Adrenalin) blockiert wird (s. Kap. 5 Die weibliche Brust). Das Kind kann allein durch sein Saugen das Gangsystem und die Alveolen nicht entleeren, sie bleiben milchgefüllt. Die ständig weiterproduzierte Milch staut sich dort und tritt schließlich ins umliegende Gewebe, wo sie Entzündungsreaktionen verursacht.
- Auch *Schmerzen,* z. B. durch die Dammnaht, wunde Warzen oder heftige Nachwehen bewirken eine Ausschüttung von Stresshormonen mit den oben genannten Folgen.

2. *Mechanische Abflussbehinderung:*
- *Schlecht sitzende BHs,* andere enge Kleidungsstücke oder Tragehilfen können einzelne Milchgänge „abklemmen".
- Manche Frauen haben im Verlauf der Milchleiste *versprengtes* Drüsengewebe , am häufigsten in der Achselhöhle. Dieses Drüsengewebe reagiert wie die Brustdrüse auf die hormonellen Veränderungen vor und nach der Geburt. Fehlt der Abfluss, kommt es zu Symptomen des Milchstaus. Das gleiche gilt für Milchgänge, die bei einer Brustoperation durchtrennt wurden. Da keine Entleerung möglich ist, kommt es zur Stauungsinvolution. Die Symptome bilden sich infolgedessen spontan innerhalb von 14 Tagen zurück. Die Beschwerden können mit Kühlung und bei Bedarf mit Ibuprofen behandelt werden. Bleiben die Schwellungen bestehen, sollte durch Sonographie und Probeexcision ein Malignom ausgeschlossen werden.
- Stoßverletzungen der Brust (z. B. durch strampelnde Beinchen auf dem Wickeltisch) können, auch ohne außen sichtbare Symptome, im Gewebe zu Schwellungen führen, die Milchgänge abdrücken.

3. *Mangelnde Entleerung der Brust beim Stillen:*
   - Wenn das Kind nachts plötzlich durchschläft oder am Tage wegen der Beikost längere Zeit nicht gestillt wird, kann es bei der Mutter zu einem Milchstau kommen. Meistens handelt es sich hierbei um ein vorübergehendes Problem, das sich innerhalb einiger Tage von selbst löst.
   - *Falsches Anlegen des* Kindes kann bewirken, dass einige Bezirke der Brust unzureichend geleert werden.
   - Bei wunden Warzen verleiten die Schmerzen dazu, das Kind zur Schonung der Brust nicht genügend oft anzulegen.
   - Eine *zu große Milchmenge* kann auch dazu führen, dass zu viel Milch in der Brust bleibt; s. dazu Kap. 11.5 Zu viel Milch.

4. Bei manchen Frauen ist die Brust extrem *empfindlich gegen Kälte und Zugluft.* Allein durch sie kann bei ihnen ein Milchstau ausgelöst werden.

Therapie des Milchstaus

Am wichtigsten ist die Entleerung der Brust. Damit die Milch fließen kann, braucht die Mutter Ruhe und Entspannung.
1. *Bettruhe* für Mutter und Kind, bis die Symptome ganz verschwunden sind.
2. Das *Stillen des Kindes* muss genau besprochen werden:
   - Das Kind sollte *oft* gestillt werden, ca. alle 2 Stunden, ohne allzu lange Nachtpause, um die Milch regelmäßig zu entleeren.
   - Kann das Kind die Warze nicht richtig fassen, weil die Brust zu *voll* ist, entleert man mit der Hand so viel Milch, dass das Kind ausreichend Warze und Warzenhof fassen kann.
   - Sind einzelne Stellen gestaut, bringt man den *Unterkiefer des Kindes beim Stillen an die gestaute Stelle.* Sitzt diese z. B. unten, wird das Kind im Liegen gestillt. Sitzt sie außen, wird das Kind im Rückengriff angelegt (s. Kap. 9.4 Stillpositionen). Mit Zunge und Unterkiefer entleert das Kind die Brust am wirksamsten.
   - Gegebenenfalls legt man das Kind zuerst an die weniger schmerzende Brust und wechselt die Seite nach dem Einsetzen des Milchspendereflexes, wenn die Milch fließt.

- Bei starken Schmerzen kann ggf. zur Unterstützung des Milchspendereflexes Ibuprofen als Schmerz- und gleichzeitig entzündungshemmendes Mittel gegeben werden (1).

3. *Zusätzliches Entleeren der Milch:*
Dem Kind gelingt es nicht immer, aus der gestauten Partie genügend Milch herauszuholen. Dann muss die Milch zusätzlich entleert werden, am besten von Hand (s. Kap. 12 Muttermilch gewinnen). Abpumpen ist oft weniger erfolgreich, weil die Pumpe vorrangig die nicht gestauten Bezirke entleert.

4. *Lokale Maßnahmen:*
   - *Vor dem Stillen Wärme* (feuchtwarme Kompressen, heiße Dusche), nach dem Stillen Kälte oder Wärme, wie es der Mutter am angenehmsten ist.
   - Gut bewährt haben sich Magerquarkapplikationen, kühle Umschläge oder gekühlte und gewalkte Kohlblätter für ca. 20 Minuten.
   - Bei Schwellungen durch Stoßverletzungen unterstützt konsequentes Kühlen das Abschwellen.

5. Zuspruch und ermutigende *Gespräche* entspannen die Mutter. Wenn die Ursachen geklärt werden, hilft dies, Rückfälle zu vermeiden. Ermutigende Gespräche mit Frauen, die in ähnlichen Situationen sind oder waren, können hilfreich sein. Hier leisten insbesondere die Stillgruppen gute Arbeit und entlasten damit Ärzte und Hebammen.

Wenn die Symptome sich trotz der oben beschriebenen Maßnahmen nicht innerhalb von 24 Stunden zurückbilden, ist von einem ernsteren Krankheitsbild auszugehen.

Mastitis

Eine Mastitis ist eine Entzündung, die ohne oder mit bakterieller Infektion auftreten kann. Meistens geht der Mastitis ein Milchstau voraus.

Erreger

Bei den Keimen handelt es sich in erster Linie (ca. 90%) um Penicillin-resistenten Staphylococcus aureus. Seltener sind Streptokokken,

Escherichia coli und andere coliforme bzw. gramnegative Keime die Ursache. In Einzelfällen treten noch andere Erreger auf.

Staphylococcus aureus wird fast ausschließlich durch direkten Kontakt übertragen. Unzureichende Händehygiene erhöht das Verbreitungsrisiko. Auch schlecht gereinigte Pumpenteile können infektiös sein. (1)

Die Bakterien können über die Milchgänge in die Brust gelangen.

Therapie der Mastitis

1. Bei der Therapie der Mastitis ist vor allem der *rasche Beginn* wichtig. Zunächst kann man so vorgehen wie beim Milchstau beschrieben. Wichtig sind
   * Bettruhe,
   * Weiterstillen,
   * dabei auf korrektes Anlegen und gute Entleerung der Brust achten,
   * vor dem Stillen Brust gut durchwärmen, nach dem Stillen ggf. kühlen.
2. Wenn sich innerhalb von 24 Stunden die Symptome nicht bessern oder gar verschlechtern oder die Mutter sehr krank ist, sollte zusätzlich zu den genannten Maßnahmen ein *staphylokokken-wirksames Antibiotikum* gegeben werden. Mittel der Wahl sind zunächst Oxacillin-Abkömmlinge, allerdings sind einige Staphylokokken inzwischenauch dagegen resistent (1). Unter Antibiotika-therapie bilden sich die Symptome innerhalb von 2-3 Tagen zurück.
3. Auch hier kann die Mutter zur *Schmerzlinderung* ein entzündungs-hemmendes Mittel wie Ibuprofen bekommen.
4. *Weiterstillen verkürzt den Verlauf der Erkrankung.* Bei den Kindern besteht in der Regel keine Ansteckungsgefahr durch die in der Milch vorhandenen Bakterien. Die Bestimmung der Keimzahl ist bei den meisten Brustentzündungen weder durchführbar noch erforderlich: In mehreren Beobachtungsreihen wurden alle Kinder weiter gestillt, und keines wurde dadurch krank (4). Reife, gesunde Kinder werden durch das Weiterstillen nicht gefährdet (1, 4). Deshalb wird bei Mastitis auch allgemein Weiterstillen empfohlen (1, 3, 4).

Durch den bei Mastitis erhöhten Natriumgehalt der Milch verändert sich der Geschmack, und manche Kinder mögen sie dann nicht trinken. In diesen Fällen sollte die Brust von Hand oder mit der Pumpe systematisch entleert werden. Dies verringert das Risiko einer Abszessbildung (1).

5. Für den Therapieerfolg ist die *gute Entleerung der Brust entscheidend*. Eine *Drosselung der Milchproduktion* ist nur dann sinnvoll, wenn die Mutter tatsächlich zu viel Milch hat. Die Mutter kann dann Salbeitee trinken (1 Tasse täglich für 1-3 Tage). Von homöopathisch orientierten Ärzten wird auch Phytolacca® verwendet (6). Bromocriptin (z. B. Pravidel®) oder entsprechende Dopaminergika sollten wegen erheblicher Nebenwirkungen nicht verwendet werden (2). Siehe auch Kap. 11.5 Zu viel Milch.

Abszessbildung

Vor allem bei zu spät einsetzender oder unzureichender Therapie kann sich durch Gewebseinschmelzung ein Abszess entwickeln. Dieser ist oft als fluktuierende Schwellung tastbar; die Diagnose erfolgt durch Sonographie. Beim Abszess bleibt die Milch normalerweise sauber, es sei denn, dass der Abszess in das Milchgangsystem durchbricht. Auch bei chirurgischer Drainage kann weitergestillt werden, vorausgesetzt, dass der Schnitt und die Drainage ausreichend weit von der Brustwarze entfernt sind (4). Brustabszesse werden jedoch heute nur noch selten chirurgisch geöffnet und drainiert. Meistens werden sie ein- oder eventuell mehrmals unter Ultraschallüberwachung punktiert.

Auf jeden Fall sollte die Brust oft von Hand entleert werden, um einem weiteren Milchstau vorzubeugen und um die Milchproduktion aufrechtzuerhalten, bis das Kind wieder angelegt werden kann. Normalerweise ist die Wunde nach 4 Tagen ausreichend verheilt (4).

Literatur

1. Academy of Breastfeeding Medicine: ABM Clinical Protocol #4: Mastitis. Breastfeeding Medicine 2008;3:177-180
2. Arzneitelegramm Editorial: Abstillmittel Bromocriptin (Kirim®, Pravidel®) überwiegend schädlich. Arzneitetegramm 1994;90

3. Inch S, v. Xylander S. Mastitis. Department of Child and Adolescent Health and Development, WHO, Genf 2000

4. Lawrence RA, Lawrence RM. Breastfeeding: A guide for the medical profession. 6th Ed., C.V. Mosby Company, USA 2005

5. Revers-Schmitz I. Praxisbuch Homöopathie für Hebammen. Hippokrates Stuttgart 2006

6. Schaefer C, Spielmann H, Vetter K. Arzneiverordnung in Schwangerschaft und Stillzeit. Urban & Fischer, Stuttgart. 7. Auflage 2006

7. Thomsen AC, Espersen T, Maigaard S. Course and treatment of milk stasis, noninfectious inflammation of the breast, and infectious mastitis in nursing women. Amer. J. Obstet. Gynecol. 1984;149:492-495

11.4 Krankheiten der Mutter

Christine Hartmann, Elien Rouw

Bei den meisten mütterlichen Erkrankungen kann gestillt oder weiter gestillt werden. Es gibt nur wenige Ausnahmen. Zunächst einige grundsätzliche Überlegungen: Generell gibt es vier verschiedene Risikobereiche:

- Die Erkrankung der Mutter gefährdet den Säugling – Übertragung der Erkrankung durch die Muttermilch.
- Die Erkrankung der Mutter gefährdet den Säugling – Übertragung der Erkrankung durch die Nähe der Mutter.
- Die Medikamenteneinnahme der Mutter gefährdet den Säugling.
- Das Stillen verschlimmert die Erkrankung der Mutter.

Wichtig ist eine sorgfältige Analyse der Risiken des Stillens für Mutter und Kind gegenüber den Risiken des Nicht-Stillens für Mutter und Kind. Hier geben wir allgemeine Empfehlungen. Im Einzelfall kann die Entscheidung aufgrund der besonderen Umstände und Begleitfaktoren anders ausfallen.

Wenn der Mutter vom Stillen abgeraten wird, sollte dies immer von einem klärenden Gespräch begleitet sein.

Infektionskrankheiten

Bei Infektionskrankheiten kann zum Stillen keine einheitliche Empfehlung gegeben werden. Dazu sind sie eine zu heterogene Gruppe sowohl in Bezug auf die Erreger (Viren, Pilze, Bakterien, Einzeller) und die Infektionswege (Luft, Nahrung, Blut und andere Körperflüssigkeiten) als auch in Bezug auf die Verläufe und Behandlungsmöglichkeiten.

Bei jeder Infektionskrankheit muss geklärt werden:
* ob das Kind durch die Muttermilch angesteckt werden kann,
* ob eine solche Ansteckung gefährlich wäre,
* ob die Behandlung der Mutter (Medikamente) für das Kind verträglich ist,
* ob der Allgemeinzustand der Mutter volles oder teilweises Stillen erlaubt.

Dazu einige Anmerkungen.

Zeitpunkt der Ansteckung

Viele Infektionskrankheiten sind bereits während der Inkubationszeit ansteckend (z. B. Influenza, Windpocken, Röteln, Masern, Mumps, Hepatitis A). Durch den engen Kontakt zwischen Mutter und Kind ist die Wahrscheinlichkeit groß, dass das Kind zum Zeitpunkt der Diagnosestellung bereits angesteckt ist. In diesen Fällen erhält es beim Stillen zunächst den allgemeinen Infektionsschutz und bald auch spezifische mütterliche Antikörper. Eine Stillunterbrechung wäre kontraindiziert.

Üblicher Infektionsweg

Bei vielen Infektionskrankheiten erfolgt die Ansteckung durch die Luft bzw. Aerosole. In diesen Fällen würde eine Stillpause die Ansteckung nicht verhindern, sondern nur das Kind des Infektionsschutzes berauben.
* *Windpocken:* Sie sind für das Kind nur dann gefährlich, wenn es intrauterin oder gleich nach der Geburt angesteckt worden ist. Das Kind sollte unbedingt Varicellen-Immunglobulin und eventuell ein

Virostatikum bekommen. Es kann aber weitergestillt werden, und Mutter und Kind brauchen nicht getrennt zu werden. Wenn eine Mutter ein älteres Kind ansteckt, verlaufen Varizellen in der Regel mild, und es sind keine weiteren Maßnahmen erforderlich (2).

- Unbehandelte, offene *Tuberkulose* wird häufig als Kontraindikation zum Stillen genannt. Jedoch ist das Baby zum Zeitpunkt der Diagnose meistens schon infiziert. Mutter und Baby sollten beide behandelt werden. Weiterstillen ist möglich (Lawrence, persönliche Mitteilung). Nur wenn die Diagnose bei der Mutter kurz vor der Geburt des Kindes gestellt wird, müssen Mutter und Kind getrennt werden, bis die Mutter nicht mehr ansteckend ist (bei den heutigen Therapieschemata nach ca. 2 Wochen). Mutter und Kind können dann wieder zusammengebracht werden. Während der Trennungszeit muss die Mutter ihre Milch abpumpen. Die Milch kann jedoch verfüttert werden. Bei inaktiver Tuberkulose kann gestillt werden (3).

Andere Erkrankungen werden durch Körperflüssigkeiten übertragen und damit möglicherweise auch durch die Milch:

- *HIV:* Eine Ansteckung über die Muttermilch ist möglich. In Deutschland sollte der Mutter geraten werden, auf das Stillen ganz zu verzichten. In anderen Ländern können die Empfehlungen in Abhängigkeit von den jeweiligen Bedingungen anders ausfallen. Ausschließliches Stillen und gute medikamentöse Behandlung der Mutter verringern das Risiko einer Ansteckung über die Muttermilch deutlich (1).
- *Hepatitis B:* Das Virus ist in Muttermilch nachgewiesen, doch die Infektionsrate ist bei gestillten und nichtgestillten Kindern gleich. Die Kinder sollten sofort aktiv und passiv geimpft werden und können dann gestillt werden (3, 11).
- *Hepatitis C:* Stillen ist möglich (4).
- *Cytomegalie:* Das Virus wird in der Milch ausgeschieden, das Kind ist jedoch durch gleichzeitig vorhandene Antikörper geschützt. Nur bei sehr kleinen Frühgeborenen kann das Virus zu einer, möglicherweise schwerwiegenden, Infektion führen. In diesem Fall sollte die Muttermilch vor dem Verfüttern pasteurisiert werden (5).
- *Toxoplasmose:* Der Einzeller wird hauptsächlich durch Katzen übertragen. Eine Übertragung durch Stillen ist nicht bekannt. Die Mutter kann stillen (3).

Manche Erkrankungen werden hauptsächlich durch direkten Kontakt übertragen.

- *Herpes simplex:* Die Bläschen sind ansteckend und müssen beim Stillen gut abgedeckt sein. Wenn sie in der Nähe der Brustwarze sitzen, muss bis zum Abheilen an dieser Brust auf das Stillen verzichtet werden. Die Milch muss in der Zwischenzeit abgepumpt oder mit Hand entleert und verworfen werden (3).
- Bei *Syphilis* mit offenen Hautläsionen muss mit dem Stillen bis zum Abheilen dieser Läsionen gewartet werden (3). Zum Abpumpen s. o.

Behandlung

Bei den meisten Antibiotika ist Stillen weiterhin möglich (siehe auch Kap 14.1 Medikamente).

Stoffwechselerkrankungen

Diabetes mellitus (6)

Mütter mit Diabetes können stillen und sollten dazu ermutigt werden. Sie müssen ihre Ernährung auf den erhöhten Bedarf einstellen. Essen sie zu wenig, werden ihre Fettdepots zu stark mobilisiert, was die Gefahr von Ketonämie und Ketonurie mit sich bringt. Daher muss auf eine Ernährungsberatung großer Wert gelegt werden (3).

Mütter, deren Diabetes nicht insulinpflichtig ist, brauchen häufig nur mit einer Diät behandelt zu werden. Bei oralen Antidiabetika ist Vorsicht geboten (8).

Bei Müttern mit insulinpflichtigem Diabetes bleibt der Insulinbedarf trotz der größeren Nahrungsmenge in der Regel gleich, bei manchen Müttern sinkt er sogar ab (3).

Der Beginn des Stillens ist nicht immer einfach:

- Kinder diabetischer Mütter haben oft ein hohes Geburtsgewicht, mit erhöhtem Komplikationsrisiko und erhöhter Kaiserschnittrate. Der Stillbeginn kann dadurch erschwert sein.
- Auch Frühgeburten sind häufiger, so dass die damit verbundenen Stillprobleme entsprechend häufiger auftreten.
- Die Kinder diabetischer Mütter haben ein erhöhtes Hypoglykämie-

risiko. Sie bedürfen einer intensiveren Überwachung gleich nach der Geburt und eventuell zusätzlicher Nahrung (10). (s. Kap. 10.3 Physiologische Anpassung)

Hat sich das Stillen erst einmal eingespielt, kann es genauso gut gehen wie bei anderen Müttern, wobei jedoch einige Punkte besonders beachtet werden müssen:
* Die bei Diabetes erhöhte Infektanfälligkeit schließt die Brust mit ein, so dass erhöhte Wachsamkeit bezüglich Mastitis geboten ist.
* Wegen der stärkeren Neigung zu Pilzinfektionen ist bei wunden Warzen sorgfältig nach einer Soorinfektion zu fahnden, auch wenn das Kind keinen offensichtlichen Soor hat.
* Der Blutglukosespiegel der Mutter sollte – wie auch in der Schwangerschaft – engmaschig kontrolliert werden.
* Das Abstillen sollte langsam geschehen, um dem Glukosestoffwechsel der Mutter eine allmähliche Umstellung zu ermöglichen.

Hypothyreose

Es gibt nur wenige Mütter mit einer unbehandelten Hypothyreose, da eine Schwangerschaft bei dieser Stoffwechsellage nur schwer zu erreichen ist.
Bei medikamentöser Behandlung können diese Mütter stillen, da die zur Therapie eingesetzten Schilddrüsenhormone für das gestillte Kind ungefährlich sind (8). Bei unbehandelter Hypothyreose ist die Milchproduktion allerdings unzureichend (3).

Hyperthyreose

Bei Hyperthyreose ist Stillen möglich, allerdings muss der Säugling bei Diagnostik und Therapie der Mutter berücksichtigt werden.
Thyreostatika passieren nicht nur die Plazentarschranke, sondern gehen auch in die Muttermilch über. Propylthiouracil erscheint jedoch in so geringen Konzentrationen in der Muttermilch, dass die Schilddrüsenfunktion des Säuglings dadurch nicht beeinträchtigt wird (8). Sorgfältige Kontrollen der Schilddrüsenparameter beim Säugling sind unerlässlich.

Stillen nach Brustoperationen

Nach operativen Eingriffen an der Brust ist das *Stillen oft noch möglich.*

Nach einer vergrößernden Operation (Augmentation) kann meistens gestillt werden. War der Grund für die durchgeführte Augmentation ein mangelhaft ausgebildetes Drüsengewebe (selten), so ist eventuell ein ausschließliches Stillen nicht möglich.
 Eine Brustverkleinerung kann sich negativ auf das Stillen auswirken (9). Ist zu viel Drüsengewebe entfernt worden, können die produzierten Milchmengen zu gering sein. In jedem Fall werden bei einer Verkleinerung Nervenfasern und eventuell Milchgänge durchtrennt. Für die anschließende Stillfähigkeit ist ausschlaggebend, wie viele Milchgänge durchtrennt wurden. Sind es nur wenige, ist Stillen in der Regel möglich. In den Teilen der Brust, die vom Warzenhof getrennt sind, kann jedoch ein Milchstau auftreten. Als Behandlung ist hier Kühlen möglich und bei starken Schmerzen und Entzündungszeichen die Gabe von Ibuprofen; die Symptome bilden sich infolge einer Stauungsinvolution zurück. Wenn nur eine Brust betroffen ist, kann die Mutter mit der anderen Brust immer noch stillen, oft sogar voll stillen.
Ein lokaler Stau infolge einer Durchtrennung von Milchgängen kann auch nach Probeexcisionen oder Teilresektionen von Tumoren auftreten.

Mögliche Kontraindikationen von Seiten der Mutter (11)

- HIV
- HTLV-I (Human T-cell leukaemia virus)
- Tumorerkrankungen:
  - wenn sie zytostatisch behandelt werden müssen,
  - Prolaktinome, die während der Schwangerschaft Wachstumstendenzen zeigten oder behandelt werden müssen,
  - ein Mammatumor, der auf Prolaktin anspricht.
- Vorausgegangene Transplantationsoperationen, die eine Immunsuppressionsbehandlung erfordern.
- Radiotherapeutische Diagnostik oder Behandlung der Mutter.

- Konsumierende Erkrankungen der Mutter, die ihr die Anstrengung des Stillens unmöglich machen.
- Schwere Wochenbettpsychosen, bei denen die Mutter unfähig ist, ihr Kind zu versorgen. Wenn Mutter und Kind gemeinsam betreut werden, kann Stillen eventuell möglich sein. Zur Stillverträglichkeit der Medikation kann z. B. das Pharmakovigilanz- und Beratungszentrum für Embryonaltoxikologie in Berlin (7) zu Rate gezogen werden. Siehe auch Kap. 14.1 Medikamente.
- Alkoholismus, Drogenkonsum.

Literatur

1. Fowler MG. Further Evidence that Exclusive Breast-Feeding Reduces Mother-to-Child HIV Transmission Compared with Mixed Feeding. PLoS Medicine 2008;5(3):e63

2. Heuchan A-M, Isaacs D. The management of varicella-zoster virus exposure and infection in pregnancy and the newborn period. Med. J. Austr. 2001; 174: 288-292

3. Lawrence RA, Lawrence RM. Breastfeeding: A guide for the medical profession. 6th Ed., C.V. Mosby Company, USA 2005

4. Nationale Stillkommission. Hepatitis C und Stillen, Empfehlung der Nationalen Still-Kommission und Ergänzungen. NSK 2001, 2004, 2008
   http://www.bfr.bund.de/cm/207/hepatitis_c_und_stillen.pdf
   http://www.bfr.bund.de/cm/207/hepatitis_c_und_stillen_ergaenzung.pdf
   http://www.bfr.bund.de/cm/207/hepatitis_c_und_stillen_zweite_ergaenzung.pdf

5. Nationale Stillkommission. Risiko der Zytomegalie-Infektion durch Muttermilchernährung von sehr unreifen Neugeborenen. NSK 2006. http://www.bfr.bund.de/cm/207/risiko_der_zytomegalievirus_infektion_durch_muttermilchernaehrung_von_sehr_unreifen_fruehgeborenen.pdf

6. Perl FM. Mütterliche chronische Erkrankungen und Stillen. In: Scherbaum V, Perl FM, Kretschmer U. (Hrsg.). Stillen. Frühkindliche Ernährung und reproduktive Gesundheit. Deutscher Ärzteverlag 2003

7. Pharmakovigilanz- und Beratungszentrum für Embryonaltoxikologie, Berlin. Medikamentenliste auf www.embryotox.de, telefonische Beratung 030-30308111

8. Schaefer C, Spielmann H, Vetter K. Arzneiverordnung in Schwangerschaft und Stillzeit. G. Fischer, Stuttgart 7. Auflage 2006

9. Souto GC, Giugliani ERJ, Giugliani C, Schneider MA. The Impact of Breast Reduction Surgery on Breastfeeding Performance. J. Hum. Lact. 2003; 19: 43-49
10. Williams AF. Hypoglycaemia of the newborn. Review of the literature. Bulletin of the WHO 1997
11. WHO/Unicef. Acceptable medical reasons for use of breastmilk substitutes. WHO/Unicef 2009. http://whqlibdoc.who.int/hq/2009/WHO_FCH_CAH_09.01_eng.pdf

11.5 Zu viel Milch

Utta Reich-Schottky

Zu viel Milch kann nicht nur unangenehm sein, sondern auch zu ernsthaften Stillproblemen bis hin zum Abstillen führen.

Die Mutter hat fast ständig harte und gespannte Brüste, sie kann wiederkehrende Milchstaus und Brustentzündungen bekommen. Oft ist der Milchspendereflex sehr heftig.

Das Kind kann Schwierigkeiten beim Stillen haben: Z. B. kann es die volle Brust kaum fassen, sich beim Auslösen des Milchspendereflexes verschlucken, möglicherweise die Kiefer zusammenpressen, um den Milchfluss zu verlangsamen, unzufrieden sein und vielleicht gar nicht mehr an die Brust wollen. Bekommt es zu viel laktosereiche, fettarme Milch, kann das zu Bauchweh und grünen, schaumigen Stühlen führen. Die Gewichtszunahme kann sehr groß sein, aber auch knapp bis zu gering, wenn das Baby nicht genügend fettreichere Milch bekommt.

Milcheinschuss

In den ersten Tagen nach der Geburt haben manche Mütter beim Einsetzen der reichlichen Milchbildung („Milcheinschuss") vorübergehend zu viel Milch. Wird das Baby von Geburt an häufig und lange nach Bedarf gestillt, steigert sich die Milchbildung früh und allmählich und es kommt nur selten zu einem überschießenden Milcheinschuss. Wichtig ist dabei, dass von Anfang an so lange an einer Seite angelegt wird, bis das Baby von alleine loslässt. Danach kann die andere Brust angeboten werden. Werden die Brüste trotzdem hart und prall, sollte nur so viel Milch von Hand entleert oder abgepumpt werden, dass das Kind die Brust fassen kann. In der Regel kommt es dann rasch zu einem Gleichgewicht zwischen Angebot und Nachfrage.

Anhaltend zu viel Milch

Bei manchen Frauen bleibt nach dem Milcheinschuss ein Überangebot an Milch erhalten. Hier können sowohl Veranlagung der Mutter als auch Handhabung des Stillens eine ursächliche Rolle spielen. Um die Milchmenge auf ein für die Mutter erträgliches Maß herunter zu regulieren gibt es verschiedene Möglichkeiten:

Eine Brust pro Mahlzeit

- Die Mutter kann das Kind bei jeder Mahlzeit nur *an einer Seite* anlegen. Dadurch wird jede Brust seltener geleert und weniger zur Milchbildung angeregt. Sollte die Milchbildung dadurch soweit zurückgehen, dass das Kind mit einer Seite nicht zufrieden ist, kann sie es wieder an beiden Seiten anlegen.
- Die Mutter kann auch einen bestimmten Zeitabschnitt festlegen, innerhalb dessen sie das Kind, wenn es sich wieder meldet, noch mal an derselben Seite anlegt. Sie kann z. B. mit zwei bis drei Stunden anfangen und, wenn das nicht reicht, den Zeitabschnitt *allmählich* verlängern. Manche Mütter geben bis zu zwölf Stunden dieselbe Seite. Die Mutter muss unbedingt auf Anzeichen eines Staus achten und gegebenenfalls an der anderen Seite etwas Milch von Hand entleeren.
- In ganz hartnäckigen Fällen kann folgendes Vorgehen versucht werden (1): Beide Brüste werden durch Pumpen (vorzugsweise Doppelpumpen) oder manuell weitgehend geleert. Unmittelbar danach wird das Kind an beiden Seiten angelegt. Von da an wird jeweils mehrere Stunden an einer Seite angelegt und dann die Seite gewechselt. Begonnen werden sollte mit Zeitabschnitten von 3 Stunden, die bei Bedarf verlängert werden. Eventuell muss das mechanische Entleeren nach einiger Zeit wiederholt werden. Bei diesem Vorgehen ist eine sorgfältige Begleitung erforderlich, um Komplikationen wie Milchstau rasch zu erkennen und zu behandeln.

Korrektes Anlegen

- Manche Kinder haben sich ungünstige Trinkmuster angewöhnt, um mit dem Überangebot an Milch zurecht zu kommen, und müssen erst wieder *umlernen*. Deshalb ist besonders auf das Anlegen zu achten und darauf, dem Kind korrektes Saugen zu ermöglichen. In aufrechter Haltung und in Bauchlage haben die Kinder eine bessere Kontrolle über den Milchfluss. Empfehlenswert ist das Rücklingsstillen. Im Wiegengriff sollten die Kinder nicht waagerecht, sondern schräg nach unten angelegt werden, wie sie es beim Selbstanlegen meistens von allein machen. (S. Kap. 9.4 Stillpositionen.)
- Die Mutter kann *vor dem Anlegen den Milchspendereflex auslösen*, entweder manuell oder indem sie das Kind kurz ansaugen lässt, dann die herausspritzende Milch auffängt und das Kind erst anlegt, wenn die Milch nicht mehr spritzt und das Kind sich nicht mehr daran verschluckt. Es ist dann noch genug Milch für das Kind da!
- Der *Milchspendereflex* verläuft manchmal *schmerzhaft*. Darauf reagiert die Mutter unwillkürlich mit Verkrampfung. Sie sollte sich bewusst entspannen, z. B. indem sie langsam bis 10 zählt und tief durchatmet, oder eine Entspannungsübung aus der Geburtsvorbereitung macht.

Trinken

- Bei vielen Frauen verringern ein bis drei Tassen Salbeitee die Milchmenge. Zuerst mit einer Tasse anfangen, eventuell langsam steigern.

Kühlen

- Häufiges, lang anhaltendes Kühlen nach dem Stillen kann die Milchbildung verringern.

Es kann mehrere Tage dauern, bis sich ein Erfolg einstellt. Durch geduldige Beratung und die hier beschriebenen Maßnahmen lässt sich das Problem bewältigen.

Literatur

1. Veldhuizen-Staas C. Overabundant milk supply: an alternative way to intervene by full drainage and block feeding. International Breastfeeding Journal 2007;2:11

12 | Muttermilch gewinnen

Utta Reich-Schottky

Ist eine Trennung von Mutter und Kind notwendig oder kann das Neugeborene nicht kräftig genug an der Brust saugen, muss die Brust auf andere Weise entleert werden, um die Milchbildung anzuregen und aufrecht zu erhalten. Auch später kann dies erforderlich sein, z. B. bei einem Milchstau, bei kurzzeitiger Abwesenheit der Mutter oder bei Erwerbstätigkeit. Die Mutter kann die Brust entweder von Hand entleeren oder mit einer Pumpe. Oft ist es sinnvoll, beides zu kombinieren.

Vorbereitung des Entleerens der Brust

Auslösen des Milchspendereflexes

Ist die Mutter in Sorge, weil das Kind zu früh geboren oder krank ist, kann dies das Auslösen des Milchspendereflexes beeinträchtigen. Die Mutter braucht Trost, Zuwendung und Unterstützung und die Ermutigung, weiter zu machen, auch wenn sie zunächst nur wenig Milch gewinnen kann, denn jeder Tropfen zählt und die Milchbildung lässt sich steigern.

Ein gemütlicher Raum, ein bequemer Sitz, ein Getränk, Lieblingsmusik, Wärme, Massage und alles, was zum seelischen Wohlbefinden der Mutter beiträgt, kann das Auslösen des Milchspendereflexes unterstützen. Es kann helfen, wenn die Mutter das Kind beim Entleeren der Brust nah bei sich hat oder wenigstens ein Foto von ihm anschauen kann. Anderen Müttern hilft es, sich abzulenken und z. B. ein spannendes Buch zu lesen. Wichtig sind Ungestörtheit und die Wahrung der Intimsphäre der Mutter. Muss die Mutter befürchten, etwa von Klinikpersonal, Verwandten oder auch Arbeitskollegen beobachtet oder gestört zu werden, kann dies den Milchspendereflex blockieren.

Brustmassage

Eine Massage der Brust entspannt und bewirkt, dass mehr Milch gewonnen werden kann (2). Die Mutter sollte die Massage auf jeden Fall selbst durchführen. Das gilt insbesondere für die Massage einer gestauten Brust. Wird diese von einer anderen Person massiert, können die Schmerzen fast unerträglich sein. Massiert die Mutter ihre Brust selbst, kann sie den Druck dosieren und sich darauf einstellen. (Auch das Ziehen eines Splitters tut weniger weh, wenn man es selber macht.)

Es gibt verschiedene Möglichkeiten der Massage.
1. Die Hand wird zur Faust geballt. Dann wird die Faust am äußeren Rand der Brust aufgesetzt und über die Mittelglieder der gekrümmten Finger zur Brustwarze hin abgerollt. Dann wird sie daneben neu aufgesetzt und wieder abgerollt, um die ganze Brust herum.
2. Die Mutter setzt zwei Finger auf die Haut am Rande der Brust auf und macht mit leichtem Druck kleine Kreisbewegungen, ohne dass die Finger auf der Haut hin und her rutschen. Sie sollte nicht so stark drücken, dass auf der Haut Flecken erscheinen. Dann setzt sie die Finger ein Stückchen weiter auf und macht wieder kleine Kreisbewegungen. Diesen Vorgang wiederholt sie, bis sie spiralförmig um die ganze Brust herum bei der Brustwarze angekommen ist. Zum Schluss beugt sie sich vor und schüttelt die Brüste.

Saubere Milchgewinnung (5)

Persönliche Hygiene

- Die Hände werden mit Wasser und Seife gewaschen und die Fingernägel ggf. gebürstet.
- In der Klinik wird die Brust mit klarem Wasser abgespült und an der Luft oder mit einem Einmaltuch getrocknet.
- Die ersten Milliliter werden von Hand entleert und verworfen (außer beim Kolostrum).

- Die letzten Milchtropfen nach dem Entleeren nicht abwischen, sondern antrocknen lassen – sie sind ein Hautschutz für die Brustwarze.

Flaschen

- Es müssen sterile Flaschen verwendet werden.
- Bei jedem Entleeren wird eine neue Milchflasche benutzt.
- Jede Milchflasche wird mit Namen, Datum und Uhrzeit der Brustentleerung versehen.
- Die Flaschen werden nach Gebrauch mit heißem Seifenwasser und Bürste gereinigt und anschließend 3 Minuten ausgekocht oder in der Geschirrspülmaschine gespült (zu Hause Normalprogramm mit 65 °C, in der Klinik Heißprogramm mit 80 °C).

Pumpen

- Wird eine Pumpe benutzt, müssen diejenigen Teile der Pumpe, die mit der Milch in Berührung kommen, unmittelbar nach Gebrauch mit reichlich kaltem Wasser ausgespült und dann mit normalem Geschirrspülmittel gewaschen werden. Anschließend werden sie in klarem Wasser mindestens 3 Minuten ausgekocht, unter Verschluss ausgekühlt und trocken gelagert. Luftschlauch und Überlaufflasche sind einmal täglich zu reinigen. Pumpenteile und Flaschen sollen nicht in die Kaltsterilisation gegeben werden.
- In der Klinik sollte die elektrische Pumpe nach jeder Benutzung von außen gereinigt und eine eventuell vorhandene Überlaufflasche mehrmals täglich gewechselt werden (wenn nur eine Mutter die Pumpe benutzt, reicht einmal täglich).

Vorgehen beim Entleeren der Brust

Wie oft und wie lange entleeren?

- Muss die Brust von Geburt an alternativ, d. h. nicht durch Saugen des Kindes, entleert werden, gilt der gleiche Grundsatz wie für das Anlegen des Kindes: Möglichst bald nach der Entbindung, sobald der Allgemeinzustand der Mutter es zulässt.

- Zur Förderung der Milchbildung sollte die Brust in regelmäßigen Abständen 6-8 mal in 24 Stunden entleert werden, davon mindestens 1 mal in der Nacht oder spät abends, da dies die Prolaktinausschüttung zusätzlich steigert.
- Die Mutter sollte lieber einmal öfter entleeren als jedes Mal sehr lange.
- Vor dem Milcheinschuss jede Brust ca. 5 Minuten lang entleeren, und mit zunehmendem Milchfluss 10-20 Minuten lang. Die Seiten sollten mehrmals gewechselt werden.
- Erfahrungen haben gezeigt, dass die Milchmenge nachlassen kann, wenn über einen längeren Zeitraum alternativ entleert wird. Deshalb ist es gut, die Milchmenge am Anfang über den aktuellen Bedarf des Kindes hinaus zu steigern, um eine Reserve zu haben (2). Die Mutter sollte das wissen, vor allem sollte ihr das Vertrauen gegeben werden, dass die Milchmenge wieder zunimmt, wenn sie das Kind anlegen kann.

Entleeren der Brust von Hand

Jede Mutter sollte ihre Brust von Hand entleeren können. Damit kann sie sich jederzeit, auch in unvorhergesehenen Situationen, ohne Technik und ohne Strom, selber helfen. Muss sie gleich in den ersten Tagen für ihr krankes oder zu früh geborenes Kind Milch gewinnen, können die wenigen kostbaren Tropfen Kolostrum aufgefangen und direkt gefüttert werden und verlieren sich nicht in einer Pumpe. Mit einer Pumpe gewonnene Milch ist stärker bakteriell kontaminiert als von Hand entleerte Milch (5). Wenn ein einzelner Bezirk der Brust gestaut ist, kann dieser von Hand gezielt entleert werden. Manche Frauen empfinden das manuelle Entleeren als angenehmer und schonender für die Brustwarzen. Besonders in den ersten Tagen lässt sich von Hand häufig erheblich mehr Milch gewinnen als mit einer Pumpe. Als Methode ist das manuelle Entleeren der Brust genauso effektiv wie das Abpumpen mit einer elektrischen Milchpumpe (5).

Werden der Mutter sowohl das manuelle Entleeren als auch das Abpumpen gut gezeigt, dann kann sie für sich entscheiden, welche Methode sie auf Dauer oder situationsabhängig anwendet.

Vorgehen beim Entleeren von Hand

- Begonnen wird mit einer Brustmassage (s. o.). Im Anschluss daran erfolgt das eigentliche Entleeren.
- Den Daumen und die Finger 2-3 cm von der Brustwarze entfernt so auflegen, dass sie sich gegenüber liegen und die Brustwarze genau zwischen ihnen liegt. Die Finger in Richtung Brustkorb drücken, dabei nicht spreizen. Die Finger vom Brustkorb weg zusammenführen, dabei jedoch nicht auf der Haut verschieben. Den Druck lösen. Die ganze Bewegung rhythmisch wiederholen. Viele Frauen nehmen die gegenüberliegende Hand, also rechte Hand für linke Brust; bei sehr großen Brüsten ist es oft angenehmer, die Brust in beide Hände zu nehmen.
- Loslassen und Daumen und Finger daneben neu aufsetzen, um die Brustwarze herum, bis alle Milchgänge erfasst sind.
- Damit der untere Teil der Brust ausreichend geleert wird, kann es sinnvoll sein, diesen Teil mit der anderen Hand anzuheben oder sich vornüber zu beugen.
- Zwischen den Brüsten sollte mehrfach gewechselt werden. Spätestens wenn der Milchfluss nachlasst, wird zur anderen Brust übergegangen.
- Geübte Mütter können beide Brüste gleichzeitig entleeren.

Jede Mutter muss ausprobieren, wo sie welche Finger am besten aufsetzt und wie sie die Methode für sich umsetzt. Entscheidend ist, dass das Brustgewebe nicht verletzt wird. Deshalb müssen alle Bewegungen vorsichtig ausgeführt werden, ohne die Brust zu zerren, zu quetschen oder zu reiben.

Entleeren der Brust mit der Pumpe

Pumpenmodelle

Für das Abpumpen der Muttermilch gibt es verschiedene Modelle, die für unterschiedliche Zwecke geeignet sind. Es ist auch individuell verschieden, mit welcher Pumpe eine Mutter am besten zurecht kommt. Bei manchen Müttern ist der Milchspendereflex beim

Pumpen beeinträchtigt; daher sagt die dabei gewonnene Milchmenge nichts über die tatsächlich vorhandene Milchmenge und
die Stillfähigkeit aus.

1. Handpumpen

Diese eignen sich zur Gewinnung kleinerer Milchmengen und für
den Fall, dass nur hin und wieder Milch abgepumpt werden soll.
Ballonpumpen sind nicht zu empfehlen. Die Saugbälle können nicht
sterilisiert werden. Das Zusammendrücken des Ballons ermüdet. Die
Milch muss meistens über den unsterilen Ansaugtrichter ausgegossen
werden.
Bei den Kolbenpumpen gibt es zwei Bauarten: Bei Hubkolbenpumpen
sind zwei Zylinder ineinandergeschoben. Der Unterdruck entsteht
durch das Auseinanderziehen der beiden eng ineinanderpassenden
Röhren. Die Milch fließt direkt in den Pumpzylinder. Das Vakuum
ist gut, ihre Länge beeinträchtigt jedoch ihr Stehvermögen. Bei der
anderen Form sitzt schräg auf der Sammelflasche eine Kolben- oder
Hebelpumpe. Durch bessere Handhabung und Standfestigkeit sind
sie den Hubkolbenpumpen überlegen. Nicht alle Pumpen bauen ein
gutes Vakuum auf.

2. Elektrische Milchpumpen

Sie erleichtern das Abpumpen größerer Mengen bzw. über längere
Zeit. Bei guten Pumpen lässt sich die Saugstärke stufenlos regeln;
die Saugstärke wird zunächst niedrig eingestellt und dann behutsam
gesteigert, aber nie so weit, dass es unangenehm wird. Eine
Intervallschaltung simuliert das Saugen des Kindes. Das Vakuum wird
dabei rhythmisch auf- und abgebaut. Bei zu starkem, kontinuierlichem
Unterdruck können einzelne Gefäße verletzt werden und Blut in die
Milch gelangen.
Mit einem Doppelabpumpset können, mit etwas Übung, beide
Brüste gleichzeitig abgepumpt werden. Das verkürzt nicht nur den
Zeitaufwand, sondern ermöglicht auch ein vollständigeres Entleeren
der Brust. Die Prolaktinausschüttung wird dadurch erhöht und
damit die Milchbildung stärker angeregt.

3. Ansaugtrichter

Der Ansaugtrichter muss in der Größe genau zur Brust passen, damit die Brustwarze nicht verletzt und der Milchfluss optimal angeregt wird. Je kleiner der Ansaugtrichter, desto größer ist der Druck, der direkt auf die Warze und den Warzenhof ausgeübt wird. Je breiter und tiefer die Auflagefläche des Trichters, desto größer ist die Anregung des Warzenhofes und damit des Milchspendereflexes. Der Schaft des Trichters sollte die Brustwarze ganz aufnehmen. Das Material des Trichters sollte möglichst weich sein. Manchmal braucht eine Mutter für ihre beiden Brüste verschieden große Trichter.

Vorgehen beim Pumpen (3)

* Begonnen wird mit einer Brustmassage (s. o.).
* Die Pumpe wird aufgesetzt und es wird mit zunächst niedriger Saugstärke gepumpt. Während des Pumpens kann die Mutter den Milchfluss unterstützen, indem sie ihre Brust weiter massiert oder mit der Hand sanften Druck ausübt.
* Wenn der Milchfluss nachlässt, wird die Seite gewechselt. Beim Doppelpumpen wird unterbrochen und die Brust noch einmal massiert.
* Zum Schluss wird kontrolliert, ob die ganze Brust weicher ist oder noch feste Bereiche da sind. Diese werden massiert und gegebenenfalls von Hand entleert.

Handentleeren und Pumpen kombinieren

Wenn der Milchfluss an der Pumpe versiegt, kann die Mutter noch Milch von Hand entleeren, manchmal noch einmal die gleiche Menge wie mit der Pumpe. Dadurch wird die Milchbildung rasch und nachhaltig gesteigert. Wird in den ersten Tagen mehrmals täglich die Brust zusätzlich von Hand entleert, wirkt sich dies besonders positiv auf die Milchbildung aus. (3)

Aufbewahren der Muttermilch (5)

- Muttermilch kann in Glasgefäße oder sterilisierbare Plastikflaschen gefüllt werden (7); Plastikflaschen sollten unbedingt frei von Bisphenol A sein (4). Für zu Hause sind auch Muttermilchbeutel geeignet.
- Um den vollen Wert zu erhalten, sollte die Milch möglichst rasch und ohne Hitze- oder Kältebehandlung gefüttert werden. Bei Raumtemperatur kann sie 6 bis 8 Stunden aufbewahrt werden.
- Alle Milch, die länger aufbewahrt werden soll, ist sofort auf 4 °C abzukühlen (*hinten* in den Kühlschrank stellen, *nicht* in die *Tür!*). Dann kann sie 72 Stunden (3 Tage) benutzt werden; bei gesunden, reifen Säuglingen ist sie bis zu 5 Tage verwendbar (1).
- Beim Transport der Muttermilch darf die Kühlkette nicht unterbrochen werden, es sind deshalb Kühltaschen zu verwenden.
- Muttermilch kann im 4-Sterne-Fach eingefroren werden. Es kann eine zweite Portion dazugegeben werden, wenn die Flasche sofort wieder in das Tiefkühlfach kommt. Da wiederaufgetaute Milch rasch verbraucht werden muss, empfiehlt es sich, zu Hause kleine Portionen einzufrieren, z. B. im Eiswürfelbereiter. Gefrorene Milch kann nach einem halben Jahr noch verwendet werden (auch zum Breikochen).
- Das Wiederauftauen kann entweder im Kühlschrank geschehen oder bei Raumtemperatur, wobei die Milch anschließend gleich in den Kühlschrank muss. Aufgetaute Milch kann bei 4 °C im *ungeöffneten* Gefäß 24 Stunden aufbewahrt werden, *nach dem Öffnen* nur 12 Stunden.
- In stehenden Wasserbädern können sich Keime gut vermehren, deshalb muss das Wasser zweimal täglich gewechselt und der Behälter gereinigt werden. Warmluftboxen sind vorzuziehen.
- *Keine Mikrowelle verwenden!* Dort werden wertvolle Bestandteile der Milch zerstört, und wegen ungleichmäßiger Erwärmung besteht Verbrühungsgefahr.
- Manchmal riecht die Milch nach dem Auftauen etwas ranzig, vermutlich durch die Wirkung von Lipase in der Muttermilch. Der Geschmack kann etwas seifig oder metallisch sein. Sie ist dadurch nicht schädlich, wird aber oft vom Baby verweigert.

Keime in Muttermilch (5, 7)

- Solange die oben genannten Richtlinien für die saubere Gewinnung und Aufbewahrung eingehalten werden, sind die meisten Keime in der Muttermilch auch für kranke und frühgeborene Säuglinge ungefährlich. Im Gegensatz zu künstlicher Babynahrung enthält Muttermilch Stoffe, die Bakterien abtöten oder an der Vermehrung hindern. Außerdem bewirkt sie im Magen des Säuglings einen niedrigen pH-Wert. Auch dadurch werden die Kinder gegen Bakterien in der Muttermilch geschützt (6).
- Cytomegalieviren (CMV) können über die Muttermilch übertragen werden und bei Frühgeborenen vor der 32. SSW zu Infektionen führen. Ist die Mutter CMV-positiv, wird in manchen Kliniken die Milch bis zu dieser Woche pasteurisiert, in anderen nicht.
- Ansonsten ist das Pasteurisieren der Milch für das eigene Kind bei Einhaltung der Richtlinien in der Regel unnötig.
- Die Milch für das eigene Kind sollte nicht routinemäßig untersucht werden. Das verzögert das Verfüttern und erhöht die Laborkosten. Vor allem vermittelt es der Mutter ein Gefühl von „Schmutz". Stichproben sind sinnvoll, um Fehler bei der Gewinnung und im Umgang mit der Muttermilch zu erkennen.
- Werden Kontrollen durchgeführt, ist die Bewertung oft problematisch. Es gibt keine allgemein empfohlenen Keimzahlgrenzwerte. Es ist nicht nachgewiesen, dass die Keime dem Kind schaden.

Literatur

1. Eglash A, Chantry CJ, Howard CR. Human milk storage information for home use for healthy full-term infants. Academy of Breastfeeding Medicine Protocol # 8, 2004

2. Jones E, Dimmock P, Spencer S. A randomised controlled trial to compare methods of milk expression after preterm delivery. Arch. Dis. Child. Fetal Neonatal Ed. 2001;85:F91-F95

3. Morton J, Hall J, Wong R, Thairu L, Benitz W, Rhine W. Combining hand techniques with electric pumping increases milk production in mothers of preterm infants. J Perinatology 2009;29:757-764

4. Senjen R, Azouley D. Blissfully unaware of Bisphenol A. Review. Friends of the Earth Europe 2008

5. Springer S. Umgang mit Muttermilch bei Trennung von Mutter und Kind. In: Scherbaum V, Perl FM, Kretschmer U (Hrsg.): Stillen – Frühkindliche Ernährung und reproduktive Gesundheit. Deutscher Ärzteverlag, Köln 2003

6. Usowicz AC, Dab SB, Emery JR, McCann EM, Brady JP. Does gastric acid protect the preterm infant from bacteria in unheated human milk? Early hum. Develop. 1988;16:27-33

7. Wiesinger-Eidenberger G, Merl M, Hohenauer L. Infektionsquelle Muttermilch? Kikrschw. 1998;17:34-37

8. Williamson M, Murti F. Effects of storage, time, temperature, and composition of Containers on biologic components of human milk. J. Hum. Lact. 1996;12:31-35

13 | Dauer der Stillperiode

13.1 Allergien

Utta Reich-Schottky

Allergien sind überschießende, unangepasste Immunreaktionen gegen bestimmte Stoffe. In der Regel richten sie sich gegen körperfremde Eiweißstoffe, die häufig aus der normalen Umwelt stammen, „eigentlich" ungefährlich sind, aber vom Immunsystem nicht als ungefährlich erkannt werden.

Abwehren oder tolerieren?

Bei der Geburt ist das kindliche Immunsystem noch unreif. Nach und nach entwickelt es sich und lernt, gegen welche Stoffe und Krankheitserreger es seine Abwehr mobilisieren muss und welche Stoffe z. B. als Nahrung oder harmlose Darmbakterien nützlich oder zumindest ungefährlich sind und die es deshalb tolerieren kann und sollte. Diese Auseinandersetzung findet hauptsächlich an den Schleimhäuten des Magen-Darm-Traktes statt. An den Darmbakterien „übt" das Immunsystem. An der Regulation und Feinabstimmung sind unter anderem Wachstumsfaktoren und Cytokine, regulatorische T-Zellen und verschiedene Antikörper beteiligt.

Kinder, deren Mütter und/oder Väter an Allergien leiden, haben ein wesentlich höheres Allegierisiko. Sie haben bereits bei der Geburt signifikant weniger regulatorische T-Zellen im Nabelschnurblut (1) und sind anscheinend schlechter in der Lage, eine Immuntoleranz auszubilden.

Warum nehmen Allergien zu?

In den letzten Jahren zeichnen sich einige Antworten auf diese Frage ab:
- *zu wenig Bakterien:* Wir leben in einer immer keimärmeren Umgebung. Damit fehlen dem Immunsystem der Säuglinge „Übungsobjekte" (1).

- *Pränatale Einflüsse:* Kontakt der Mutter mit vielen Allergenen und Bakterien während der Schwangerschaft, z. B. auf einem Bauernhof, scheint bereits eine Rolle für die Weichenstellung im kindlichen Immunsystem zu spielen (2).
- *Kaiserschnitt* erhöht das Asthmarisiko (13), vor allem bei Kindern, deren Eltern schon Allergien haben (3); als Gründe werden hauptsächlich der fehlende Mikrobenkontakt im Geburtskanal und daneben das Fehlen der Geburtswehen und die damit verbundenen Atemwegsprobleme diskutiert.
- *Schadstoffe:* Verschiedenste Schadstoffe erhöhen das Allergierisiko; z. B. Straßenverkehr (8), Innenraumschadstoffe wie Formaldehyd (12), Pestizide in der Nahrung (6) oder Rauchen (5).

Die Rolle des Stillens

Wegen der Komplexität des allergischen Geschehens und methodischer Schwierigkeiten ist der Beitrag des Stillens zur Allergieprophylaxe schwer messbar.

Das Stillen ist auf jeden Fall eng mit dem Aufbau und der Regulierung des kindlichen Immunsystems verknüpft.
- Die Darmschleimhaut reift unter dem Einfluss von sIgA (sekretorische Immunglobuline der Klasse A) und Wachstumsfaktoren aus der Muttermilch aus und wird in ihrer Barrierefunktion gestärkt (1).
- Schädigenden Infekten wird durch spezifische Antikörper und antimikrobielle Faktoren vorgebeugt.
- Eine gesunde, das Immunsystem in die richtigen Bahnen lenkende Darmflora mit einem hohen Anteil an Bifidusbakterien wird durch stickstoffhaltige Oligosaccharide und andere Faktoren in der Muttermilch gefördert.
- Muttermilch enthält einen besonderen Wachstumsfaktor, TGF-β, hauptsächlich als TGF-β2, der die Entwicklung des Immunsystems beeinflusst. Das Neugeborene ist möglicherweise an die Immunregulation durch das TGF-β in der Muttermilch angepasst (10). In einer Untersuchung enthielt die Milch von Müttern, die selbst unter Allergien leiden, im Durchschnitt weniger TGF-β2 als die Milch von Müttern ohne Allergien; damit kann sie möglicherweise

eine Ausrichtung des kindlichen Immunsystems in Richtung Allergie weniger gut verhindern (7).

Beikosteinführung

Die frühere Empfehlung, bei Allergieneigung ggf. länger als sechs Monate ausschließlich zu stillen, hat sich nicht bestätigt (4). Einige Autoren (z. B. [9]) gehen so weit, eine Änderung des empfohlenen Zeitraums für die Beikosteinführung auf „vier bis sechs Monate" zu fordern. Die derzeitige Datenlage spricht auch in Hinblick auf Allergien nicht dagegen, weiterhin zu empfehlen, sechs Monate ausschließlich zu stillen (4, 11).

Die Empfehlung der WHO (14), sechs Monate ausschließlich zu stillen und dann neben geeigneter Beikost weiter zu stillen bis zum Alter von zwei Jahren oder darüber hinaus, berücksichtigt nicht nur das Auftreten von Allergien, sondern die gesamte körperliche und seelische Entwicklung des Kindes einschließlich der Reifung des Darms und des Immunsystems. Diese Empfehlung bleibt weiterhin gültig.

Literatur

1. Brandtzaeg P. Fehlalarm im Darm. Wie Nahrungsmittelallergien entstehen. Spektrum der Wissenschaft 2008, Heft 2, 58-66
2. Ege MJ, et al. Prenatal exposure to a farm environment modifies atopic sensitization at birth. J Allergy Clin Immunol 2008;122:407-12
3. Eggesbo M, Botten G, Stigum H, et al. Is delivery by cesarean section a risk factor for food allergy? J Allergy Clin Immunol 2003;112:420-6
4. Filipiak B, Zutavern A, Koletzko S, et al, and the GINI Group. Solid Food Introduction in Relation to Eczema: Results from a Four-Year Prospective Birth Cohort Study. J. Pediatr. 2007;152:352-358
5. Guedes H, Souza L. Exposure to maternal smoking in the first year of life interferes in breast-feeding protective effect against the onset of respiratory allergy from birth to 5 yr. Pediatr Allergy Immunol 2009;20:30-34
6. Kummeling I, Thijs C, Huber M, Van de Vijver LPL, et al. Consumption of organic foods and risk of atopic disease during the first 2 years of life in the Netherlands. British Journal of Nutrition 2008;99:598-605

7. Laiho K, Lampi AM, Hamalainen M, et al. Breast milk fatty acids, eicosanoids and cytokines in mothers with and without allergic disease. Pediatr. Res. 2003;53:642-647

8. Morgenstern V, et al. Atopic Diseases, Allergic Sensitation, and Exposure to Traffic-related Air Pollution in Children. Am. J. Respir. Crit. Care Med. 2008;177(12):1331-1337

9. Prescott SL, et al. The importance of early complementary feeding in the development of oral tolerance: Concerns and Controversies. Pediatric Allergy and Immunology 2008;19:375-380

10. Rautava S, Walker W. Academy of Breastfeeding Medicine Founder's Lecture 2008: Breastfeeding - An Extrauterine Link Between Mother and Child. Breastfeeding Medicine 2009;4:3-10

11. Rouw E, Reich-Schottky U, Both D. Stellungnahme zum Thema „Optimaler Zeitpunkt der Beikosteinführung". AFS und LLL, Bonn 2010

12. Rumchev KB, Spickett JT, Bulsara MK, Phillips MR, Stick SM. Domestic exposure to formaldehyde significantly increases the risk of asthma in young children. Eur Respir J 2002;20:403-408

13. Tollanes M, et al. Cesarean Section and Risk of Severe Childhood Asthma: A Population-Based Cohort Study. J. Pediatr. 2008;153:112-116

14. WHO: Infant and young child feeding. Model Chapter for textbooks for medical students and allied health professionals. Savage King F, Da Cunha A, Lang S, WHO 2009; pp13-14

13.2 Abstillen
Utta Reich-Schottky, Julia Streit-Lehmann

Der Begriff „Abstillen" wird umgangssprachlich mit zwei unterschiedlichen Bedeutungen verwendet: Zum einen kann damit die Beendigung der Stillzeit gemeint sein, zum anderen der gesamte Prozess vom ersten Zufüttern, ergänzend zum Stillen, bis zum letzten Stillen, Monate oder sogar Jahre später.

Das Abstillen ist im Idealfall den Bedürfnissen von Mutter und Kind angepasst. Jedoch gibt es häufig Widersprüche – zwischen gesellschaftlichen Normen („Still nicht so lange, du machst dein Kind abhängig"), sozialen und institutionellen Bedingungen (Arbeits-platzbedingungen, Art und Umfang der Unterstützung durch Verwandte, Freunde und offizielle Stellen), Ansprüchen des Partners und schließlich den Bedürfnissen des Kindes und denen der Mutter. Diese Widersprüche können dazu führen, dass Zeitpunkt und Art des Abstillens weder der Mutter noch dem Kind gerecht werden.

Das Abstillen ist ein Prozess, für den Mutter und Kind Zeit brauchen. Wird er gewaltsam abgekürzt, kann er zu einem traumatischen Ereignis werden, anstatt als normaler Entwicklungsschritt erlebt zu werden.

Zufüttern

Die WHO empfiehlt, nach sechs Monaten ausschließlichen Stillens Beikost einzuführen (6). Neben der Beikost wird weiter nach Bedarf gestillt. Die feste Nahrung soll im ganzen ersten Lebensjahr die Muttermilch ergänzen, nicht ersetzen. Für Einzelheiten zur Beikost s. (4). (S. auch Kap. 13.1 Allergien.)

Die Kinder akzeptieren und vertragen die neue Nahrung in sehr unterschiedlichem Tempo. Manche essen schon nach wenigen Wochen ohne Probleme mehrere Beikostmahlzeiten; andere essen davon nur kleine Mengen und wollen sich lieber den Rest der Mahlzeit an der Brust holen. Manche essen am liebsten Püriertes, andere etwas, das sie selbst in die Hand nehmen können, andere wiederum nur vom Teller der Eltern. Wird das Kind jedoch ständig gedrängt, etwas zu essen, was es (noch) nicht mag, kann dies zu einer allgemeinen Kampfhaltung führen, die sich durch die Kindheit hinziehen und allen Beteiligten die Mahlzeiten verleiden kann. Gelassenheit und Geduld erleichtern den Start mit fester Nahrung. Das Kind weiß, wann es Hunger hat und was es zu essen bevorzugt. Wie beim Stillen sollte der Grundsatz gelten: „Essen nach Bedarf".

Je weniger der Säugling trinkt, desto stärker geht die Muttermilch-menge zurück. Geschieht dies genügend langsam, stellt sich die Brust ohne besondere Maßnahmen auf die sinkende Nachfrage ein.

Die Entwicklung verläuft nicht immer einförmig. Z. B. kann ein Kind, das nur noch wenig gestillt wird, erkranken, plötzlich alle andere Nahrung verweigern und wieder mehr nach der Brust verlangen. Wenn die Mutter es dann wieder häufiger anlegt, hat sie rasch wieder mehr Milch. So erhält das Kind ohne zusätzlichen Aufwand außer Trost auch die oft dringend nötige Flüssigkeit (bei Fieber oder Magen-Darm-Infekten) und Nahrung. Nach der Genesung isst und trinkt es meistens rasch wieder so wie vor der Erkrankung. Dadurch kann die Mutter vorübergehend Schwierigkeiten mit der überschüssigen Milchmenge haben. Hier hilft es ihr, die Brust zu kühlen, Salbeitee zu trinken, und bei harter Brust so viel Milch zu entleeren, dass die Brust wieder weich wird.

Natürliches Abstillen

Kulturvergleiche und historische Forschungen zeigen, dass in der Mehrzahl der untersuchten Gesellschaften die Kinder drei bis vier Jahre lang gestillt wurden (1). Die WHO empfiehlt Stillen bis zum Alter von zwei Jahren und darüber hinaus (6).

Der Gehalt an infektionsschützenden Faktoren in der Muttermilch – u. a. IgA, Lysozym, Laktoferrin – bleibt während der gesamten Stillzeit hoch (3). Dadurch werden die Kinder auch und gerade dann geschützt, wenn sie krabbelnd und laufend mit dem schmutzigeren Teil der Außenwelt Kontakt aufnehmen. In dieser Lebensphase ist für viele Kinder das Stillen ein sicherer Zufluchtshafen und Rückendeckung für die Eroberung der Welt.

Dettwyler (1) geht der Frage nach, in welchem Zeitfenster vollständiges Abstillen rein von den biologischen Gegebenheiten her zu erwarten wäre. Dazu setzt sie das Abstillalter bei anderen Primaten, insbesondere den Menschenaffen, in Bezug zu ihrem Lebenszyklus, also der Dauer der Schwangerschaft, der Säuglings- und Jugendzeit und der gesamten Lebensdauer, sowie der jeweiligen Größe und dem Gewicht. Diese Daten korrelieren mit dem Abstillalter der jeweiligen Art. *Dettwyler* errechnet daraus für den Menschen ein biologisches Abstillalter von 2,5 bis 7 Jahren. (1)

Jedes Kind stillt sich irgendwann selbst ab. Wie Krabbeln und Laufen stellt das Abstillen einen natürlichen Entwicklungsschritt dar. Kindern dieses natürliche Abstillen zu ermöglichen, hat vielfältige Vorteile, die sich bis weit nach der Stillzeit auswirken können. Je älter die Kinder werden, desto besser können sie auch verstehen und akzeptieren, dass die Mutter sie nicht überall stillen will und auch manchmal abwesend ist. Die Mutter eines solchen Stillkindes ist nicht stärker angebunden als jede andere Mutter.

Frühes Abstillen

Abstillen in den ersten sechs Monaten

Wenn ein Baby in den ersten sechs Monaten abgestillt werden soll, muss ihm Still-Ersatz angeboten werden. Als Muttermilchersatz braucht es Anfangsnahrung, außerdem Saugersatz in Form von Flasche und evtl. Schnuller. Wenn möglich, sollte nicht mehr als eine Mahlzeit pro Woche von Stillen auf künstliche Ernährung umgestellt werden. Auf diese Weise können sich Mutter und Kind an die Umstellung gewöhnen. Die Milchbildung verringert sich durch das seltenere Saugen von allein, manchmal sind unterstützende Maßnahmen hilfreich (s. u.).

Abstillen nach den ersten sechs Monaten

Im zweiten Lebenshalbjahr ist es nicht mehr notwendig, Brustmahlzeiten durch Flaschenmahlzeiten mit Anfangsnahrung zu ersetzen. Einem Baby, das bereits gut Beikost isst oder sogar am Familientisch mitisst, kann zusätzliche Flüssigkeit aus einem normalen Becher oder Glas angeboten werden. Wenn ein Baby mit sieben Monaten noch mindestens vier, mit zehn Monaten noch mindestens drei und mit zwölf Monaten noch mindestens zwei Stillmahlzeiten bekommt, kann der restliche Bedarf über feste Nahrung (und evtl. Schnuller als Saugersatz) gedeckt werden.

Plötzliches Abstillen

Es gibt Situationen, in denen plötzliches Abstillen unvermeidbar ist, z. B. wegen schwerer Erkrankung der Mutter oder Tod des Kindes. Bei einer plötzlichen Erkrankung des Kindes sollte nicht abgestillt werden (3); das wäre für das Kind eine zusätzliche Belastung.

Die symptomatische Behandlung der Mutter beim plötzlichen Abstillen umfasst:
- Kühlen der Brüste,
- 4-5 Tassen Salbeitee pro Tag (bei Bedarf zur Geschmacksverbesserung gemischt mit Pfefferminztee),
- ab und zu etwas Milch entleeren zur Vermeidung eines Milchstaus,
- ein enger, aber keinesfalls einschneidender BH kann zur Unterstützung hilfreich sein, ist aber nicht zwingend notwendig.

Diese Maßnahmen haben denselben Erfolg wie die Gabe von Laktationshemmern, aber ohne deren Nebenwirkungen. Wenn medi-kamentöses Abstillen absolut notwendig ist, gilt Cabergolin (Dostinex®) als Mittel der Wahl, da es als relativ sicher und gut verträglich gilt (5). Das früher zum Abstillen vielfach verwendete Bromocriptin (Pravidel®) führt bei jeder vierten Frau zu einem Blutdruckabfall; als seltenere Nebenwirkungen traten Hochdruckkrisen, Herzinfarkte und apoplektische Insulte ein. Außerdem kommt es häufig nach dem Absetzen zu einem Reboundeffekt, also einem erneuten Milcheinschuss. In vielen Ländern dürfen Bromocriptin-Präparate aus Sicherheitsgründen nicht mehr zum Abstillen verordnet werden (2).

In den ersten Wochen nach der Geburt ist der Prolaktinspiegel bei stillenden Müttern noch deutlich erhöht (s. Kap. 5 Die weibliche Brust). Plötzliches Abstillen bewirkt einen raschen Hormonabfall und kann einen hormonell bedingten Stimmungsabfall zur Folge haben (3).

Stillstreik

Während der gesamten Stillzeit kann es vorkommen, dass ein Kind plötzlich die Brust verweigert. Wenn die Mutter deswegen Hilfe sucht, müssen zunächst die Umstände geklärt werden: Verweigert es die zweite Seite? Dann ist es wahrscheinlich an der ersten Brust satt geworden. Hört es jetzt viel eher auf zu trinken als am Anfang und weigert sich weiterzutrinken? Ältere Kinder können schon in wenigen Minuten die Brust leeren.

Völlige Ablehnung der Brust kann bei einem über 1-jährigen Kind bedeuten, dass es jetzt aus dem Stillen herausgewachsen ist. Häufig handelt es sich jedoch um eine vorübergehende Reaktion auf einen bestimmten Anlass, z. B.:
- ungewohnte Gerüche, z. B. von einem neuen Parfüm
- Veränderungen im Geschmack der Milch, z. B. bei Krankheit der Mutter, Regelblutung oder einem Essen mit unbekannten Zutaten
- eine Schreckreaktion, z. B. auf den plötzlichen Aufschrei der Mutter, wenn das Kind sie gebissen hat,
- Schmerzen beim Zahnen; hier hilft eine lokalanästhetische Salbe,
- Ohren- oder andere Schmerzen, die ggf. vom Arzt abgeklärt werden müssen,
- eine verstopfte Nase; hier helfen abschwellende Nasentropfen, oder die Mutter legt das Kind auf ihren Schoß, drückt Muttermilch ab und lässt sie in seine Nase tropfen, bis es schluckt,
- eine angespannte Familiensituation; Wohnungs- oder Ortswechsel, Stress.

Ein Stillstreik ist in der Regel nach einigen Tagen vorüber. Die Mutter sollte sich vermehrt Zeit für das Kind nehmen, mit ihm schmusen und die vertraute Nähe wahren. Oft gelingt es, das Kind im Halbschlaf anzulegen, oder – unter Vermeidung der typischen Stillhaltung – beim Herumlaufen, oder – ganz beiläufig – beim Spielen, Schmusen, gemeinsamen Duschen oder Baden. Gelingt dies nicht, sollte das Kind aus einem Glas oder von einem Löffel etwas zu trinken bekommen (wenn es geht, abgepumpte Muttermilch s. u.), damit Mutter und Kind nicht zu sehr unter Druck geraten. Zur Aufrechterhaltung der Milchbildung muss die Mutter in dieser Zeit ihre Milch so häufig entleeren (mit Hand oder Pumpe), wie das Kind sonst trinken würde.

Hat das Kind Schnuller und/oder Fläschchen erhalten, kann es in der Anfangszeit sein, dass es eine Saugverwirrung entwickelt hat (s. Kap. 9.2 Saugen und Saugverwirrung). Aber auch ein Kind, das Wochen oder Monate lang Brust **und** Schnuller/Flasche genommen hat, kann eines Tages die künstlichen Sauger vorziehen. Die Mutter muss sich dann entscheiden, ob sie versuchen will, die Sauger wegzulassen und weiterzustillen, oder ob sie sich mit dem vorzeitigen Ende ihrer Stillzeit abfindet.

Literatur
1. Dettwyler K. A Time to Wean. The Hominid Blueprint for the Natural Age of Weaning in Modern Human Populations. In: Stuart-Macadam P, Dettwyler K, (Hrsg.). Breastfeeding. Biocultural Perspectives. Walter de Gruyter, New York 1995. (Siehe auch deutsche Zusammenfassung: Walter-Lipow U. Der Mensch als Säugetier und das biologisch sinnvolle Abstillalter. AFS Stillzeit 2/2005, www.afs-stillen.de)
2. De Jong-van den Berg L, Mintzes B. Bromocriptine and lactation suppression: are the risks acceptable? (editorial) Pharm. World Sci. 1995;17:93-95
3. Lawrence RA, Lawrence RM. Breastfeeding: A guide for the medical profession. 6th Ed., C.V. Mosby Company, USA 2005
4. Reich-Schottky U. Beikost für das gestillte Kind. AFS, Bonn 2007
5. Schaefer C, Spielmann H, Vetter K. Arzneiverordnung in Schwangerschaft und Stillzeit. G. Fischer, Stuttgart 7. Auflage 2006
6. WHO. Infant and young child feeding. Model Chapter for textbooks for medical students and allied health professionals. Savage King F, Da Cunha A, Lang S, WHO 2009; pp13-14

13.3 Relaktation
Sibylle Chattopadhyay

Als *Relaktation* wird die Wiederaufnahme des Stillens nach dem Abstillen bezeichnet, ohne eine weitere Geburt. *Induzierte Laktation* nennt man die Anregung der Milchbildung ohne eine vorausgegangene Schwangerschaft.

Vor der allgemeinen Einführung der künstlich hergestellten Säuglingsnahrung war Relaktation nichts Ungewöhnliches, sondern eine praktische Notwendigkeit: Wenn z. B. eine Mutter gestorben war, konnte das Leben ihres Kindes gerettet werden, indem eine andere Mutter das Kind stillte (9). In den industrialisierten Ländern hat seit Anfang der 60er Jahre mit der Wiederzunahme des Stillens auch das Interesse an Relaktation und induzierter Laktation zugenommen.

Motive

Dieser Wunsch kann in verschiedenen Situationen auftreten:
- bei Frühgeborenen oder kranken Kindern, die längere Zeit in der Klinik waren. Nicht jeder Mutter gelingt es, durch Abpumpen die Milchproduktion in Gang zu halten; unter dem Stress und der Sorge um das Neugeborene kann der Milchspendereflex versagen oder die Belastung durch das Abpumpen zu groß werden;
- nach unfreiwilligem Abstillen, z. B. auf Grund von ehemals unüberwindbar erscheinenden Stillproblemen wegen mangelnden Still-Wissens oder unsachgemäßer Beratung;
- nach Erkrankungen der Mutter, die das Stillen vorübergehend unmöglich machten und zum Abstillen führten;
- bei Kindern, die abgestillt wurden, aber künstliche Nahrung nicht vertragen;
- bei Adoptivkindern: Manche Mütter wollen über den intensiven Körperkontakt beim Stillen eine enge Beziehung zu ihrem Kind aufbauen.

Bei einer Befragung von 366 Müttern, die eine Relaktation versucht hatten, wurden folgende Motive genannt (1):

- Das Baby soll Muttermilch statt künstlicher Nahrung erhalten.
- Es gehört zum Selbstverständnis der Mutter, dass sie ihrem Kind ihre eigene Milch geben kann.
- Die Mutter möchte für sich und das Kind von den psychischen Aspekten des Stillens profitieren.

Handhabung und Erfolgsaussichten

Relaktation und induzierte Laktation erfordern neben detailliertem Still-Wissen einen hohen Aufwand und Einsatz, der nicht immer zum gewünschten Erfolg führt. Die Mutter muss ihre Milchproduktion (wieder) in Gang bringen, und das Baby muss korrektes Saugen an der Brust lernen. Beide Teilaufgaben können unterschiedlich schwierig sein und beeinflussen sich auch gegenseitig.

- Die Bereitschaft der Kinder, an der Brust zu saugen, nimmt ab, je länger sie künstlich ernährt worden sind. Bei Kindern, die schon einmal gestillt worden sind, ist sie oft größer als z. B. bei Frühgeborenen, die von Anfang an die Flasche bekommen haben. Doch sagt die erste Reaktion des Kindes auf die Brust noch nichts über einen endgültigen Stillerfolg aus, da sich im Laufe einer Trainingswoche die Akzeptanz der Brust deutlich steigern lässt (1). Gemeinsames Baden ist eine gute Möglichkeit, das Kind zur Brust zu locken (7).
- Manchmal ist ein ganz allmähliches Umgewöhnungsprogramm von der Flasche an die Brust notwendig. Z. B. kann zunächst der gewohnte Flaschensauger als Brusthütchen benutzt werden und dann ein übliches Brusthütchen. Zum Schluss folgt die Entwöhnung vom Hütchen und damit der Übergang zum direkten Stillen.
- Die Milchmenge lässt sich nicht immer so weit steigern, dass sie zur vollen Ernährung des Kindes ausreicht. Bei der induzierten Laktation fehlt der schwangerschaftsbedingte Aufbau des Drüsengewebes. Bei der Relaktation ist das Drüsengewebe mehr oder weniger weit zurückgebildet, je nachdem, wie lange die Geburt bzw. das Abstillen zurückliegt. Zum Aufbau des Drüsengewebes und zur Steigerung der Milchmenge werden manchmal Pharmaka angewandt. Dieses Vorgehen ist nicht unumstritten (2, 3). Auch kulturelle Faktoren scheinen eine Rolle zu spielen;

Frauen aus Ländern, in denen selbstverständlich gestillt wird und in denen enger Körperkontakt von Mutter und Kind üblich ist, haben oft eine größere Chance, ausreichend Milch zu bilden, als Frauen hierzulande (3, 8).

- Die Stimulierung der Brustwarze ist entscheidend für die Steigerung der Milchbildung. Am wirksamsten ist das korrekte Saugen des Kindes, mindestens 8-10 mal täglich für 15-20 Minuten an jeder Seite (2). Ein Kind darf ruhig an der Brust einschlafen und weiter saugen. Bei schwächeren Kindern kann zur Stimulation zusätzliches Entleeren von Hand oder mit einer Milchpumpe hilfreich sein. Auch der Partner kann einbezogen werden. Sein Saugen an der Brust und seine Liebkosungen können sowohl die Laktation als auch die Beziehung zwischen den Eltern fördern (2, 8).

- Das Kind muss anfänglich (eventuell auch auf Dauer, s. o.) beim Stillen die fehlende Nahrungs- und Flüssigkeitsmenge zugefüttert bekommen. Zufüttern an der Brust dient beiden Zwecken: Es stimuliert die Milchbildung und stellt sicher, dass das Kind genügend Nahrung bekommt.

- Flaschenfütterung erhöht die Gefahr der Saugverwirrung und verringert die Stimulation der Brust durch das Saugen des Kindes. Deshalb wurden Techniken entwickelt, mit denen das Kind an der Brust zugefüttert werden kann (6). (Siehe auch Brusternährungsset in Kap. 8 Stillhilfen)

- Die Zufütterung kann bei manchen Müttern rasch verringert und schließlich ganz weggelassen werden, andere Mütter bleiben darauf angewiesen. Mütter, die sich sehr auf volles Stillen versteifen, haben es schwerer, eine entspannte Stillbeziehung zu ihrem Baby aufzubauen. Setzen sie sich zu sehr unter Stress, kann dies den Milchspendereflex beeinträchtigen und infolge dessen die Milchbildung verringern.

Beratung

Avery (2) und *Guóth-Gumberger* (4) betonen die anspruchsvolle Aufgabe der Beratung bei Wunsch nach induzierter Laktation bzw. Relaktation: Die Beratung muss, bei umfassender Information über die verschiedenen Möglichkeiten, offen sein und die Entscheidung der Eltern sowohl für als auch gegen den Versuch der Relaktation bejahen. Der „Erfolg" muss realistisch definiert werden – zu hohe Erwartungen entwerten das Erreichte, so dass die Mutter dann enttäuscht ist und möglicherweise die Beziehung zu ihrem Kind darunter leidet. Die Betonung muss auf die intensive Beziehung gelegt werden und nicht auf die Milchmenge. Die Mutter braucht qualifizierte Begleitung (4, 5, 8).

Relaktation und induzierte Laktation werden von vielen Müttern als positive Stillerfahrung erlebt, mit und ohne Zufüttern (1, 4, 8).

Literatur

1. Auerbach KG, Avery JL. Relactation: A study of 366 cases. Pediatrics 1980;65:236-242
2. Avery JL. Relactation and induced lactation. In: J. Riordan: A practical guide to breast feeding. Jones and Bartlett Publishers, Boston 1991
3. Gribble KD. The influence of context on the success of adoptive breastfeeding: Developing countries and the west. Breastfeeding Review 2004;12(1)
4. Guóth-Gumberger M. Adoptivstillen braucht Beistand. Deutsche Hebammen Zeitschrift 11/2005, S. 56-58 http://www.breastfeeding-support.de/de/lit2.htm
5. Guóth-Gumberger M. Behutsam an die Brust. Deutsche Hebammen Zeitschrift 11/2005, S. 30-32 http://www.breastfeeding-support.de/de/lit2.htm
6. Guóth-Gumberger M. Stillen mit dem Brusternährungsset. Deutsche Hebammen Zeitschrift 05/2006 http://www.breastfeeding-support.de/de/lit2.htm
7. Harris H. Remedial co-bathing for breastfeeding difficulties. Breastfeeding Review 1994;11(10):465-468
8. Hormann E. Stillen eines Adoptivkindes und Relaktation. La Leche Liga 1998
9. Jelliffe DB, Jelliffe EFP. Human milk in the modern world. Oxford University Press, New York 1978

14.1 Medikamente, Impfungen und Genussgifte in der Stillzeit

Elien Rouw, Gitta Klein

Medikamente

Bei der Verwendung von Medikamenten während der Stillzeit ist, ähnlich wie in der Schwangerschaft, eine mögliche Wirkung auf das Kind zu berücksichtigen. Viele Mütter haben eine natürliche Abneigung gegen das Einnehmen von Medikamenten aus Sorge, dass das Kind „etwas davon abbekommt". Ein Säugling reagiert anders und empfindlicher als ein Erwachsener auf Medikamente, und vielleicht sind schon Spuren schädlich.

Auf der anderen Seite ist eine Unterbrechung oder gar Abbruch des Stillens ein erheblicher Eingriff. Dessen Folgen sind abzuwägen gegen eine eventuelle Medikamentenwirkung sowie deren mögliche Schädlichkeit. Die Medikation sollte auf das Stillen ausgerichtet werden. In den meisten Fällen ist eine stillverträgliche Therapie möglich (1, 6, 11), auch zum Beispiel bei der Behandlung von Depressionen mit Antidepressiva (2).

Allgemeine Regeln

Bei der Verordnung von Arzneimitteln an eine stillende Mutter ist es sinnvoll, sich zunächst an allgemeine Regeln zu halten. Die wichtigsten lauten:
- Die Medikation ist bei einer stillenden Mutter auf das unvermeidliche Maß zu beschränken. Es gilt, strikteste Indikationsstellung einzuhalten.
- Eine notwendige Therapie sollte nicht wegen des Stillens hinausgezögert werden.
- Bei verschiedenen möglichen Medikamenten sollte dasjenige bevorzugt werden, das für den Säugling am wenigsten giftig ist und das am wenigsten in der Milch erscheint.

Ein Arzneistoff hat nur dann Auswirkungen auf das Kind, wenn im kindlichen Organismus dafür ausreichend hohe Gewebsspiegel erreicht werden. Deshalb wird bei der Beurteilung, ob ein Medikament stillverträglich ist oder nicht, zuerst geprüft, in welcher Konzentration das Arzneimittel in der Milch erscheint, und in welchem Maß es vom Kind aus der Milch aufgenommen wird.

Übertritt von Arzneimitteln in die Muttermilch

Für den Übergang aus dem mütterlichen Blut bzw. Gewebe in die Milch ist bei gegebenen Bedingungen das Konzentrationsverhältnis weitgehend konstant. Es wird als Milch-Plasma-Verhältnis bezeichnet, kurz M/P-Quotient. Es wäre hilfreich, wenn sich dieser Quotient vorhersagen ließe. Für den Übergang aus dem mütterlichen Blut in die Milch gibt es allgemeine Gesetzmäßigkeiten. Faktoren, die diesen Übergang bestimmen, sind
• Fettlöslichkeit,
• Wasserlöslichkeit,
• Molekulargewicht,
• Proteinbindung,
• saure und basische Eigenschaften,
• Ionisationsgrad.

Die Anwendung im Einzelfall erfordert jedoch sehr genaue Kenntnisse über die physikochemischen Eigenschaften des in Frage stehenden Mittels. Eine absolute Vorhersagbarkeit ist damit jedoch immer noch nicht gegeben, d. h. die Vorhersage muss in jedem Einzelfall überprüft und der M/P-Quotient gemessen werden.

Wirkungen auf das Kind

Eventuelle Wirkungen der mütterlichen Medikation beim Kind sind immer unerwünscht – bleibt allerdings die Frage, ob sie vernachlässigbar oder tolerabel sind. Eine therapeutische Wirkung, sozusagen eine automatische Mitbehandlung des Kindes, ist über die Muttermilch nicht zu erzielen. Dazu sind die Dosen in der Regel nicht ausreichend, vor allem sind sie völlig unüberschaubar. Die geringsten

Risiken geht man ein, wenn der stillenden Mutter Medikamente verordnet werden, die auch für die Anwendung bei Neugeborenen bzw. Säuglingen zugelassen sind.

Beim Säugling können sowohl die pharmakokinetischen Verhältnisse, also Aufnahme, Verteilung, Abbau und Ausscheidung als auch die Wirkungen anders sein als beim Erwachsenen. Die Verarbeitungs- und Ausscheidungskapazität von Leber und Nieren des Säuglings sind geringer. Die Durchlässigkeit der Bluthirnschranke ist größer. Das extrazelluläre Volumen ist größer – um nur die wichtigsten Unterschiede zu nennen. Neugeborene sind empfindlicher als ältere Säuglinge, und Frühgeborene sind besonders gefährdet.

Wenn das eingesetzte Medikament eine große therapeutische Breite hat – d. h. einen großen Abstand zwischen therapeutisch wirksamer und giftiger Dosis – ist das Risiko für unerwünschte Nebenwirkungen gering. Manche Medikamente, z. B. Penicillin, können u. U. in kleinsten Mengen eine allergische Reaktion beim Säugling auslösen. Andere Medikamente oder Medikamentgruppen sind so giftig, dass ihre Verwendung in der Stillzeit zum Schutz des Kindes kontraindiziert ist.

Grundsätzlich sollte bei Medikamenteneinnahme der Mutter immer beim Kind auf Veränderungen geachtet werden, wie z. B.
• Aufgeregtheit,
• Schläfrigkeit,
• Änderung des Trinkverhaltens,
• Exantheme,
• Magen-Darm-Beschwerden,
• Gelbsucht,
• Gewichtsabnahme.
Homöopathische Mittel können in der Stillzeit verwendet werden (11).
Bei pflanzlichen Mitteln (Tees) sollten therapeutische Dosen eingehalten werden (11).
Lokalanästhetika (z. B. bei Zahnbehandlungen) können ohne Stillpause verwendet werden. Nach einer Vollnarkose kann die Mutter stillen, sobald sie wach genug ist. (11)

Zum Stillverhalten

Bei einer unvermeidbaren medikamentösen Behandlung der Mutter kann durch den Stillrhythmus die unbeabsichtigte Dosis für das Kind verringert werden. Ein rasch wirksames Medikament mit kurzer Halbwertszeit kann unmittelbar nach einer Stillmahlzeit eingenommen werden, sodass die Konzentration bis zur nächsten Mahlzeit abgeklungen ist. Bei älteren Kindern lässt sich vielleicht eine Beikostmahlzeit einschieben.

Ist eine längere Stillpause von mehreren Stunden bis zu mehreren Tagen erforderlich, sollte die Mutter ihre Milch regelmäßig abpumpen und verwerfen. Dadurch kann sie sowohl einem Milchstau vorbeugen als auch die Milchproduktion aufrecht erhalten.

Manche Autoren befürworten eine abendliche Einnahme unter der Annahme einer nächtlichen Stillpause. Doch viele Kinder lassen sich nachts schlechter ablenken und mit etwas anderem als Stillen trösten als am Tage.

Zusammenfassung

Wird eine Verabreichung von Medikamenten als unvermeidbar bewertet, sollen nach Möglichkeit als unbedenklich eingestufte Medikamente verordnet werden. Dieses Vorgehen schließt die Verordnung von neu zugelassenen Medikamentengruppen in der Regel aus. Die Behandlungsdauer ist auf das Mindestmaß zu beschränken. In Zweifelsfällen kann und sollte bei Beratungsstellen mit großer Datenbasis und Erfahrung wie z. B dem Pharmakovigilanz- und Beratungszentrum für Embryonaltoxikologie in Berlin (10) nachgefragt werden.

Fast immer kann eine stillverträgliche Therapieform erreicht werden (11). Eine sorgfältige Beratung der Mutter ist unabdingbar.

Die Mutter braucht Informationen über die Wichtigkeit einer Medikation innerhalb der Therapie, über mögliche Auswirkungen auf das Kind und über mögliche Alternativen.

Die Bewertung und die Entscheidung liegen bei der Mutter.

Impfungen in der Stillzeit

Die Mutter kann sich in der Stillzeit impfen lassen und ohne Einschränkungen weiter stillen (11). Alle in Deutschland empfohlenen Impfungen mit Totvakzinen (wie gegen Diphterie, Tetanus, Poliomyelitis, FSME usw.) haben keine Auswirkungen auf die Kinder. Das Kind nimmt mit der Milch höchstens einige Antikörper auf, die von ihm sofort wieder verdaut werden. Impfungen mit Lebendvakzinen (z. B. gegen Röteln, Masern, Mumps) können im Prinzip durch Virämie zu einer Ansteckung des Kindes führen. Beschrieben wird dies nur für die Rötelnimpfung im Wochenbett, doch wird deshalb davon nicht abgeraten (8).

Untersuchungen in der Stillzeit

Röntgen- und Ultraschalluntersuchungen sowie Magnetresonanz-tomographie (MRT) und Computertomographie (CT) sind in der Stillzeit unbedenklich. Lediglich bei Anwendung jodhaltiger Kontrast-mittel und radioaktiver Isotope muss eine Stillpause eingehalten werden.

Genussgifte

Nikotin

Die Kinder rauchender Eltern sind vor allem durch das Passivrauchen gefährdet. Wenn die Mutter raucht und nicht stillt, leiden die Babys häufiger unter Atemwegsinfekten und sind vom Plötzlichen Kindstod stärker bedroht als wenn sie raucht und stillt (4, 5, 7).

Nikotin und sein Metabolit Cotinin erscheinen unmittelbar in der Muttermilch. Raucht eine Frau 10-20 Zigaretten am Tag, enthält ihre Milch 0,4-0,5 mg Nikotin pro Liter.
Rauchende Mütter stillen seltener und kürzer als nicht rauchende Mütter. Dies scheint eher psychologische Ursachen zu haben. Eine direkte Auswirkung des Rauchens auf die Milchbildung und den Milchspendereflex ist bis jetzt nicht belegt. (3)

Beim Baby kann der Saugreflex beeinträchtigt werden, es kann unruhig sein, zu Koliken, Durchfall und Schlaflosigkeit neigen. Es kann auch eine Gedeihstörung entwickeln. (8)

Alkohol

Alkohol ist ein niedermolekularer, lipid- und wasserlöslicher Stoff. Deshalb geht auch er sofort in die Muttermilch über, wo er die gleiche Konzentration wie im Plasma erreicht. Gelegentlicher geringfügiger Alkoholgenuss verursacht nach heutigem Wissen keine Schäden beim Säugling (11).

Koffein (im Tee an Gerbsäure gebunden als Thein) und Theobromin

Koffein ist nicht nur in Kaffee und Tee enthalten, sondern auch in diversen Limonaden, dort allerdings in geringerer Menge. Das dem Koffein verwandte Theobromin ist im Kakao und damit in der Schokolade enthalten. Beim Genuss einer Tafel Schokolade sind allerdings nur Spuren von Theobromin in der Milch nachweisbar.

Koffein ist wie die anderen Genussgifte fast sofort in der Muttermilch nachweisbar. Auch hier besteht die Gefahr einer Kumulation, weil das entsprechende Enzymsystem noch nicht ausgereift ist. Bei Neugeborenen beträgt die Halbwertszeit im Durchschnitt 3 Tage (9). Regelmäßiger Koffeinkonsum der Mutter induziert in ihrer Leber das abbauende Enzymsystem, sodass das Koffein sehr viel schneller aus ihrem Blut verschwindet und das Kind weniger exponiert ist, als wenn die Mutter nur ab und zu Kaffee oder Tee trinkt.

Bei unruhigen Säuglingen sollte eine Einschränkung des Kaffeetrinkens der Mutter in Erwägung gezogen werden.

Marihuana, Heroin und Methadon (11)

Der Konsum von Marihuana und Heroin stellt eine absolute Kontraindikation zum Stillen dar. Marihuana wird in der Muttermilch

angereichert, bei exponierten Säuglingen wurde eine verzögerte motorische Entwicklung festgestellt. Bei Heroin sind durch die intravenöse Anwendung die Dosen nicht überschaubar, der Säugling kann akut gefährdet werden. Substitution mit Methadon scheint nach neueren Erkenntnissen stillverträglich zu sein, wenn die Mutter wirklich nur Methadon einnimmt; sie sollte engmaschig fachlich und persönlich begleitet werden.
Auf Grund der Plazentagängigkeit aller drei Substanzen ist beim Neugeborenen postpartal mit schweren Entzugserscheinungen zu rechnen, sodass eine Überwachung und Behandlung auf einer Neugeborenen-Intensivstation erfolgt.

Literatur

1. American Academy of Pediatrics, Committee on Drugs. Transfer of drugs and other chemicals into human milk. Pediatrics 2001;108:776-789

2. Academy of Breastfeeding Medicine: ABM clinical protocol # 18: Use of antidepressants in nursing mothers. Breastfeeding Medicine 2008;3(1):44-52

3. Amir LH, Donath SM. Does maternal smoking have a negative physiological effect on breastfeeding? The epidemiological evidence. Breastfeed Rev 2003;11 (2):19-29

4. Bajanowski T, Brinkmann B, Mitchell E, et al. Nicotine and cotinine in infants dying from sudden infant death syndrome. Int. J. Legal Med. 2008;122(1): 23-28

5. Becke A, Manfreda J, Ferguson A, Dimich-Ward H, et al. Breastfeeding and environmental tobacco smoke exposure. Archives of Pediatric Adolescent Medicine 1999;153(7):689-691

6. Hale TW. Maternal medications during breastfeeding. Clinical Obstetrics & Gynecology 2004;47(3):696-711

7. Jin C, MacKay Rossignol A. Effects of passive smoking on respiratory illness from birth to age eighteen months, in Shanghai, People's Republic of China. J. Pediat. 1993;123:553-558

8. Lawrence RA, Lawrence RM. Breastfeeding: A guide for the medical profession. 6th Ed., C.V. Mosby Company, USA, 2005

9. Parsons WD, Neims AH. Prolonged half-life of caffeine in healthy term newborn infants. J. Pediat. 1981;98:640-641

10. Pharmakovigilanz- und Beratungszentrum für Embryonaltoxikologie, Berlin. Medikamentenliste auf www.embryotox.de, telefonische Beratung 030-30308111

11. Schaefer C, Spielmann H, Vetter K. Arzneiverordnung in Schwangerschaft und Stillzeit. G. Fischer, Stuttgart 7. Auflage 2006

14.2 Industrie- und Umweltchemikalien in der Muttermilch

Utta Reich-Schottky

Stillen findet nicht im luftleeren Raum statt, sondern in einer konkreten Umwelt. Schadstoffe aus der Umwelt gelangen in alle Menschen und somit auch in die Muttermilch. Die komplexen Zusammenhänge werden in den Schlagzeilen oft auf die „Schadstoffbelastung der Muttermilch" verkürzt. In den 80er Jahren des letzten Jahrhunderts wurde deswegen das Stillen überhaupt oder zumindest eine Stilldauer über 4 bis 6 Monate hinaus in Frage gestellt (z. B. [5]). 1995 sah die Nationale Stillkommission dann jedoch „keinen Anlass für irgendwelche Einschränkungen des Stillens" (9). Inzwischen hat sich gezeigt, dass das Stillen manchmal sogar vorgeburtlichen Schadstoffschäden entgegenwirken kann (2). Wirkliche Abhilfe können nur Herstellungs- und Verwendungsverbote schaffen. Öffentlichkeit und Industrie sind aufgefordert, systematisch für untoxische Alternativen für belastende Chemikalien zu sorgen.

Um welche Substanzen geht es?

Grundsätzlich können alle Substanzen, die in den Körper der Mutter aufgenommen werden, auch in die Muttermilch gelangen. Hier geht es um Stoffe, die *toxisch* sind, also Lebewesen schädigen, *persistent*, also schlecht abbaubar, und in der Regel *lipophil*, also fettlöslich sind. Lipophile Substanzen werden im Fettgewebe von Tier und Mensch eingelagert, dort angereichert und in die Muttermilch abgegeben.

Halogenierte Kohlenwasserstoffe

1. CKW

Zunächst gerieten die halogenierten Kohlenwasserstoffe, insbesondere chlorierte Kohlenwasserstoffe (CKW) ins Visier der Untersuchungen. Zu den CKW gehören sogenannte „Schutzmittel", die wegen ihrer Giftigkeit gegen Insekten hergestellt werden, z. B. DDT, Lindan und PCP. Eine weitere Gruppe bilden Stoffe, die wegen ihrer *technischen* Eigenschaften eingesetzt werden (z. B. als isolierende Flüssigkeiten in Transformatoren und Kondensatoren), bei denen die Giftigkeit ein Nebenbefund ist, z. B. PCBs (polychlorierte Biphenyle). Dioxine und Furane wurden und werden überhaupt nicht gezielt hergestellt. Sie entstehen *ungewollt* und oft unvermeidbar bei der Herstellung oder Entsorgung anderer chlorhaltiger Verbindungen, z. B. bei Verbrennung PVC-haltiger Materialien (Wohnungsbrände mit PVC-Fußböden oder PVC-Möbeln), bei der Kabelverschwelung und bei der Müllverbrennung.
  Diese Stoffgruppe ist durch eine Reihe von Verboten und Produktionsumstellungen inzwischen in der Umwelt und infolgedessen auch in der Muttermilch rückläufig (6).

2. Flammschutzmittel

Bromierte Flammschutzmittel sind mit zunehmender Verwendung immer mehr zum Problem geworden. Sie werden in Computern, Fernsehern und Kabeln eingesetzt und auch in Textilien und Stoffspielzeug. Zuerst wurden sie in Robben und Walen nachgewiesen (10), dann auch in Muttermilch, mit steigender Tendenz (8). Einige Substanzen aus dieser Gruppe sind in der EU inzwischen verboten, aber leider noch nicht alle.

Duftstoffe (3)

Synthetische Moschusduftstoffe wurden auch in Muttermilch nachgewiesen. Sie werden in großem Umfang Kosmetika, Wasch- und Reinigungsmitteln zugesetzt und gelangen mit diesen ins Abwasser. In den Kläranlagen werden sie nur teilweise entfernt. Wie die CKW sind sie persistent und lipophil und werden in der Nahrungskette angereichert. Während die CKW vom Menschen hauptsächlich über die Nahrung aufgenommen werden, gelangen die Duftstoffe über die Haut in den Organismus. Einige dieser Verbindungen (Moschusxylol und Moschusketon) werden in der EU nicht mehr hergestellt und eingesetzt, weil es Hinweise darauf gibt, dass sie Fortpflanzungsfähigkeit und Entwicklung beeinträchtigen. Über die anderen Verbindungen ist noch zu wenig bekannt, um ein Verbot auszusprechen. Eine Verringerung der Belastung wird nur durch Verzicht auf parfümierte Produkte für die ganze Familie zu erreichen sein.

Weichmacher (3)

Als Weichmacher werden verschiedene Phthalate eingesetzt, hauptsächlich beim Kunststoff PVC, aber auch in Kosmetika, Regenkleidung, Lebensmittelverpackungen und anderen Bereichen. Sie sind in der Umwelt allgemein verbreitet, werden über die Luft, die Haut und die Nahrung aufgenommen und konnten beim Menschen im Blut und in der Muttermilch nachgewiesen werden. Sie haben hormonähnliche Wirkungen und stehen u. a. im Verdacht, mit der zunehmenden Unfruchtbarkeit bei Männern in Verbindung zu stehen. Ihre Verwendung wird zunehmend durch Verbote eingeschränkt. Beim Einkauf sollte auf Phthalatfreiheit der Produkte geachtet werden.

Perinatale Schädigungen

Wir alle haben von klein auf chemische Fremdstoffe aufgenommen. Sie sind bereits vor der Zeugung im Körper der künftigen Mütter und Väter vorhanden. Abnehmende Spermienqualität, Fehlgeburten und Entwicklungsstörungen der Feten sind teilweise Folgen von Schadstoffbelastungen sowohl der Mütter als auch der Väter (2).

Nach der Geburt sind diese Stoffe dann auch in der Muttermilch nachweisbar.

Zur direkten Untersuchung der Folgen von Chemikalienbelastung wurden eine ganze Reihe von Kohortenstudien durchgeführt. Bei solchen Studien wird eine bestimmte Gruppe von Kindern über einen längeren Zeitraum beobachtet und sowohl auf Chemikalienbelastung als auch auf ihre Entwicklungs-Parameter getestet. Diese Kohorten-studien ergaben zweierlei:

- Pränatale Belastungen mit CKW führten zu messbaren Beeinträch-tigungen der neurologischen Entwicklung.
- Postnatal nahmen gestillte Kinder zwar mehr CKW auf als nicht ge-stillte Kinder, dennoch schnitten sie bei neurologischen Ent-wicklungstests besser ab als die nicht gestillten. (2,4)

In vielen Untersuchungen zu Gesundheit und Krankheit wurden gestillte und nicht gestillte Kinder verglichen. Dabei zeigte sich, auch in Industrieländern, und trotz der Schadstoffbelastung der Mutter-milch, dass das Nicht- oder Kurzstillen nachteilige Gesundheitsfolgen für die Kinder hat, im Vergleich zum durchschnittlichen Gesund-heitszustand der gestillten Kinder (1). (S. auch Kap. 4 Auswirkungen der künstlichen Säuglingsernährung)

Biomonitoring und Darstellung der Ergebnisse

Um Belastungen mit chemischen Fremdstoffen zu erkennen und daraus politische Forderungen und Beschlüsse ableiten zu können, muss man sie erst einmal messen. Dies kann z.B. durch die Messung von Blut-proben geschehen (z. B. [7]). Da Muttermilch leichter als Blut- oder Fettgewebeproben gewonnen werden kann, wird sie gerne benutzt, um die allgemeine Belastung der Bevölkerung festzustellen.

Das Problem besteht dann jedoch in der öffentlichen Darstellung der Ergebnisse. Mit „Über 300 Schadstoffe in der Muttermilch" (3) lässt sich für die Forderung nach einer „neuen Chemikalienpolitik" mehr öffentliche Aufmerksamkeit erreichen als mit „Über 300 Schadstoffe im menschlichen Körper". Diese Art der Darstellung kann aber dazu führen, dass Eltern verunsichert werden und ihre Kinder früher abstillen. Das schadet der Gesundheit von Müttern und Kindern statt ihr zu nutzen. Das Kind wird mit dem Bade bzw. mit der Muttermilch ausgeschüttet.

Bei der Veröffentlichung von Ergebnissen des Biomonitoring muss deshalb darauf geachtet werden, dass diese Ergebnisse in den richtigen Zusammenhang gestellt werden und nicht der Eindruck erweckt wird, dass die Muttermilch schädlich oder „schuld" sei (2).

Schlussfolgerungen

Die Stillempfehlung der WHO gilt auch und gerade vor dem Hintergrund der allgemeinen Schadstoffbelastung. Gleichzeitig muss im politischen Bereich eine vorbeugende Chemikaliengesetzgebung durchgesetzt werden.

Kurzfristig kann eine Mutter die Schadstoffe aus ihrer Milch nicht entfernen. In der Stillberatung hat sich in vielen Gesprächen ein Ansatz als hilfreich erwiesen, mit dem die Frauen sich wieder einen Handlungsspielraum verschaffen – denn die Mütter können trotz alledem viel für die Zukunft ihrer Kinder tun: Sie können
* den Kindern durch das Stillen den Rücken stärken für den Umgang mit den Widrigkeiten des Lebens;
* durch das Stillen die Umwelt schützen und die Schadstoffproduktion verringern;
* dazu beitragen, die Schadstoffbelastung der Kinder in anderen Bereichen zu senken: Im häuslichen Bereich durch den bewussten Umgang mit chemischen Stoffen (bis hin z. B. zur Wahl der Anstrichfarben und der Körperpflegemittel), durch Müllvermeidung, durch Unterstützung der ökologischen Landwirtschaft, und, wie die Erfolge der letzten Jahre zeigen, durch politischen Einsatz für ökologische Forderungen.
Damit senken sie längerfristig auch ihre eigene Schadstoffbelastung und die der zukünftigen Mütter.

Und wir alle, Sie und ich, können am Arbeitsplatz, zu Hause und im politischen Bereich ebenfalls in diesem Sinne für die Kinder und für unbelastetes Stillen handeln.

Literatur

1. Agency for Healthcare Research and Quality, U.S. Department of Health and Human Services. Breastfeeding and Maternal and Infant Health Outcomes in Developed Countries. USA 2007

2. Arendt M. Communicating human biomonitoring results to ensure policy coherence with public health recommendations: analysing breastmilk whilst protecting, promoting and supporting breastfeeding. Environmental Health 2008;7(Suppl 1):6

3. BUND. Endstation Mensch. Über 300 Schadstoffe in der Muttermilch. Zeit für eine neue Chemikalienpolitik. Berlin 2005

4. Charnley G, Kimbrough R. Overview of exposure, toxicity, and risks to children from current levels of 2,3,7,8-tetrachlorodibenzo-p-dioxin and related compounds in the USA. Food and Chemical Toxicology 2006;44:601–615

5. Deutsche Forschungsgemeinschaft. Rückstände und Verunreinigungen in Frauenmilch. Verlag Chemie, Weinheim 1984

6. Fürst P, Fürst C, Wilmers K. Bericht über die Untersuchung von Frauenmilch auf polychlorierte Dibenzodioxine, Dibenzofurane, Biphenyle sowie Organochlorpestizide 1984-1991. Chemisches Landesuntersuchungsamt NRW, Münster 1992

7. Greenpeace Redaktion. Gift im Blut. Hamburg, 1.11.2006 http://www.greenpeace.de/themen/chemie/nachrichten/artikel/gift_im_blut_vier_botschafter_fordern_ein_starkes_eu_chemikaliengesetz/abgerufen am 20.11.2009

8. Meironyte D, Norén K, Bergman A. Analysis of polybrominated diphenyl ethers in Swedish human milk. A time-related trend study, 1972-1997. J. Toxicol. Environ. Health 1999;58(6):329-341.

9. Nationale Stillkommission. Rückstände in Frauenmilch; Beschluss vom 20.11.1995. Bundesgesetzblatt 2/96

10. de Wit C, Alaee M, Muir D. Brominated flame retardants in the Arctic – an overview of spatial and temporal trends. Organohalogen Compounds 2004;66:3811-3816

15 | Aspekte der Mutter

15.1 Stillen und Erwerbstätigkeit
Utta Reich-Schottky

Auch erwerbstätige Mütter können stillen. (Alle Mütter *arbeiten,* so dass der Begriff *erwerbstätig* die Situation genauer beschreibt.)

Einige Mütter nehmen gleich nach der Mutterschutzfrist die Erwerbstätigkeit wieder auf. Diese Frist beträgt 8 Wochen nach einer normalen Entbindung und 12 Wochen nach Mehrlings- und Frühgeburten, wobei nach Frühgeburten noch die Zeitspanne dazu kommt, die vor der Geburt nicht in Anspruch genommen werden konnte.

Die Organisation der Betriebe ist in der Regel nicht auf Familien eingestellt – weder auf Mütter noch auf Väter, weder auf die Bedürfnisse der Kinder noch auf das Stillen. Auch Betriebe, die sich um Familienfreundlichkeit bemühen, haben selten das Stillen im Blick. Dadurch stehen erwerbstätige Mütter vor erheblichen Schwierigkeiten.

Juristische Aspekte

Das Mutterschutzgesetz („MuSchG" – Gesetz zum Schutz der erwerbstätigen Mutter [2]) sieht für stillende Mütter Folgendes vor:
§ 8 Befreiung von Nachtarbeit zwischen 20 Uhr und 6 Uhr,
§ 6 Freistellung von gesundheitsgefährdender Arbeit und von Schwerarbeit,
§ 6 Jede Mutter, auch die nichtstillende, kann bedingt arbeitsfähig geschrieben werden,
§ 7 Stillzeit
„(1) Stillenden Müttern ist auf ihr Verlangen die zum Stillen erforderliche Zeit, mindestens aber zweimal täglich eine halbe Stunde oder einmal täglich eine Stunde freizugeben. Bei einer zusammenhängenden Arbeitszeit von mehr als acht Stunden soll auf

Verlangen zweimal eine Stillzeit von mindestens 45 Minuten oder, wenn in der Nähe der Arbeitsstätte keine Stillgelegenheit vorhanden ist, einmal eine Stillzeit von mindestens neunzig Minuten gewährt werden. Die Arbeitszeit gilt als zusammenhängend, soweit sie nicht durch eine Ruhepause von mindestens zwei Stunden unterbrochen wird.
(2) Durch die Gewährung der Stillzeit darf ein Verdienstausfall nicht eintreten. Die Stillzeit darf von stillenden Müttern nicht vor- oder nachgearbeitet und nicht auf die in der Arbeitszeitordnung oder in anderen Vorschriften festgesetzten Ruhepausen angerechnet werden.
(3) Die Aufsichtsbehörde kann in Einzelfällen nähere Bestimmungen über Zahl, Lage und Dauer der Stillzeiten treffen; sie kann die Einrichtung von Stillräumen vorschreiben." (2)

Die Stillzeiten können auch dafür genutzt werden, Muttermilch abzupumpen oder von Hand zu entleeren. Dafür ist ein angemessener Raum (nicht die Toilette!) zur Verfügung zu stellen. Die Stillzeiten können auch an den Anfang oder das Ende der Arbeitszeit gelegt werden, um die Dauer der Abwesenheit vom Kind zu verkürzen.

Das Gesetz enthält keine Altersbegrenzung für den Anspruch auf Stillzeiten. In manchen Durchführungsverordnungen und Gerichtsurteilen sind Altersbegrenzungen ausgesprochen worden, in anderen nicht. Hier kommt es auf die jeweilige Situation an. Die Erfahrungen der Mütter mit der praktischen Durchführung dieses Gesetzes sind gemischt. Kooperationsbereitschaft und tatkräftige Unterstützung sind nicht juristisch fassbar, aber von entscheidender Bedeutung.

Praktische Durchführung des Stillens

Die Lösungen für das Stillen werden davon beeinflusst, wie alt das Kind ist und wie lange die Mutter jeweils fort ist.
Erhält das Kind bereits Beikost, kann diese während der Abwesenheit der Mutter gegeben werden.

Bei einem vollgestillten Kind sollte die Mutter einige Tage vor dem Beginn der Erwerbstätigkeit anfangen, 1-2 mal täglich Milch zu gewinnen. Dadurch kann sie zum einen das Entleeren von Hand oder/und das Abpumpen üben und zum anderen schon einen kleinen Milchvorrat für die Zeit ihrer Abwesenheit anlegen. (S. Kap. 12 Muttermilch gewinnen.)

Bevor die Mutter morgens aus dem Haus geht, sollte sie ihr Kind ausgiebig stillen, auch wenn sie es dafür wecken muss – das Kind gewöhnt sich in der Regel rasch daran. Während ihrer Abwesenheit kann die Betreuungsperson die gewonnene Milch in der Flasche oder aus einem schmalen Glas füttern. Viele Kinder akzeptieren die Flasche nicht von der Mutter, wohl aber von einer anderen Person. Wenn sich das Stillen gut eingespielt hat, ist die Gefahr der Saugverwirrung nicht mehr so groß wie am Anfang, doch ist es möglich, dass das Kind irgendwann die Flasche der Brust vorzieht.

Bei längerer Abwesenheit ist es gut, wenn die Mutter an der Arbeitsstelle einen ruhigen Platz zur Verfügung gestellt bekommt, an dem sie ihre Milch abpumpen oder von Hand entleeren kann, und die Möglichkeit, die Milch kühlzustellen. Dadurch kann sie einem Milchstau vorbeugen und hat für den nächsten Tag Milch für ihr Kind.

Der Rhythmus des Stillens verlagert sich auf die Zeiten, zu denen die Mutter zu Hause ist.

Viele Kinder werden nachts wieder häufiger wach, wenn die Mutter tagsüber länger fort ist. Da kann es helfen, das Kind ins elterliche Bett zu holen, so dass es die Nähe der Eltern spürt und diese auch nicht so oft aufstehen müssen. Andere Eltern finden andere Lösungen. Auf jeden Fall hilft es, von vornherein mit verändertem Schlafverhalten zu rechnen. Den Kindern hilft das zusätzliche nächtliche Stillen, genügend Milch zu bekommen und sich der Nähe der Mutter zu vergewissern.

Erwerbstätigkeit bedeutet immer eine kürzere oder längere Trennung von Mutter und Kind. Das Stillen bringt zwar einige zusätzliche organisatorische Schwierigkeiten mit sich, hilft aber, die Trennung zu mildern: Mutter und Kind können hautnah ihre Vertrautheit wiederherstellen, und vielen wird das Stillen gerade in dieser Situation ganz wichtig. Mutter und Kind haben ein Recht auf Stillen, auch bei Erwerbstätigkeit.

Beratung

Die AFS bietet zum Stillen bei Erwerbstätigkeit persönliche Beratung an (siehe [1]).

Literatur
1. Arbeitsgemeinschaft Freier Stillgruppen (AFS). Kontakt: erwerbstaetigkeit@afs-stillen.de
2. Mutterschutzgesetz (nach der Änderung vom 20.12.1996) Bundesgesetzblatt I S. 2110. http://www.bmfsfj.de/Kategorien/gesetze,did=3264.html

15.2 Empfängnisregelung in der Stillzeit
Ursula Sottong

Schon lange ist bekannt, dass das Stillen den Wiedereintritt der Menstruation nach der Geburt hinauszögert und die Wahrscheinlichkeit einer Empfängnis verringert. Heute sind diese Beobachtungen durch wissenschaftliche Untersuchungen bestätigt: Stillen unterdrückt die Ovulation über einen längeren Zeitraum (2).

Bei ausschließlich stillenden Frauen wurde die Rückkehr der Fruchtbarkeit frühestens zehn bis zwölf Wochen nach der Geburt beobachtet, bei teilstillenden Frauen bereits nach vier bis sechs Wochen (18). Je häufiger und je länger ausschließlich gestillt wurde, desto größer war der Empfängnisschutz.
Insgesamt wurde festgestellt: Frauen, die ausschließlich stillen und noch keine Regelblutung hatten, haben für die ersten sechs Monate nach der Geburt eine Empfängniswahrscheinlichkeit von 0 bis 2% (2, 6, 9, 11, 16). Mit zunehmendem Alter des gestillten Kindes nimmt die Fruchtbarkeit dann zu und der Empfängnisschutz ab (18).

Das heißt, dass ausschließliches Stillen während der noch blutungsfreien Zeit zwar keinen absolut sicheren Schutz darstellt, aber die Sicherheit immerhin 98 % beträgt. Eine Vorhersage für die einzelne Frau ist allerdings nicht möglich, weil noch andere, individuelle Faktoren zum Tragen kommen.

Der Einfluss des Stillens auf die Fruchtbarkeit

Das Wiedereinsetzen der Empfängnisfähigkeit nach einer Entbindung unterliegt einem komplexen hormonellen Geschehen, wobei viele Details bis heute noch nicht geklärt sind. Follikelwachstum (Eibläschenreifung) und Ovulation (Eisprung) werden hauptsächlich durch die so genannten gonadotropen Hormone FSH (follikelstimulierendes Hormon) und LH (luteinisierendes Hormon) gesteuert. Die Freisetzung dieser Hormone aus der Hirnanhangdrüse (Hypophyse) ist abhängig von der Sekretion von GnRH (Gonadotrope Releasing Hormone) aus dem Zwischenhirn (Hypothalamus). Während der Schwangerschaft sinkt der Plasmaspiegel von FSH und LH auf ungefähr ein Prozent des normalen Spiegels ab.

Nach der Geburt steigen bei der nichtstillenden Frau diese Werte innerhalb des ersten Monats nach der Entbindung wieder an und führen zu einer frühen Rückkehr von Eibläschenreifung, Eisprung und somit Empfängnisfähigkeit (12).

Stillt eine Frau, so wird der kindliche Saugreiz an der mütterlichen Brust über Nervenbahnen zum Gehirn geleitet. Dort führt er zu einer Erhöhung der Prolaktinkonzentration. Diese wiederum drosselt die Sekretion der GnRH, wodurch die Freisetzung des für das Follikelwachstum benötigten LH und der Eisprung gehemmt werden (5). Entscheidend für diesen Effekt ist vor allem die Häufigkeit des Stillens, also wie oft das Kind innerhalb von 24 Stunden angelegt wird. Im Allgemeinen liegt die Wahrscheinlichkeit für einen Eisprung innerhalb der ersten sechs Monate nach der Entbindung bei ausschließlichem Stillen und Ausbleiben der Regelblutung bei unter 2 % (6, 11, 16). Sobald ein Eisprung dann einmal eingetreten ist, hat das Stillen nur noch eine geringe empfängnisregelnde

Wirkung. Spätestens dann muss je nach Sicherheitsbedürfnis eine Familienplanungsmethode angewendet werden.

Je größer dann der Abstand zur Geburt ist, desto geringer ist die Wahrscheinlichkeit, dass eine Monatsblutung dem ersten Eisprung vorausgeht (18).

Familienplanung in der Stillzeit

In der Zeit vor der ersten Regelblutung ist die individuelle Beratungssituation bisweilen unbefriedigend durch die Ungewissheit, wann *diese* Mutter wieder ovulieren wird, ob sie z. B. vielleicht monatelang ganz umsonst Hormone einnimmt oder schon sehr bald auf wirksamen Empfängnisschutz angewiesen sein wird.

Für die Familienplanung in der Stillzeit stehen verschiedene Methoden zur Verfügung. In der Beratung ist mit der Frau bzw. dem Paar im Einzelnen zu klären, welche Sicherheit gewünscht wird, welche Methode für beide akzeptabel ist und welche sonstigen Gesichtspunkte für sie mitentscheidend sind. Darüber hinaus sollte gerade auch in der Stillzeit das Sexualverhalten mit dem betroffenen Paar besprochen werden, um abstimmen zu können, welche Methode ab welchem Zeitpunkt für die Familienplanung in Erwägung gezogen werden kann.

Verschiedene Untersuchungen haben gezeigt, dass nach einer Geburt der Verkehr zwischen der ersten und 60. Woche wieder aufgenommen wird, von etwa der Hälfte der befragten Frauen allerdings bereits innerhalb der ersten acht bis zehn Wochen nach der Geburt (4). Die Koitusfrequenz war dabei sehr unterschiedlich. Knapp zwei Drittel der Frauen gaben in den Studien eine verminderte Libido im Vergleich zu der Zeit vor der Schwangerschaft an (4). Gerade beim ersten Kind mag dabei die Umstellung auf die neue Familiensituation eine Rolle gespielt haben oder auch der ungewohnte Schlafrhythmus. Bei 20 bis 30 % der stillenden Mütter kommt als Effekt des erniedrigten Östrogens eine trockene Scheide hinzu. (Eine Gleitcreme kann hier Beschwerden lindern.)

Hormonelle Methoden

Bei Einnahme der Pille in der Stillzeit müssen verschiedene Wirkungen berücksichtigt werden:
- mögliche Nebenwirkungen bei der Mutter,
- mögliche Auswirkungen der Hormone auf Menge und Zusammensetzung der Muttermilch,
- mögliche Wirkungen beim gestillten Kind durch in die Muttermilch übergehende Hormone.

Auswirkungen der Hormone auf die Muttermilch

Östrogenhaltige Kombinationspräparate

Östrogene wirken in höheren Dosierungen laktationshemmend. Man weiß, dass die Auswirkungen auf die Laktation umso größer sind, je früher nach der Geburt mit der Pilleneinnahme begonnen wird. Verschiedene Untersuchungen ergaben Hinweise darauf, dass das Milchvolumen um bis zu 10 % verringert und dadurch auch die Stilldauer insgesamt verkürzt wird. Andere Untersuchungen bestätigten diese Ergebnisse nicht. Gestillte Kinder, deren Mütter eine Kombinationspille einnahmen, zeigten in einigen Untersuchungen eine verringerte Gewichtszunahme, in anderen nicht. Die Zusammensetzung der Muttermilch scheint nicht verändert zu werden.

Rein gestagenhaltige Präparate, „Minipillen"

Diese Pillen haben praktisch keinen Einfluss auf die Milchmenge (21). Möglicherweise verändern sie aber die Milchzusammensetzung. Die Eiweißkonzentration nahm in einigen Untersuchungen zu und der Fettgehalt der Milch ab, jedoch innerhalb der normalen Spannbreite der Werte. Über den Einfluss von Hormonstäbchen auf die Muttermilch liegen noch keine aussagefähigen Studien vor.

Auswirkungen der Hormone auf das Kind

Von den von der Mutter aufgenommenen Hormonen gehen 0,02 bis 0,1 % in die Muttermilch über (13, 14, 15). Die natürlichen Hormone, die normalerweise in der Muttermilch enthalten sind, werden von der Leber des Kindes relativ rasch abgebaut. Die synthetischen Hormone der Pille sind wesentlich langlebiger. Untersuchungen über Langzeitwirkungen durch die von der Mutter eingenommenen Hormone auf das gestillte Kind sind selten und widersprüchlich. Daher lässt sich nichts Endgültiges sagen.

Vom wissenschaftlichen Beirat der Bundesärztekammer wird für die Stillzeit die Minipille als hormonelle Methode der Wahl empfohlen, da sie die Still-Leistung nicht beeinträchtigt (19). Das „Expert Committee on Maternal and Child Health" der WHO (20) empfiehlt, während des Stillens vor allem in der frühen Phase nach der Entbindung möglichst auf die Pille zu verzichten und die erste Präferenz alternativen Methoden der Empfängnisregelung zu geben.

Intrauterinpessar/Spirale

Die Spirale, ob Kupfer tragend oder Hormonspirale, kann etwa acht Wochen nach der Geburt eingesetzt werden. Sie hat – abgesehen von den bekannten Risiken – keine nachteiligen Wirkungen auf die stillende Mutter oder das gestillte Kind. Es besteht allerdings für die Zeit nach der Entbindung eine erhöhte Gefahr, dass die Spirale verrutscht (8) oder direkt ausgestoßen wird (17). Von daher ist es sinnvoll, die richtige Lage der Spirale in dieser Zeit durch den Arzt häufiger kontrollieren zu lassen.

Chemische Mittel

Die heute im Handel befindlichen Spermizide enthalten alle Nonoxynol, von dem bis heute keine nachteiligen Wirkungen auf Mutter und Kind bekannt sind. Die alleinige Anwendung von Spermiziden ist aus Sicherheitsgründen nicht zu empfehlen. In Kombination mit Diaphragma oder Kondom ist die Zuverlässigkeit hoch.

Barrieremethoden

Diese Methoden wirken rein örtlich und haben keine Auswirkungen auf das Stillen oder das gestillte Kind.

Das Diaphragma kann nur in Kombination mit spermizidem Gel oder spermizider Creme seine volle Wirkung entfalten. Eine Anpassung des Diaphragmas nach der Geburt ist erst nach Abschluss der Rückbildungsvorgänge sinnvoll, d. h. ca. sechs bis acht Wochen nach der Geburt.

Das Kondom ist schon sehr bald nach der Geburt anwendbar. Neben dem Diaphragma und den natürlichen Familienplanungsmethoden gehört das Kondom zu den am häufigsten angewandten Methoden in der Stillzeit (4).

Natürliche Methoden der Familienplanung

Traditionell ist das ausschließliche Stillen eine natürliche Methode der Familienplanung, die in den ersten Monaten nach der Geburt mit einer relativ hohen Sicherheit eine Empfängnis verhindert. Wenn bestimmte, benennbare Bedingungen eingehalten werden, beträgt die Sicherheit 98 %. Darauf basiert die Lactational Amenorrhea Method, kurz LAM genannt. Die Bedingungen lauten (10):

1. *Die Regelblutung hat noch nicht wieder eingesetzt.*
   (Definition Regelblutung: Eine Blutung von mindestens zwei Tagen Dauer, oder zwei Tage Schmierblutung plus ein Tag richtiger Blutung, oder drei Tage Schmierblutung, die später als acht Wochen nach der Geburt auftreten).
2. *Die Mutter stillt ausschließlich oder fast ausschließlich.*
   (Definition: „Ausschließliches Stillen": **keine** andere Flüssigkeit oder Nahrung außer Stillen; „fast ausschließliches Stillen": im ersten Lebensmonat bis zu 30 ml Zufüttern pro Woche, im zweiten Monat bis zu 60 ml pro Woche, im dritten Monat bis zu 90 ml pro Woche usw... Das Anbieten abgepumpter Muttermilch gilt in diesem Zusammenhang als „Zufütterung"!)

3. *Die Mutter stillt innerhalb von 24 Stunden mindestens zehnmal kurz oder sechsmal lange, mit einem maximalen Abstand von sechs Stunden.* (Definition: „Kurzes Stillen" heißt mindestens vier Minuten nach Auslösen des Milchspendereflexes. „Langes Stillen" ist nicht näher definiert.)
4. *Das Baby ist jünger als sechs Monate.*

Diese Methode kann nicht zwischen Tür und Angel abgehandelt werden.
* Zunächst müssen der Mutter das erforderliche Stillverhalten und die Beobachtung ihres Blutungsmusters erläutert werden. Die genauen Definitionen dienen nur als Grundlage für die Beratung – die Mutter soll nicht nach der Uhr stillen! (10)
* Am besten erhält die Mutter eine schriftliche Information.
* Es hat sich als sinnvoll erwiesen, in regelmäßigen Abständen mit der Mutter Rücksprache zu nehmen, ob ihr Stillverhalten noch den Bedingungen entspricht und sie noch keine Blutung beobachtet hat.

Wenn eine dieser Bedingungen nicht mehr gegeben ist, vor allem ab dem Auftreten der ersten Regelblutung, muss die Mutter sich nach anderen natürlichen Methoden umsehen. Hier bieten sich die Zervixschleimbeobachtung, die Beobachtung der Portioveränderungen sowie die Basaltemperaturmessung an. Vor der Anwendung muss die Mutter diese Beobachtungen erlernt haben. Sie braucht dazu etwas Zeit und vor allem Motivation und Anleitung (erhältlich z. B. durch [1]). Das schränkt den Kreis der Frauen, die dafür in Frage kommen, möglicherweise ein. Dafür haben diese Methoden aber keine Nebenwirkungen. Der große Vorteil besteht darin, dass die Frauen, die diese Beobachtungen erlernt haben, relativ sicher einschätzen können, ab wann ihre Fertilität wieder vorhanden ist (4).

Die verschiedenen auf dem Markt befindlichen Computer zur Familienplanung und die Softwarelösungen können in der Stillzeit erst angewandt werden, wenn die Frau mindestens wieder sechs stabile und regelmäßige Zyklen beobachtet hat.

Sterilisation

Bei definitiv abgeschlossener Familienplanung wird in der Stillzeit gelegentlich die Sterilisation eines der beiden Partner in Erwägung gezogen. Abgesehen von den Auswirkungen der Operation selbst (Narkose) beeinflusst die Sterilisation der Mutter die Muttermilch nach aktuellem Wissensstand nicht. Für die Sterilisation sowohl des Mannes als auch der Frau gilt in der Stillzeit wie auch sonst, dass dieser endgültige Schritt vorher reiflich überlegt und diskutiert werden muss, um spätere psychische Probleme so weit wie möglich zu vermeiden.

Sicherheit der verschiedenen Familienplanungsmethoden

In der Zeit des vollen Stillens ist die Fruchtbarkeit deutlich reduziert. Methoden, die sonst von einer Frau wegen mangelnder Sicherheit abgelehnt werden, können hier eher zum Einsatz kommen. Sobald jedoch die erste Ovulation bzw. die erste Regelblutung aufgetreten ist, muss von normaler Fruchtbarkeit ausgegangen und eine entsprechend sichere Methode gewählt werden.

Sterilisation und die kombinierte Pille zählen zu den hochsicheren Familienplanungsmethoden, zu den sicheren Methoden rechnet man die Natürliche Familienplanung, Spirale und auch Kondom und Diaphragma.

Die Sicherheit einer Methode hängt auch davon ab, ob sie von der Frau bzw. dem Paar innerlich bejaht wird. Die verschiedenen Gesichtspunkte müssen im Beratungsgespräch geklärt werden, damit die jeweils günstigste Methode gefunden werden kann.

Literatur
1. Arbeitsgruppe Natürliche Familienplanung, Malteser Werke, Kalker Hauptstraße 22-24, D-51103 Köln
2. Coffin CJ, et al. Breastfeeding Definitions. Contraception 1997;55/6:323-325
3. Diaz T, et al. Lactational amenorrhea and the recovery of ovulation and fertility in fully nursing Chilean women. Contraception 1988;38:53-67

4. Fortrie C. Familienplanung in der Stillzeit unter besonderer Berücksichtigung und Akzeptanz der Natürlichen Methoden. Diss. Düsseldorf 1991
5. Glasier A. The physiology of lactation. Int. J. Gynaecol. Obstet. 1988;(Suppl.) l; 11-12
6. Gross BA, Burger H. Breastfeeding patterns and return to fertility in Australian women. Aust NZ J Obst Gynaecol 2002;42:148-54
7. Hatherly L. Lactation and postpartum infertility: The use-effectiveness of natural family planning (NFP) after term pregnancy. Clin. Reprod. Fertil. 1985;3:319-334
8. Heartwell SR, et al. Risk of uterine perforation among users of intrauterine devices. Obstet, and Gynecol. 1983;61/1:31-36
9. Hight-Laukaran V, et al. Multicenter study of the lactational amenorrhea method (LAM): II. Acceptibility, utility, and policy implications. Contraception 1997;55/6:337-346
10. Labbok MH, et al. Multicenter study of the lactational amenorrhea method (LAM): I. Efficiacy, duration, and implantation for clinical application. Contraception 1997;55/6:327-336
11. Le Strat Y, Thalabard JC. Analysis of post partum lactational amenorrhoea in relation to breastfeeding: some methodological and practical aspects. J Biosoc Sci 2001;33:529-49
12. McNeilly AS, et al. Endocrine control of laetational infertility. Ed. J. Dobbing, Nestle Nutrition, Vevey/Raven Press, New York 1985
13. Nilsson S, et al. Transfer of contraceptive steroids to human milk. Res. Reprod. 1979;11/1:1-2
14. Nilsson S, et al. d-Norgestrel concentrations in maternal plasma, milk, and child plasma during administration of oral contraceptive to nursing women. Amer. J. Obstet. Gynecol. 1977;129/2: 178-184
15. Nilsson S, et al. Ethinyl estradiol in human milk and plasma after oral administration. Contraception 1978;17/2:131-139
16. Peterson AE, Perez-Escamilla R, Labokka MH, Hight V, von Hertzen H, van Look P. Multicenter study of the lactational amenorrhea method (LAM). III: effectiveness, duration, and satisfaction with reduced client-provider contact. Contraception 2000;62:221-30
17. Rosenfeld AG, et al. Early postpartum and immediate postabortion intrauterine contraceptive device insertion. Amer. J. Obst. Gynecol. 1974;118:1104-1114
18. Sottong U, et al. Rückkehr der Fertilität post partum und in der Stillzeit. In: Bundesminister für Jugend, Familie, Frauen und Gesundheit (Hrsg.): Natür-

liche Methoden der Familienplanung -Modellprojekt zur wissenschaftlichen Überprüfung und kontrollierten Vermittlung. (Schriftenreihe des Bundesministers für Jugend, Familie, Frauen und Gesundheit, Bd. 239.) Kohlhammer, Stuttgart 1988

19. Wissenschaftlicher Beirat der Bundesärztekammer. Hinweise zur Verordnung oraler Kontrazeptiva. Bekanntmachung der Bundesärztekammer. Deutsches Amtsblatt 1984;81/43:3170-3173

20. World Health Organisation (WHO). Background paper for the meeting on infant and young child feeding. Genf, 9.-12. Oktober 1979, S. 71

21. Zanartu J, et al. Effect of a long acting contraceptive progestogen on lactation. Obstet, and Gynecol. 1976;47/2:176-179

15.3 Die Ernährung der Frau während der Stillzeit

Renate Rustemeyer, Utta Reich-Schottky

Jede Frau kann stillen, gleichgültig, wie sie sich ernährt. Die hier gegebenen Empfehlungen sollen als solche verstanden werden und stillenden Frauen bei Interesse oder bei besonderen Fragestellungen helfen. Ernährungsvorschriften dagegen schränken stillende Frauen ein, verunsichern sie und führen eher zum Abstillen als zu einer sinnvollen Ernährung.

Geschmacksstoffe aus der mütterlichen Nahrung gehen in die Muttermilch über (8). Damit erlebt das gestillte Kind geschmackliche Vielfalt und lernt die übliche Familienkost kennen; der Übergang zu Beikost und Familientisch wird vorbereitet und erleichtert.

Mehrbedarf an Nahrung während der Stillzeit

Die Milchbildung verbraucht durchschnittlich 600 kcal (2500 kJ) täglich. So viel braucht die Mutter jedoch nicht zusätzlich zu essen (4). Während der Laktationsphase nimmt die Aktivität der quergestreiften Muskulatur ab, so dass weniger Nahrungsenergie in Wärme umgewandelt wird (11). Außerdem ist das endokrine System auf eine optimierte Verdauung ausgerichtet, wie schon während der Schwangerschaft (11): Der Saugreiz wirkt auf Gastrin- und Cholecystokininausschüttung verstärkend, wodurch die Verdauung im Magen und im Zwölffingerdarm sowie die Nährstoffresorption im oberen Dünndarm wirksamer werden. Gleichzeitig ist Somatostatin im Blut reduziert und damit seine verdauungshemmende Wirkung verringert. Die Dünndarmschleimhaut ist während Schwangerschaft und Stillzeit verdickt, was die Resorption der Nährstoffe verbessert. Das Prolaktin hemmt die Insulinrezeptoren; dadurch steht die Nahrungsenergie für die milchbildenden Brustdrüsen zur Verfügung, anstatt für den Einbau ins Fettgewebe verwendet zu werden.

Für den Mehrbedarf an bestimmten Nährstoffen liegen zahlreiche Bedarfswertetabellen vor, in denen Empfehlungen in Form von Prozent- oder Grammangaben aufgeführt sind. Konkrete, auf ganze Lebensmittel bezogene Empfehlungen können im Alltag jedoch wesentlich besser verwirklicht werden und sind daher sinnvoller (z. B. [9]).

Gewichtsabnahme in der Stillzeit

In der Schwangerschaft legt der Körper Depots für die Stillzeit an, die beim Stillen bei den meisten Frauen wieder aufgebraucht werden. Nicht oder kurz stillende Frauen behalten nach der Geburt deutlich mehr Gewicht (3).

Von einer über diese normale Gewichtsabnahme hinausgehenden Abmagerungskur während der Stillzeit ist abzuraten, weil für die Mutter die Gefahr besteht, in einen Nährstoffmangel besonders hinsichtlich Vitamin- und Mineralstoffversorgung zu geraten. Die Milchbildung scheint noch bei einer Verringerung der Kalorienaufnahme um 25 % nicht beeinträchtigt zu sein (5).

Ob bei starker Gewichtsabnahme mehr Schadstoffe in die Muttermilch gelangen oder nicht, ist nicht eindeutig belegt (7, 10). Beim Kind sind davon keine gesundheitlichen Auswirkungen zu erwarten (s. Kap. 14.2 Industrie- und Umweltchemikalien in der Muttermilch). Eine sinnvolle Gewichtsabnahme ist auch unter diesem Aspekt empfehlenswert.

Mütterliches Übergewicht

Mütter mit erheblichem Übergewicht beginnen seltener mit dem Stillen als normalgewichtige Frauen und stillen im Durchschnitt kürzer als diese. Es ist nicht klar, wie weit dies auf biologische oder auf psychologische und soziale Ursachen zurückzuführen ist (1). Bei ihnen ist besonders auf gute Beratung in der Schwangerschaft (s. Kap 7. Vorbereitung auf das Stillen) und Unterstützung nach der Geburt (s. Kap. 9.1 Das erste Stillen im Kreißsaal) zu achten.

Einfluss der Ernährung auf den Nährstoffgehalt der Muttermilch

Der mütterliche Organismus ist für die Milchbildung nicht ausschließlich auf die Inhaltsstoffe der momentan zugeführten Nahrung angewiesen, sondern kann auch auf Nährstoffdepots zurückgreifen. Über diese Depots kann auch bei zeitweise mangelhafter Ernährung die Zusammensetzung der Muttermilch annähernd gleich bleiben und eine für das Kind ausreichende Qualität aufweisen. Selbst unter schwierigen Ernährungsbedingungen reicht die Muttermilch qualitativ und quantitativ für die ersten Monate meistens aus, und erst bei extremem Hunger versiegt die Milchbildung ganz.

Hauptnährstoffe

Gesamtprotein und Kohlenhydrate in der Muttermilch bleiben in Menge und Zusammensetzung von Ernährungsschwankungen der Mutter unbeeinflusst. Die Art der Fette und insbesondere der Anteil mehrfach ungesättigter Fettsäuren in der Milch hängen jedoch von der Nahrungsaufnahme der Mutter ab (8).

Vitamine

Wasserlösliche Vitamine: Diese Vitamine erscheinen in der Muttermilch weitgehend im selben Verhältnis wie in der mütterlichen Nahrung. Vitaminreiche Ernährung versorgt das Kind ausreichend, bei vitaminarmer Kost sind beim gestillten Säugling typische Mangelerkrankungen beobachtet worden, vor allem bei einem Vitamin B12-Mangel bei veganer Ernährung ohne jegliche tierische Nahrungsmittel (4). Eine Frau, die sich vegan ernährt, benötigt zusätzliches Vitamin B12.

Die Vitamine B1, B6, Folsäure und zum Teil auch B12 gelten in Deutschland als sogenannte „kritische" Nährstoffe (6), das heißt, sie sind in der Durchschnittskost in zu geringen Mengen enthalten. Das gilt auch für die Durchschnittskost stillender Frauen. Eine entsprechende Kostauswahl beugt Mangelerscheinungen vor und kann eine medikamentöse Vitaminsupplementierung überflüssig machen. Supplementierung mit Vitamin C führt nicht zu einer entsprechenden Erhöhung der Konzentration in der Muttermilch (8).

Fettlösliche Vitamine: Tocopherole (Vitamin E) und Provitamin A verhalten sich wie wasserlösliche Vitamine, sie erscheinen in der Muttermilch in Höhe der aktuellen Zufuhr. Imbalancen in der Zufuhr von Vitamin A, D, E und K wirken sich kurzfristig wenig auf die Versorgung des gestillten Säuglings aus, da diese Vitamine gespeichert werden. Supplementierung der Mutter erhöht allerdings auch die jeweiligen Konzentrationen in der Milch (8). Der Gehalt an Vitamin D in der Muttermilch hängt außerdem davon ab, wie viel Vitamin D die Mutter durch Sonneneinstrahlung bildet. Da die schräge Sonneneinstrahlung in Deutschland in den Wintermonaten nur eine geringe Synthese von Vitamin D ermöglicht, ist eine Supplementierung bei Mutter und Kind anzuraten (12).

Mineralstoffe und Spurenelemente

Die Konzentration der meisten Mineralstoffe und Spurenelemente in der Muttermilch ist von der Nahrungszufuhr weitgehend unabhängig, solange die Mutter keine ausgeprägten Mangelzustände erleidet (4).

Durch eine qualitativ hochwertige Ernährung kann sich die Mutter ausreichend versorgen, ohne durch die Abgabe an die Muttermilch selbst Mangel zu leiden.

Kalzium: Um die langfristige Knochendichte der Mutter zu sichern, sollte sie schon vor der Schwangerschaft ausreichend Kalzium aufnehmen. Durch Milch und Milchprodukte, grüne Gemüse, Hülsenfrüchte, Nüsse und Vollkorn lässt sich eine gute Versorgung erreichen. Der Kalziumgehalt der mütterlichen Knochen sinkt im dritten Trimenon der Schwangerschaft und in der frühen Stillzeit ab; danach kommt es zu einem Wiederanstieg bis auf die Ausgangswerte (4).

Eisen: Die Mutter kann ihre Eisenvorräte durch den Verzehr von Fleisch auffüllen, aber auch durch Vollkorngetreide und grünes Gemüse. Einige Lebensmittel, z. B. Vitamin-C-haltige, erhöhen die Eisenresorption, andere, z. B. Milch oder schwarzer Tee, verringern sie. Außerdem steuert der Körper die Resorptionsrate in Abhängigkeit von seinem Bedarf. Eisenpräparate stören die Zinkresorption und können dadurch einen Zinkmangel verursachen (2).

Jod: Der Jodgehalt der Muttermilch hängt zum Teil von der Nahrungszufuhr ab. Infolge der Jodierung der Tierfuttermischungen seit 1995 und der Verwendung von Jodsalz in der Lebensmittelproduktion hat sich die allgemeine Jodaufnahme mehr als verdoppelt (2).

Nahrungsmittelauswahl beim Stillen

Grundlage einer guten Ernährung – nicht nur während der Stillzeit – ist die abwechslungsreiche Verwendung überwiegend pflanzlicher Lebensmittel, die günstigstenfalls erst im eigenen Haushalt schonend bearbeitet werden, also keiner industriellen Vorveränderung unterlagen, angelehnt an die Richtlinien der Vollwerternährung.

Feste Lebensmittel

Die meisten Mütter kommen mit „*Essen nach Bedarf*", entsprechend ihrem Hunger, gut zurecht.

Vollkornprodukte aus verschiedenen Getreidearten (Hafer, Hirse und Gerste neben Weizen, Roggen und Reis) können als Quelle für u. a. Proteine, Eisen, Magnesium und Thiamin dienen. Vollkornbrot ist den meisten Frauen vertrauter als Grütze oder Brei; auch Vollkornnudeln werden relativ leicht akzeptiert.

Viel Gemüse (z. T. als Rohkost), Salat und Obst bilden neben Vollkorn und Kartoffeln das Gerüst des Speiseplans. Nüsse und Kerne, Nähr- oder Bierhefe sind zur Abrundung der Kost geeignet.
Fleisch ist für eine vollwertige Ernährung nicht erforderlich. Täglicher Fleischgenuss ist eher ungünstig. Auf Innereien (Leber, Niere) sollte wegen der Schadstoffbelastung verzichtet werden.

Getränke

„Trinken nach Bedarf", entsprechend ihrem Durstgefühl, gilt auch für die stillende Mutter. Erfahrungsgemäß erreichen die meisten Frauen dabei ungefähr 2-2,5 l pro Tag. Darüber hinausgehende Flüssigkeitszufuhr steigert die Milchbildung nicht, sondern scheint sie sogar zu hemmen (8). Natrium- und kohlensäurearmes Mineralwasser (Natrium-Gehalt <100mg/l), Kräuter- und Früchtetee, etwas Saft und Buttermilch sind gut geeignet.

Milch und flüssige Milchprodukte sind eher zu den Nahrungsmitteln als zu den Getränken zu rechnen; sie werden häufig wegen ihres Eiweiß- und Kalziumgehaltes empfohlen. Kuhmilchproteine können in die Muttermilch übergehen und bei manchen Kindern allergische Symptome und Koliken auslösen. Bei Sauermilchprodukten und Käse sind nachteilige Wirkungen weniger wahrscheinlich als bei nicht-fermentierter Kuhmilch.

Bei den *Milchbildungstees* haben sich Mischungen von Anis, Kümmel und Fenchel bewährt. Sie können sowohl die Milchbildung als auch die Verdauung unterstützen. Allerdings ist bei einer Menge von mehr als drei Tassen pro Tag in Einzelfällen Durchfall beim Kind beobachtet worden.

Gelegentlicher Genuss geringer Mengen *Alkohol* verursacht nach heutigem Wissen keine Schäden beim Säugling. Regelmäßiger Alkoholgenuss ist zu vermeiden.

Kaffee, schwarzer Tee sowie Matetee sollten wegen des Koffeingehaltes nicht im Übermaß getrunken werden. (Siehe auch Kap. 14.1 Medikamente, Impfungen und Genussgifte in der Stillzeit.)

Hemmung der Milchproduktion durch Nahrungsbestandteile

Auf bestimmte Lebensmittel und Getränke reagieren die Mütter sehr unterschiedlich. Erfahrungsgemäß können verschiedene Kräuter (z. B. Petersilie, vor allem aber Salbei) die Milchbildung verringern.
Matetee wirkt appetithemmend. Wenn die Mutter ihn trinkt, kann er beim Kind ebenfalls den Appetit hemmen und seine Milchaufnahme verringern.

Chemische Fremdstoffe in Muttermilch

Was die Mutter aktuell an chemischen Fremdstoffen aufnimmt, auch mit der Nahrung, scheint sich auf die Gehalte in der Muttermilch auszuwirken (7). Bei häufigem Verzehr stark fetthaltiger tierischer Lebensmittel wie z. B. Wurstwaren oder fettreichem Fisch war der Rückstandsgehalt der Muttermilch höher als bei Frauen, die sich vegetarisch ernähren (10). Zu Quellen und Auswirkungen der Fremdstoffe s. Kap. 14.2 Industrie- und Umweltchemikalien in der Muttermilch.

Unverträglichkeitsreaktionen des Kindes auf die Nahrung der Mutter

Kinder können in unterschiedlicher Weise und auf unterschiedliche Bestandteile der mütterlichen Nahrung reagieren. Allerdings geschieht dies viel seltener als gemeinhin angenommen wird. Deutlich größer als die Gefahr kindlicher Unverträglichkeiten ist das Risiko, dass die Mutter durch Weglassen von immer mehr Nahrungsmitteln in einen Versorgungsmangel gerät; möglicherweise stillt sie deshalb auch ab.
Deshalb sollte die Mutter nur bei einem konkreten Verdacht das oder die entsprechenden Nahrungsmittel ein bis zwei Wochen lang weglassen und ihr Kind bei der Wiedereinführung dieser Nahrungsmittel beobachten. Meistens normalisiert sich mit zunehmendem Alter des Kindes seine Reaktion auf zunächst unverträgliche Bestandteile der mütterlichen Kost.

Die kindlichen Reaktionen lassen sich grob in drei Gruppen einteilen:
1. *Rötung oder Wundsein:* Als Ursache für diese Reaktion werden meistens Fruchtsäfte, Zitrusfrüchte oder Erdbeeren vermutet. Eine Abgrenzung gegen allergische Reaktionen ist oft schwierig, doch ist die Rötung meistens auf den Po beschränkt.
2. *Allergische Hautreaktionen:* Diese können durch mütterlichen Kuhmilchgenuss, durch Fisch, Eier, Soja und Nüsse ausgelöst werden, im Einzelfall auch durch andere Lebensmittel.
3. *Blähungen und Bauchschmerzen:* Blähungen haben meistens andere Ursachen (s. Kap. 10.2 Koliken). Meistens wird das, was die Mutter in der Schwangerschaft isst, vom Kind in der Stillzeit auch gut vertragen. Bei Blähungen ist zu unterscheiden, ob sie für das Kind quälend sind oder ob nur vermehrt Winde abgehen. Schmerzhafte Blähungen können manchmal z. B. nach Kuhmilchgenuss beobachtet werden.

Literatur
1. Amir L, Donath S. A systematic review of maternal obesity and breastfeeding intention, initiation and duration. BMC Pregnancy Childbirth 2007;7:9
2. Baden-Württemberg, Sozialministerium und Ministerium für Ernährung und ländlichen Raum. KinderErnährung in Baden-Württemberg, Gesundheitsspezialbericht. Stuttgart 2002
3. Baker J, et al. Breastfeeding reduces postpartum weight retention. Am J Clin Nutr 2008;88:1543-1551
4. Biesalski HK. Ernährung in der Stillzeit. Nährstoff- und Flüssigkeitsbedarf stillender Mütter. In: Scherbaum V, Perl FM, Kretschmer U. (Hrsg.): Stillen. Frühkindliche Ernährung und reproduktive Gesundheit. Deutscher Ärzte Verlag, Köln 2003
5. Dusdieker LB, Hemingway DL, Stumbo PJ. Is milk production impaired by dieting during lactation? Am J Clin Nutr 1994;59:883-840
6. Karg G. Ernährungssituation in Deutschland. In: Ernährungsbericht 1996. Deutsche Gesellschaft für Ernährung, Frankfurt 1996
7. LaKind J, et al. Do Human Milk Concentrations of Persistent Organic Chemicals Really Decline During Lactation? Chemical Concentrations During Lactation and Milk/Serum Partitioning. Environmental Health Perspectives 2009;117(10):1625-1631

8. Lawrence RA, Lawrence RM. Breastfeeding: A guide for the medical profession. 6th Ed., C.V. Mosby Company, USA, 2005

9. Reich-Schottky U. Ernährung der Mutter in der Stillzeit. Arbeitsgemeinschaft Freier Stillgruppen, Bonn 1999

10. Schwegler U. Muttermilchuntersuchungen im Öffentlichen Gesundheitsdienst. http://www.lgl.bayern.de/gesundheit/umweltmedizin/muttermilchuntersuchungen.htm Dokument aktualisiert 10.3.2005, aufgerufen am 15.11.2009

11. Uvnäs-Moberg K. Der Mutter-Kind-Stoffwechsel in Schwangerschaft und Stillzeit. Spektrum der Wissenschaft 4/1989:130-136

12. Wagner CL, Taylor SN, Hollis BW. Does Vitamin D make the world go „round"? Breastf Med 2008;3:239-250

16 | Arbeitsgemeinschaft Freier Stillgruppen (AFS) Bundesverband e.V.

Utta Reich-Schottky

Die AFS wurde 1980 gegründet, damals als loser Zusammenschluss ("Arbeitsgemeinschaft") einzelner, voneinander unabhängig arbeitender ("Freier") Stillgruppen. Jede Stillgruppe ist eine Selbsthilfegruppe mit dem Ziel, durch gegenseitige Unterstützung und Information den Stillwunsch von Eltern und Kindern verwirklichen zu können.

Vor der Geburt des eigenen Kindes hat kaum jemand Gelegenheit, bei Mutter, Schwester oder Freundin das Stillen zu erleben und die vielen Kleinigkeiten zu lernen, die das Stillen einfach machen. Diese Lücke schließen die Stillgruppen, denn einmal gesehen hilft weiter als zehnmal gelesen. Und kein Buch – auch dieses nicht – kann die ganz individuellen Fragen und Sorgen der einzelnen Mutter so gut beantworten wie das persönliche Gespräch und der Austausch mit anderen Eltern, die in der gleichen Situation sind. Für einen Teil der Fragen ist über die persönliche Erfahrung hinausgehendes Fachwissen erforderlich.
Durch den Zusammenschluss wurden überregionale Möglichkeiten zur eigenen Fortbildung und zur Öffentlichkeitsarbeit geschaffen (Stillkongress, Broschüren, Faltblätter u. a.).

1988 war die AFS auf so viele Mitglieder angewachsen, dass die Gründung eines regelrechten Vereines erforderlich wurde. 2009 umfasste die AFS rund 1300 Mitglieder, die in ca. 500 Stillgruppen tätig waren.

Die AFS steht für die Normalität des Stillens. Jahrzehntelang gaben Babynahrungsindustrie und zur Industriearbeit gehörende Vorschriften und Vorstellungen den Ton an (z. B. Füttern im 4-Stunden-Takt). Doch dann setzte eine Gegenbewegung ein. Stillen ist in gewisser Weise Emanzipation, ein Sich-lösen aus der Abhängigkeit von Technik und Nahrungsmittelindustrie, eine Befreiung von Vermarktung und vom Wachstumswahn.

Stillen bedeutet nicht den Rückzug aus dem gesellschaftlichen Leben. Erfolgreiches Stillen wird durch ein entsprechendes gesellschaftliches Umfeld, eine „Stillkultur", wesentlich erleichtert. Zu einer Stillkultur gehört unter anderem,

- dass das Stillen selbstverständlich ist und als die normale Art und Weise angesehen wird, ein Baby und ein Kleinkind zu ernähren und aufzuziehen;
- dass ausreichendes Stillwissen bei Eltern und medizinischem Personal vorhanden ist;
- dass stillende Mütter mit ihren Kindern am öffentlichen Leben teilhaben können;
- dass das Stillen rechtlich und faktisch abgesichert ist, auch bei Erwerbstätigkeit und gegenüber der Babynahrungsindustrie;
- dass die Belange der Familien im politischen Bereich tatsächlich und nicht nur in Sonntagsreden berücksichtig werden.

Die AFS fördert den Aufbau einer solchen Stillkultur.

In den Stillgruppen fließen diese Aspekte ein, auch Aspekte der Vaterschaft und der Partnerschaft, der Geschwisterkinder, der allgemeinen kindlichen Entwicklung und vieles mehr.
Die immense Arbeit dieser Familienselbsthilfe wird ehrenamtlich geleistet, was ihrer gesellschaftlichen Bedeutung nicht gerecht wird (doch teilen wir dieses Schicksal mit anderen unterbezahlten Gruppen). Die AFS ist für ihre Arbeit auf Mitgliedsbeiträge, Zuschüsse und Spenden angewiesen.
Auch im Bereich des Gesundheitswesens arbeiten Mitglieder der AFS. Sie bieten Wochenbettberatung an, Vorträge und Fortbildungen für im medizinischen Bereich Tätige, um auch auf diesem Wege dazu beizutragen, dass jede Mutter, die stillen möchte, richtige Informationen und ausreichende Unterstützung erhält.